浙江省钦丹萍名老中医专家传承工作室　组织编写

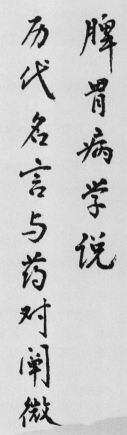

脾胃病学说历代名言与药对阐微

主　编　钦丹萍

副主编　康年松

编　委（按姓氏笔画排序）

王耀东　孙佩娜　严以惠　苏文涛
李　珊　杨新艳　林树元　胡小玉
钦丹萍　徐立宇　徐晓栋　康年松
潘俊娣　魏　霞

人民卫生出版社
·北京·

图书在版编目（CIP）数据

脾胃病学说历代名言与药对阐微 / 钦丹萍主编 . —
北京：人民卫生出版社，2023.5
　ISBN 978-7-117-33936-0

　Ⅰ.①脾…　Ⅱ.①钦…　Ⅲ.①脾胃学说 – 研究　Ⅳ.
①R256.3

中国版本图书馆 CIP 数据核字（2022）第 206949 号

人卫智网	**www.ipmph.com**	医学教育、学术、考试、健康， 购书智慧智能综合服务平台
人卫官网	**www.pmph.com**	人卫官方资讯发布平台

脾胃病学说历代名言与药对阐微
Piweibing Xueshuo Lidai Mingyan yu Yaodui Chanwei

主　　编：钦丹萍
出版发行：人民卫生出版社（中继线 010-59780011）
地　　址：北京市朝阳区潘家园南里 19 号
邮　　编：100021
E - mail：pmph @ pmph.com
购书热线：010-59787592　010-59787584　010-65264830
印　　刷：三河市潮河印业有限公司
经　　销：新华书店
开　　本：710×1000　1/16　**印张：**14
字　　数：259 千字
版　　次：2023 年 5 月第 1 版
印　　次：2023 年 6 月第 1 次印刷
标准书号：ISBN 978-7-117-33936-0
定　　价：59.00 元

打击盗版举报电话：010-59787491　E-mail：WQ @ pmph.com
质量问题联系电话：010-59787234　E-mail：zhiliang @ pmph.com
数字融合服务电话：4001118166　E-mail：zengzhi @ pmph.com

主编简介

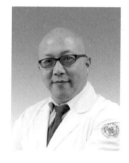

　　钦丹萍,浙江中医药大学附属第一医院消化内科教授,主任医师,博士研究生导师。第七批全国老中医药专家学术经验继承工作指导老师,浙江省杏林工程领军人才、浙江省名中医,首届浙江省中青年临床名中医。长期从事胃肠黏膜保护和炎症性肠病的研究。浙江省中医药学会脾胃病分会主任委员,中国民族医药学会脾胃病分会副会长,中华中医药学会脾胃病分会常务委员,中国医师协会中西医结合医师分会消化病学专家委员会常务委员,中西医结合雷公藤研究会委员,中国中西医结合学会消化系统疾病专业委员会急性胰腺炎专家委员会常务委员;国家自然科学基金项目评审专家,国家药品审评专家。

副主编简介

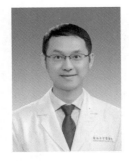

　　康年松,余姚市中医医院副主任医师,兼职副教授。浙江省医坛新秀,浙江省中医药"新苗"计划培养对象,宁波市领军和拔尖人才,浙江省中医药重点学科后备学科带头人。中华中医药学会脾胃病分会青年委员,中华中医药学会外治分会委员,中国康复医学会健康管理专业委员会委员,浙江省中医药学会脾胃病分会青年委员会副主任委员等。

葛琳仪序

自《黄帝内经》以降，历代医家从各个角度论述脾胃理论，形成了不同流派，丰富了脾胃学说。但是，除了李杲总结经验、撰写脾胃专著外，绝大多数脾胃学说散见于各家著作，茫若无涯，难以寻觅。因此，有必要对古籍著作中的记载或学说加以提炼，取其精华，去其糟粕，以便脾胃学说内涵的梳理和挖掘，使得脾胃学说的理论系统化，且更合理地认识和应用各个学术流派的学术思想。

在中医学发展的历史进程中，许多医家从不同角度补充、完善脾胃学说，几乎涉及整个脾胃系统的各个层面，包括方剂学、药物学，讨论单方、复方、单味药、药对对脾胃系统的作用等，这些都是脾胃学说的基本内涵，也是脾胃学说的精髓。

脾胃学说不仅仅局限在脾胃系统中。脾胃和各个脏腑的相生相克关系也是脾胃学说的外延。现代医学对脾胃的研究也体现了脾胃学说外延的现代含义，并且发展和创新了脾胃学说。其中，脾胃病学说是脾胃学说的核心。

基于这种认识，钦丹萍教授在浙江省卫生健康委员会、浙江省中医药管理局的支持下，承担了"脾胃学说的内涵和外延系统化研究"课题。在课题的研究中，钦丹萍教授及其团队注意到历代典籍中有许多脍炙人口的名言能给人以启示，有许多经典的临证药对能添翼于临床。因此，他们穷数年之精力，编写了《脾胃病学说历代名言与药对阐微》。

本书纵贯上下两千年，横跨医家近百家，涉猎古籍百余种，内容丰富翔实，紧紧围绕脾胃病学说和脾胃病临证实践，既体现理论发展，又展示学说争鸣。本书以精练的名言来反映深奥的中医理论，以经典的药对来汇集脾胃病诊治的精华。本书的出版，将有助于对脾胃病学说精华的总结，并有助于提高医师的脾胃病临证水平，是一本很好的参考用书。

书稿即将付梓出版，乐见其成，记述感受，谨以为序。

国医大师 葛琳仪

2022 年 10 月 10 日

李乾构序

〰〰〰〰〰〰〰〰〰〰〰〰〰〰〰〰〰〰〰〰〰〰〰〰〰〰〰〰〰〰〰〰〰〰〰

钦丹萍教授为第七批全国老中医药专家学术经验继承工作指导老师、浙江省名中医、博士研究生导师，长期从事脾胃病的临床诊疗和科学研究。钦丹萍教授带领团队以中医药发展历史为经线，总结了春秋战国时期、汉唐时期、两宋时期、金元时期、明代时期以及清代民国时期的脾胃病学说和脾胃病诊治特色，对各个时期脾胃病学说和脾胃病诊治的发展和突破进行了详细阐述，厘清了脾胃病学说和脾胃病诊治的发展脉络和规律。同时，以中医各家学说为纬线，深入挖掘中医药名家对脾胃病学说和脾胃病诊治的补充和完善。

在这个研究过程中，钦丹萍教授注意到历代先圣医家留下许多至理名言和临证药对。这些名言涉及脾胃病学说的各个方面，尤其是在病机辨别、辨证要旨、治则选择、经验教训、用药宜忌、养生调摄等方面可见许多脍炙人口、启迪临证的文句，而药对是在这一基础上对临证方药合理组合与恰当选择的良好补充。因此，钦丹萍教授穷数年之精力，秉烛夜研，用心汲取，并结合丰富的临证经验，带领团队成员筛选注释，终成《脾胃病学说历代名言与药对阐微》一书。

本书融名言与药对于一体，总结了脾胃病学说和脾胃病诊治的精华。第一章从历史发展和各家学说角度，对各个时期不同中医名家的脾胃病学说进行分析与研究，凝练历代名家脾胃病学说的特色，在时代大背景下领会脾胃病的精华。第二章萃取历代名言220余条，分门别类进行阐述，解释名言原意，点拨临证应用，参以现代研究。第三章摘录历代药对170余组，从单药功效，到药对特色，再示以方剂，旁及现代研究。

本书对于临证可谓雪中送炭、锦上添花；同时，本书对脾胃病学术研究也将大有裨益。欣闻成稿，权以为序。

全国名中医 李乾构

2022 年 9 月 10 日

肖鲁伟序

脾胃学说的理论内涵精辟丰富,对整个中医药学理论的发展起到了较大的推动作用,是中医基础理论的重要组成部分。

《黄帝内经》对脾胃的生理病理、脾胃与其他脏腑关系的论述,奠定了中医脾胃理论的基础。在理论提出到发展的历史过程中,脾胃学说的内涵不断丰富。如:汉代张仲景提出"见肝之病,知肝传脾,当先实脾"的治未病理论和"护胃气、存津液"思想,创制了承气汤类等一系列治疗脾胃病的方剂,充实了脾胃病的防治内涵;金元时期的李杲总结前人经验,结合自身研究,首次将脾胃学说系统化,撰写了脾胃学说专著——《脾胃论》,倡导脾阳升发;明代王纶提出了脾胃阴阳分治;清代吴澄提出了脾阴虚证治的概念;清代叶桂提出了胃阴学说;等等。正是历代医家在临床实践中的不断探索,逐步充实与完善了脾胃学说的内涵。

当代医家运用现代科学技术,对脾胃系统开展了多项研究,涉及脾胃生理、病因病机、脾胃疾病、治疗原则、方剂、中药、动物模型等多项内容,极大地丰富了脾胃学说,推动了当今脾胃病诊治的发展和创新。木糖吸收率、肠道微绒毛改变、神经肌肉接头兴奋性传递等不同层次的研究,揭示了脾虚证的实质;通过对大黄以及承气汤类治疗重症胰腺炎的作用机制的研究,明确了通腑导滞法对重症急性胰腺炎的作用机制;等等。这些研究进一步拓展了脾胃学说,是脾胃学说内涵基础上的外延。

大量的理论与临证精华蕴藏在浩瀚的历代中医文献中,并以名言和药对的形式呈现。总结和挖掘这些内容,不仅能够为中医工作者临证提供参考,也有益于脾胃学说的传承与发展。

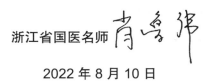

浙江省国医名师 肖鲁伟

2022 年 8 月 10 日

前　言

　　脾胃学说是中医药学说的重要内容,其内涵包括脾胃系统的生理机制、病因病机、疾病防治等内容,其外延涉及脾胃系统与其他脏腑间的相互影响、脾胃学说的现代应用与研究等。脾胃病的概念应有狭义和广义之分,狭义即指脾脏与胃腑疾病;广义则应包含参与受纳、运化、传导过程中的多个脏腑疾病,即脾胃系统疾病,影响到多个层面与功能。我于 2006 年在《浙江中医学院学报》发表《脾胃学说内涵与外延的认识》,详细阐述了脾胃学说的概念。

　　脾胃病学说是脾胃学说最重要的组成部分。其中,脾胃病的概念是一个广义概念,包括脾、胃、肠、肝、胆、七冲门等脏腑疾病的内容;这些疾病是中医诊疗工作中的常见病、多发病,而且中医对其治疗具有良好的临床疗效,值得进一步研究、整理、总结、创新与提高。因此,我们依托浙江省中医药科技计划项目"脾胃学说的内涵和外延系统化研究"(2009RA006),对历代中医重要著作中有关脾胃病学说的理论阐述、治法方药、诊治经验等内容进行系统而全面的整理归纳,并有重点地对有关理、法、方、药进行分析研究;同时,也对脾胃病学说在临床实践及基础研究上的新成果进行梳理总结。

　　经过多年的研究整理,我们对历代各个时期不同中医名家的脾胃病学说进行分析与研究,发表论文近 20 篇。在这一过程中,我们发现历代中医重要著作中散在大量的名言和药对,它们贯穿在脾胃病学说的发展历程中,是脾胃病学说的瑰宝。由于名言和药对是临证思维火花的重要源泉,能够精练地反映脾胃病学说的精华所在,故重视并撷取它们对提高临证水平、促进脾胃病学术的发展无疑具有重要的现实意义。

　　自古以来,就有医家对前人著述中的重要语句加以收集注释与分类整理,但随着时间的流淌,新的名家名著迭出,加之后世语言表达的环境改变,使得既往前贤对中医名言的收集整理等工作又添许多缺憾,存在许多未尽完善之处。因此,我们立足当今,对历代脾胃病学说萃取菁华、撷其典要,并结合现代临证经验,对名家名言加以整理解读,以期在临证实践中更好地指导大家明理达义,获得启迪。

　　本书名言的选择以"中医的生命力在于临床"为原则,以对临证有指导意义为价值所在,以期对临证起到启发、指导、警醒、告诫等作用;同时,所选择的名言力求押韵谐调、通俗精练,以便于记诵。书中将脾胃病历代名言分为生理机制、病因病机、治则治法和药物方剂等4类,先对名言进行释义,明确基本含义,再结合临证进行发挥。

药对,又称对药,是临床常用的、相对固定的配伍形式,通常是2味药物,有时是3味或4味药物,是复方最小的组成单位。3味药物的组合,又称"角药"。药对组成虽简单,但配伍符合中医"七情和合"理论和组合法度,体现了中药四气五味、升降浮沉、归经等药性理论,以及相须、相使、相畏、相杀、相恶、相反等七情和合的组合原理,而成为中医遣方用药的特色之一。本书依据功效将脾胃病药对分为健脾补气法、益气升提法、疏肝理气法、理气导滞法、化痰祛湿法、寒热并用法、理血化瘀法、清热泻火法、泻下通便法、育阴增液法、温阳散寒法、收敛固涩法等12类,先阐述药对配伍组成的中药的药性、归经、功效等特性,然后分析药物间相互作用特点,再举证相应方剂、临证应用及现代研究成果等。由于历代本草著作对部分中药性味归经的论述不完全一致,故本书收录中药性味归经以《中华人民共和国药典》(2020年版)为准;个别药典中没有记载者,以所引用的书籍记载为依据。

为了方便读者检索翻阅,在书末附录正文中所提及的主要方剂的名称、出处和药物组成。

本书最终得以完成,要感谢工作室同仁及编委会成员的努力;感谢国医大师葛琳仪,中华中医药学会脾胃病分会原主任委员、全国名中医李乾构和浙江省国医名师肖鲁伟在本书编写过程中的不吝指点和赐序;感谢浙江省卫生健康委员会、浙江省中医药管理局、浙江省中医院的大力支持与指导;感谢浙江中医药大学基础医学院张永生研究员、浙江中医药博物馆郑洪教授给予的帮助,使本书增添不少珍贵的图文资料。

限于我们的知识、水平和能力,疏漏与不足之处在所难免,敬请同行与读者指正赐教。

钦丹萍

2022年11月10日

目　录

15

第一章　脾胃病学说历代特色

脾胃病学说肇源于先秦。《黄帝内经》奠定了后世脾胃病学说的理论基础。汉唐宋时期,在对脾胃病的病因病机、治则治法、药物方剂等认识上逐步得以提高,实现从理论逐步向临证的跨越。金元时期百家争鸣,医家在继承的基础上,通过学术思想火花的碰撞将脾胃病的研究推向高潮。明清民国时期,医家在实践中进一步补充和总结脾胃病学说,使得脾胃病学说日益完善。

为厘清脾胃病学说的发展脉络和规律,展现脾胃病学说的成果,遂以时间为经线,总结不同时期脾胃病学说的发展与特色,并以各家学说为纬线,提炼历代名家对脾胃病学说所作贡献的特色,以更好地领会脾胃病学说的发展,并进一步领悟其中的精华所在,更深入地理解所撷取的要义。

第一节　奠定基础——春秋战国时期脾胃病学说特色

春秋战国时期,中医学的学术成果主要见于《黄帝内经》。一般观点认为,《黄帝内经》是多人历经较长的时期编撰而成,涉及的年代以春秋战国为中心,上及先秦之远,下触汉立之初,其医学成果包含了大量的脾胃病学说,涵盖了脾胃的生理功能,脾胃病的病因病机、预防和治疗等基本理论,为脾胃病学说的形成和发展奠定了理论基础。

一、奠定脾胃生理认识

"脾胃者,仓廪之官,五味出焉"(《素问·灵兰秘典论》)是对脾胃功能的高度概括。《素问·经脉别论》全面描述了水谷精气的输布过程:"食气入胃,散精于肝,淫气于筋。食气入胃,浊气归心,淫精于脉。……饮入于胃,游溢精气,上输于脾。脾气散精,上归于肺,通调水道,下输膀胱。水精四布,五经并行。"脾胃同属中焦,升降相因,燥湿相济。"胃者,五脏之本也。脏气者,不能自致于手太阴,必因于胃气,乃至于手太阴也。"(《素问·玉机真脏论》)

脾胃为气血生化之源,主肌肉而充养四肢百骸,如"五谷入于胃也,其糟

1

粕、津液、宗气分为三隧。故宗气积于胸中，出于喉咙，以贯心脉，而行呼吸焉。营气者，泌其津液，注之于脉，化以为血，以荣四末，内注五脏六腑……卫气者，出其悍气之慓疾，而先行于四末分肉皮肤之间而不休者也"（《灵枢·邪客》）等等。足阳明胃与足太阴脾同司肌肉，如"脾主身之肌肉"（《素问·痿论》），"阳明主肉，其脉侠鼻络于目"（《素问·热论》）。

二、完善脾胃病的病因病机

脾胃病的病因主要包括饮食不节、情志内伤和气候异常。饮食不节主要包括饥饱不适、五味失调两方面，如"饮食自倍，肠胃乃伤"（《素问·痹论》），"味过于酸，肝气以津，脾气乃绝。味过于咸，大骨气劳，短肌，心气抑。味过于甘，心气喘满，色黑，肾气不衡。味过于苦，脾气不濡，胃气乃厚。味过于辛，筋脉沮弛，精神乃央"（《素问·生气通天论》）。情志内伤主要指忧思，如"思伤脾"（《素问·阴阳应象大论》），"脾愁忧而不解则伤意，意伤则悗乱，四肢不举，毛悴色夭，死于春"（《灵枢·本神》）。气候异常包括"太阴不退位"和"太阴不迁正"，如"太阴不退位，而取寒暑不时，埃昏布作，湿令不去，民病四肢少力，食饮不下，泄注淋漓，足胫寒"；"太阴不迁正，即云雨失令，万物枯焦，当生不发。民病手足肢节肿满，大腹水肿，填臆不食，飧泄胁满，四肢不举"（《素问·本病论》）。

脾胃病的病机主要包括寒热虚实，如"肝传之脾，病名曰脾风，发瘅，腹中热，烦心出黄"（《素问·玉机真脏论》）；"脾热病者，先头重颊痛，烦心颜青，欲呕身热，热争则腰痛不可用俯仰，腹满泄，两颔痛"（《素问·刺热》）；"脾藏肉……形有余则腹胀泾溲不利，不足则四支不用"（《素问·调经论》）；"脾病者，身重善肌肉痿，足不收，行善瘈，脚下痛，虚则腹满肠鸣，飧泄食不化"（《素问·脏气法时论》）；(伤寒)"二日，阳明受之，阳明主肉，其脉侠鼻络于目，故身热目疼而鼻干，不得卧也"（《素问·热论》）；"胃中热，则消谷，令人县心善饥，脐以上皮热；……胃中寒，则腹胀"（《灵枢·师传》）等等。

三、确立脾胃病预防原则与治则治法

《黄帝内经》中关于脾胃病的预防原则可以概括为"节饮食，调五味，和情志，适寒温"。治则治法主要有"脾苦湿，急食苦以燥之""脾欲缓，急食甘以缓之，用苦泻之，甘补之"（《素问·脏气法时论》），"中满者，泻之于内""其实者，散而泻之"（《素问·阴阳应象大论》）。这些法则一直为后世所沿用。治疗方法包括针刺和药物，如"刺足太阴阳明"治脾热病（《素问·刺热》），兰草汤治脾瘅（《素问·奇病论》）。

第二节　辨证实践——汉唐时期脾胃病学说特色

汉代由于疾病的流行,一些先进的医家吸取了当时的朴素唯物论及辩证法,结合药物学的进步,在积极的临证实践中形成了系统的临床医学思想,其中重要的标志就是张仲景《伤寒杂病论》的完成,后世将其分为《伤寒论》和《金匮要略》。《伤寒论》对脾胃生理病理、脾胃病的病因及治疗均作了全面阐述,并重点阐述外邪内犯伤及脾胃,指出脾胃虚是外邪内犯之前提,而《金匮要略》中以论脾胃内伤为主,在很多病证治疗中集中体现出保护脾胃的思想。唐代注重医疗实践,在这一时期,医家孙思邈在杂病辨治中以五脏六腑为纲、以寒热虚实为目,其脾胃病学说具有了非常丰富的内容。汉唐时期,脾胃病学说的雏形为后世形成完整的脾胃病学说理论体系奠定了重要的基础。

一、强调脾胃,调其中和其源,共奏胃气因和

张仲景提出"胃气因和"的治疗宗旨,并首先提出"脾家实""胃家实"等概念。"脾家实"指脾气盛壮的一种生理功能状态,而"胃家实"指胃腑燥热里实、腑气不通,是脏腑的一种病理状态,这也说明了脾胃功能的正常与否在疾病的发生、发展过程中有主导作用。如《中藏经》提到"脾者……消磨五谷……养于四旁""胃者人之根本也,胃气壮则五脏六腑皆壮",《备急千金要方》提到"若虚则补于胃,实则泻于脾,调其中和其源,万不遗一也",这些思想都为李杲"脾胃学说"打下牢固的理论基础。

二、倡治未病,亦重已病防治,论及木火相辅

张仲景"治未病"思想在后世临床实践中起到了很大的指导作用,如受张仲景《金匮要略》中"四季脾旺不受邪"的启迪,李杲在《脾胃论》中提出了"元气之充足,皆由脾胃之气无所伤……脾胃之气既伤,而元气亦不能充,而诸病之所由生也"的论点。除了"治未病",对已病的治疗,汉唐医家非常重视五行学说在临床实践中的应用。后世医家利用五行相生规律归纳出的常用治法有滋水涵木法、益火补土法、培土生金法、金水相生法等,即使第1版《中医基础理论》教材也没有提到木行与火行相应治疗法则,其实早在《黄帝内经》中就提到"肝之心,谓之生阳",说明了木生火的相生关系,而汉唐时期医家则论述了木火相辅的治疗理论,如《备急千金要方》提到了通过补益心气可以治疗肝劳,如"肝劳病者,补心气以益之,心旺则感于肝矣",即补火益木法。

三、疾病命名，多重寒热虚实，常有新疾见识

汉唐时期，医家对脏腑病的命名多依据八纲辨证中的寒热虚实属性，而很少从阴阳属性来归纳。此外，医家也提出了很多新的临床概念和相应治疗，如"脾约""脾疟""脾水""脾横""肝痹""漏气""走哺""关格"等，为扩展脾胃病学说的内涵增色不少，也为后世进一步研究打下基础。如《伤寒论》提出了脾阴被燥热约束，不能为胃行其津液，为"脾约"，而后世医家吴瑭从张仲景提到麻子仁丸治疗脾约证得到启发，制定了治阴虚便秘的增液汤，以补泻之。

四、论脾功能，明提运化统血，暗含升清于实

《中藏经》对脾的功能描述偏向于脾的运化功能，而《诸病源候论》偏向于脾的统血功能。汉唐时期医家虽然没有明确提出脾主升清，但在临床实践中都运用了这一理论来指导临床。如《诸病源候论·伤寒病诸候下·伤寒病后胃气不和利候》认为，泄泻多由脾胃虚弱所致，"腹内雷鸣而泄利，此由脾胃气虚冷故也"，即脾气虚，升清无力，水谷运化不足，导致腹胀、泄泻等，这也是《素问·阴阳应象大论》"清气在下，则生飧泄"理论的延伸。

五、论肝功能，强调肝主藏血，未轻肝主疏泄

《诸病源候论》和《备急千金要方》都强调了肝主藏血的功能，虽然没有明确提及肝主疏泄的功能，但在肝病临证中却灵活应用肝主疏泄的原理来认识疾病。以《中藏经》的论述为例，肝失疏泄，肝气郁结之"肝实"可见"引两胁下痛"，气机逆乱，"其气逆则头痛耳聋颊赤"；肝失疏泄，影响脾胃运化功能之"肝中热"可见"腹胀满，不嗜食"；肝失疏泄，情志失调之"肝中寒"可见"多太息"，"肝中热"可见"多怒"。诸如此类的论述还有很多，这也是对《黄帝内经》理论的进一步阐发和延伸。

六、论泻之因，继倡湿胜濡泻，更续脾虚致泻

《素问·阴阳应象大论》指出"湿胜则濡泻"，而《金匮要略·水气病脉证并治》在原有理论基础上，提出了"脾气衰则鹜溏"，强调了脾虚生湿致泻的观点，为后世如李杲的"无湿不成泻"等泄泻理论奠定了一定的基础。

七、虚寒胃反，主因脾伤水饮，奠定无火基调

《素问·脉解》提到："所谓食则呕者，物盛满而上溢，故呕也。"张仲景《金匮要略·呕吐哕下利病脉证治》提到："趺阳脉浮而涩，浮则为虚，涩则伤脾，脾

伤则不磨,朝食暮吐,暮食朝吐,宿谷不化,名曰胃反。"胃反主要由于脾胃虚寒,或饮邪内停,胃失和降,脾不运化,所进饮食潴留于胃,胃中水谷盛满,上溢而为"朝食暮吐,暮食朝吐"。隋代巢元方《诸病源候论》认为,由于营卫皆虚,血气不足,以致水饮停留在胃脘,腑冷及脏,脏冷则脾不能磨化,因而水谷不化,其气上逆,故为胃反。受这些思想的影响,北宋《圣济总录·呕吐门》就明确指出了"食久反出,是无火也",进一步说明了胃反的病性为虚寒而无热证。

八、近血远血,重视病位鉴别,亦重治疗调补

《金匮要略》首先提到了远血和近血的区别——"下血,先便后血,此远血也","下血,先血后便,此近血也"。《诸病源候论·血病诸候·大便下血候》也提到了近血和远血的鉴别,与《金匮要略》不同的是,近血和远血的区别不仅在于便与血的先后问题,还在于出血部位的不同——"远近者,言病在上焦、下焦也"。明代《景岳全书·杂证谟·血证》提出"血在便前者,其来近,近者或在广肠,或在肛门;血在便后者,其来远,远者或在小肠,或在于胃"的说法,与汉唐时期形成的理论有很大关联,对上、下焦的具体出血部位进行了进一步的阐述。同时,《金匮要略·惊悸吐衄下血胸满瘀血病脉证治》中记载了近血与远血不同的治疗法则,先便后血多为脾气虚不能统血,先血后便多为大肠湿热迫血下行,所以远血者多用黄土汤温脾摄血,而近血者多用赤小豆当归散清热止血,此外还记载了泻心汤、柏叶汤等,这些经典方药一直被后世所沿用。此外,《千金翼方》提到了凡亡血、吐血、衄血愈后,多用生地黄加蜜、枣膏制成丸剂补服三四剂,乃可平复,这也体现了古人在病后注重调理、补益气血的思想。

九、肺与大肠,理论联系临床,继论肺病及肠

《灵枢·本输》云"肺合大肠",《素问·咳论》提到"肺咳不已,则大肠受之,大肠咳状,咳而遗失",说明了肺与大肠相表里,肺病及肠的思想。汉唐时期医家继承了这些思想。《中藏经》《诸病源候论》《备急千金要方》都提到了大肠为肺之腑。《金匮要略·水气病脉证并治》则在临床上进一步发挥,指出肺病及肠可致泄泻,"肺水者,其身肿,小便难,时时鸭溏",即肺失通调,大肠传导失司,水液直趋大肠而出现泄泻。这些思想被后世医家继续发挥,如清代唐宗海在《中西汇通医经精义·脏腑之官》中提到"大肠所以能传道者,以其为肺之腑。肺气下达,故能传道",清代张志聪在《黄帝内经素问集注》卷五中也提到"邪痹于大肠,故上则为中气喘争,而下为飧泄也"。目前,也有很多学者用现代技术手段进一步证实肺与大肠的关联机制。

十、痢疾兼证,除见呕烦渴外,口中肠内生疮

张仲景《伤寒论》中提到了下利(包括痢疾)也可以兼见呕、烦、渴等,但《诸病源候论》中的"下痢口中及肠内生疮候"是以往医家没有明确提到过的。西医学中的"炎症性肠病"可归入"痢疾"范畴,其肠道溃疡以及肠外表现之口腔溃疡即类似于《诸病源候论》提到的"下痢口中及肠内生疮候",说明了当时对某些疾病认识的先进性与科学性。

十一、详论黄疸,病因分类治法,更有犯黄之说

汉代对黄疸的论述非常丰富,无论从黄疸的病因、病机、分类、治疗等问题上,还是"犯黄候"等概念的提出,都已达到了很高的水平。

病因病机上,张仲景在《伤寒论》中已认识到黄疸可由外感、饮食及正气虚弱所致,病因有湿热、寒湿、瘀热、瘀血之分,脏腑涉及脾、胃、肾,提出了阳明发黄和太阴发黄。《金匮要略·黄疸病脉证并治》从发病机制上将黄疸分为湿热发黄、寒湿发黄、火劫发黄、燥结发黄、女劳发黄及虚黄等,但以湿热发黄为重点。

分类上,《金匮要略》设专篇详细论述了黄疸,并将其分为黄疸、谷疸、酒疸、女劳疸和黑疸5种。《诸病源候论》根据主症、兼症和并发症命名,如行黄、内黄、黄病等根据主症命名分类;癖黄、噤黄、脑黄、五色黄等根据兼症命名。此外,《诸病源候论》还提出了九疸的分类,在理论上进一步扩大了黄疸的命名,虽然有些分类法临床意义不大,后世应用较少,但为后世开拓视野、加深对黄疸的认识起到了一定的作用。

治疗上,《伤寒论》有解表、泻下、清下、温化、逐瘀和利尿的退黄治法,并首创了茵陈蒿汤等著名退黄方,对后世治疗黄疸影响很大。从《金匮要略》中可归纳出八大退黄法:通利湿热退黄、泄热除烦退黄、利湿清热退黄、消瘀祛湿退黄、补气健脾退黄、润燥消瘀退黄、通腑泄热退黄和吐法退黄,其代表方药分别为茵陈蒿汤、栀子大黄汤、茵陈五苓散、硝石矾石散、小建中汤、猪膏发煎和瓜蒂散。

《诸病源候论·黄病诸候·犯黄候》首次提出了"犯黄候"的概念,"有得黄病已瘥,而将息失宜,饮食过度,犯触禁忌,致病发胃,名为犯黄候",这说明了当时对于黄疸的易复发性已经有了深刻认识。

十二、论治泄泻,首创气利之说,亦辨下利假象

《伤寒论》中泄泻病证广泛,病因涉及风寒、邪热、饮邪、阳虚、肝病犯土等;病因病机复杂,除了与脾胃、大肠有关外,还可涉及肝、肺等其他脏腑。《金匮

要略》中讨论的泄泻则有虚寒、实热、气利之分,并首次提出用诃黎勒散收敛涩肠、止利固脱治疗气利性泄泻。此外,张仲景还提到了阳明病热结旁流而出现"下利"的假象,予大承气汤急下存阴,体现了"通因通用"的治则。

十三、论治便秘,可辨大便小便,多因故有多法

张仲景对便秘进行了全面阐述,提出了寒、热、虚、实不同的发病机理,具体病机有"津伤燥热,肠失濡润""燥热结实,腑气壅滞""瘀血内结,肠失濡养""阳热内郁,气机不畅"等。张仲景还非常重视大小便的关系,可以通过小便的多少与大便的性状大概分析其病因,反证其病机,掌握病情发展趋势,且以小便的多少来评估病情轻重、判断预后,体现了"辨大便小便之象,识津液出路之变"的思想。根据不同的病因病机,张仲景还提出了承气汤苦寒泻下、麻子仁丸养阴润下、大柴胡汤理气通下、抵当汤逐瘀通便等,为后世医家认识和治疗本病确立了基本原则。

十四、初识虫染,已知多病累及,杀虫排虫治疗

汉唐医家已经认识到寄生虫感染可导致很多病证,如《伤寒论》中详细描述了蛔厥证呕吐、腹痛的致病机理,可用乌梅丸治疗;《备急千金要方》首次提出了痢疾也可由虫毒所致,所以治疗疳湿痢的10首方药中包括了很多矿物类和植物类杀虫药,如硫黄、矾石、雄黄、雌黄、铁衣、青葙、苦参、蜀椒、干虾蟆、土瓜根等,并以吹药法治疗,"凡吹药入下部,没中指许深即止";巢元方《诸病源候论》则提出了鼓胀与水毒也有关,如《诸病源候论·水肿病诸候·水蛊候》提到"此由水毒气结聚于内,令腹渐大,动摇有声,常欲饮水,皮肤粗黑,如似肿状,名水蛊",说明当时已认识到鼓胀可由水中的寄生虫感染所致。

十五、治疗手段,除用汤丸散外,新创辅助手法

汉唐医家创立了很多新的治疗手法,除了常用的汤、丸、散剂内服治疗外,还介绍了很多如温熨外敷、灌肠、灌胃、放腹水、取嚏等其他辅助手法,对后世多样化的治疗手段产生了深远影响。

《外台秘要》记载,"商陆根捣蒸之,以新布籍腹上,以药铺布上,以衣覆冷即易,取瘥止",说明当时已经意识到用温熨外敷的方法治疗积聚腹痛等,为后世治疗肿瘤用敷贴疗法以软坚散结止痛提供了新思路。

《备急千金要方》除了用方药治疗噎膈外,还介绍了将竹篾刮净后裹绵纳咽中进退几许后取出可治噎,或将薤白煮半熟稍微嚼烂后用线系住,手拿线慢吞薤白后再取出治噎等等,这些都极大地扩展了噎膈的治疗手段。

　　此外,《备急千金要方》还介绍了用灌胃或灌肠的方法治疗便秘,如用猪胆或羊胆,或加冬葵子灌胃,或椒豉汤加猪膏灌胃,或单用豉清酱、清羊酪、土瓜根汁灌肠,或用白蜜煎灌肠,或用蜜和胡燕屎纳肛,或用独头蒜烧熟去皮裹绵纳肛等等。其中,滑腻之物葵子应用较广泛,可单煮,或与猪脂、牛酥、乳汁、青竹叶、榆皮、硝石等配合使用。虽然书中记载的很多药物治疗目前已不常用,但后世也从中受益匪浅,如通过药物灌胃、灌肠治疗各类胃肠道疾病。

　　《肘后备急方·治卒大腹水病方》中首次提到了放腹水的适应证及其操作方法,"若唯腹大,下之不去,便针脐下二寸,入数分,令水出,孔合须腹减乃止",对腹水的治疗提出了新的创见。

十六、服用药物,注意饮食禁忌,应知用法服法

　　药物功效的发挥,除了与药物本身的作用有关之外,还涉及其他很多方面的因素。《外台秘要》根据方药和证候的不同提出了不同的饮食禁忌,如黄连补汤忌猪肉、冷水、大醋,淡竹叶饮忌海藻、菘菜、桃、李、雀肉、生葱等。此外,不同的服药方法、服药时间等对治疗效果的发挥也有一定影响。如《备急千金要方》提到补肝酒需"旦温酒服……忌醋";补肝散可治左胁偏痛久、宿食不消等,指出"若食不消,食后服;若止痛,食前服之",说明当时已经意识到很多因素会影响到药效的发挥。

十七、疾病预后,审查外候探知,详悉生候死候

　　汉唐医家也提到了很多判断疾病的预后和进展的方法。《备急千金要方》强调"凡人死生休否,则脏神前变形于外",说明可以通过审查外候探知脏腑是否败坏,判断疾病预后,所以有很多"生候""死候""绝候"等之说,这也为后世能做到对疾病进行早期诊断、早期治疗,防止疾病的发展和传变提出了纲要性指导意见。

第三节　官民相应——两宋时期
脾胃病学说特色

　　两宋时期,由于经济文化的繁荣、科技的发展等原因,官方积极制定医疗体制规范,民间推陈出新,出现了大量官修及民间著作,如《太平圣惠方》《圣济总录》《小儿药证直诀》《三因极一病证方论》《小儿卫生总微论方》《济生方》《仁斋直指方论》等。这些著作在继承前贤的基础上都有所创新,从病因、病机、证候、治疗等角度对呕吐、泄泻、痢疾、心腹痛等10余种脾胃病进行详细的诊治,体现了较完整的理、法、方、药辨证论治体系,共谱了脾胃病发展新篇。

一、秉承前贤医理,推进脾胃病学说创新

两宋时期,医家针对脾胃病进行理论创新,促使脾胃病学说进一步发展。钱乙首创"脾主困",首提"脾胃虚衰……诸邪遂生",强调以保护胃气为宗旨,以畅达气机、恢复运化为目的,以助运化为补脾要诀,为后世脾胃病学说的发展奠定了理论基础。杨士瀛提出"人以脾胃为本""胃气不可一日而不强"等脾胃观,临床治病重视气血的调护,且在祛邪之余常以补脾善后。严用和秉承《黄帝内经》"人以胃气为本"思想,重视后天脾胃的功能,认为"人受天地之中以生,莫不以胃为主。盖胃受水谷,脾主运化,生血生气,以充四体者也"。

二、中医儿科兴起,奠基小儿脾胃病诊治

两宋时期出现了一大批儿科医家,如钱乙、阎季忠、刘昉、陈文中、杨士瀛等,编撰了《小儿药证直诀》《小儿卫生总微论方》等多部儿科著作;《太平圣惠方》《圣济总录》中亦包含了大量对儿科疾病的诊治。两宋时期,小儿脾胃病的诊治也因上述著作的编撰,而有所拓新,尤其是《小儿药证直诀》对小儿脾胃病的诊治,为后世小儿脾胃病的发展奠定了理论基础。钱乙治疗疾病处处固护脾气的盛衰,认为小儿易为虚实,脾虚不受寒温,服寒则生冷,服温则生热,治疗强调以"柔润"为原则,以契合"易虚易实"特点。

三、重视寒邪致病,频用温里药助阳散寒

两宋时期,医家重视寒邪在疾病发生发展中的作用,对常见脾胃病进行的整理研究表明,有 7 种疾病与寒邪致病有关,分别为霍乱、疢癖(积聚、癥瘕)、痢疾、泄泻、噎膈、心腹痛、腹胀等。《太平圣惠方》将寒邪作为霍乱发生的重要致病因素,贯穿霍乱发生发展的整个过程,如吐泻、胀满、心烦等症状均与寒邪有关。《圣济总录》认为寒湿是导致濡泻的重要致病因素。而对两宋医家用药的频数统计表明,温里药是治疗上述疾病的常用药物,助阳散寒是上述疾病的主要治疗原则。

四、两宋瘟疫流行,详论霍痢符时代要求

两宋时期,战争不断,气候变化明显,在各种因素影响下,成为我国历史上一个瘟疫多发的时期。霍乱和痢疾作为脾胃病范畴内的常见瘟疫,两宋的官修著作和各家方书均对其有较为详尽的论述。两宋医家认为,上吐下泻是霍乱的主要表现,常可伴随心腹胀痛、心悸、四肢厥冷、烦渴、转筋等表现。《太平圣惠方》和《圣济总录》收录了大量以温里和胃为治疗原则的治疗霍乱的方剂。两宋医家对痢疾亦有深入认识,主要体现在细致的分类、缜密的病因病机认识

和完备的治则治法方药方面。

五、便秘病机复杂,治病体现祛邪不伤正

两宋时期,医家认为便秘的病机复杂,风寒、暑热、津亏、肠燥、饮食、燥热等均是便秘的常见病因。治疗方面,南宋医家多摒弃《太平圣惠方》《圣济总录》以大黄、芒硝、巴豆等攻下为主的便秘治疗方法,体现了"祛邪而不伤正"的治病思想。严用和《济生方》认为治疗便秘当随因治之,分别采取"燥则润之,湿则滑之,秘则通之,寒则温利之"的治疗方法,特别推崇威灵仙丸治疗老人便秘。杨士瀛治疗便秘重视肺气宣降的作用,认为肺为冷热风积四者之枢纽,行气药是治疗便秘的主要药物。

六、黄疸分类复杂,南宋医家提五疸分类

《太平圣惠方》和《圣济总录》延续了汉唐以来对黄疸的复杂论述,特别是《圣济总录》提出"九疸三十六黄"的黄疸分类方法,将黄疸的复杂辨病推向极致。陈言、严用和、杨士瀛等南宋医家并未在各自著作中沿用"九疸三十六黄"的分类方法,而是提出了五疸的概念,具体的分类略有差异。《三因极一病证方论》《济生方》均将五疸分为黄汗、黄疸、谷疸、酒疸、女劳疸5种;《仁斋直指方论》将黄疸分为黄汗、黄疸、谷疸、酒疸、色疸5种,其中色疸为首次提出,即黑疸、女劳疸。

七、止血少用炒炭,鲜药止血为主要特点

对血证的治疗,传统认为止血药炒炭炒黑效果好,但对两宋时期方书进行研究表明,大量用于止血的方剂均采用鲜药。如《太平圣惠方》《圣济总录》对便血的治疗,在多个方剂中应用了大蓟汁、小蓟汁、生地黄汁、鲜藕汁等鲜品;该类药物鲜用性凉味浓,药效不受炮制影响,止血作用专一,在凉血止血方面比炒炭效果好。

八、泄泻病名确立,创泄泻单独论治格局

两宋之前并未提出泄泻的病名,《伤寒论》将泄泻与痢疾统称下利,晋唐时期医家将泄泻与痢疾合称下痢或泻痢,并未将上述两种疾病明确区分开来,造成治疗上的困惑。《太平圣惠方》在《治脾劳诸方》中提出了泄泻的概念,还在第五十九卷中专设《治水泻诸方》一篇,将水泻的论治从诸痢中独立出来进行单独论述。在《圣济总录》中出现了大量"泄泻"词条,并对水泻、濡泻、飧泄、洞泄、鹜溏进行了单独论述。《三因极一病证方论》有了实质性飞跃,专门设立了泄泻篇进行论述,并将泄泻分为虚寒泄泻、实热泄泻、冷热泄泻3种,并提出

情志不畅亦可引起泄泻。

九、合并噎膈病名，倡理气为主治疗原则

两宋以前，噎与膈为分别论述，并且较分散。两宋时期医家对噎膈有较为详细的论述。严用和首次提出了噎膈的病名，将噎与膈合并论述，而在具体分类上仍延续了《诸病源候论》五噎五膈的分类方法。两宋著作重视情志因素在噎膈中的重要致病作用，提出了理气为主的噎膈治疗方法。《济生方》明确提出理气化痰的噎膈治疗原则，总以"调顺阴阳，化痰下气"，"阴阳平匀，气顺痰下，膈噎之疾无由作矣"。

十、呕吐病因复杂，治疗提倡审因而治之

两宋时期，医家在总结前人呕吐认识的基础上，对呕吐病因有较为详尽的论述，认为呕吐的病因复杂，与饮食不节、起居无常、情志不遂、外邪侵袭等均有关系，且风、寒、湿、热、痰饮、瘀血、胃脘积脓是呕吐的主要病理因素。对于呕吐的治疗，各医家均采用审因论治的治病思想，根据所致病因不同，分别采取"刚壮温之""温凉解之""消痰逐水""消食去积""脓尽自愈"等治疗方法。

总之，两宋时期医家针对脾胃病进行理论创新，促使脾胃病学说进一步发展。对呕吐、泄泻、痢疾、心腹痛等脾胃病，各医家详细论述其病因、病机、证候、治疗等，体现了较完整的理、法、方、药辨证论治体系，共谱了脾胃病发展新篇。

第四节　百家争鸣——金元时期
脾胃病学说特色

金元时期，各学术源流及思想在争鸣中不断发展，涌现了以金元四大家刘完素、张从正、李杲、朱震亨为代表的医家，出现百家争鸣的可喜局面，形成了脾胃论、攻邪论、相火论、主火论等不同学术流派。这些不同学派的医家根据各自临床实践，从不同角度阐述了脾胃病理论，如脾胃的生理功能、病因病机、临床表现、治疗原则、处方用药，为脾胃病学说的基本形成奠定了基础，对后世产生了巨大影响。

一、完素重视脾胃润泽，强调脾胃一身之本

刘完素为寒凉学派代表人物，十分重视脾胃，认为脾胃为万物之母，一身之本。并且刘完素认为，脾胃要保持润泽，才能维持正常生理功能。刘完素从脾胃本气兴衰论述脾胃病病机。脾本气为湿，湿过或不及均可导致疾病。若

湿有余,积蓄不散,使传化失常,而导致积饮、痞、隔、中满、霍乱吐下等;若脾湿不及而为虚衰,燥热之气盛,从而导致消渴。刘完素的治疗原则为润燥除湿,补泻其本。

二、易水学派承前启后,脾胃病学说基本形成

易水学派医家系统总结经验,不断完善脾胃病学说理论,基本形成了脾胃病学说。张元素作为易水学派创始人,发扬诸家学术思想,全面系统地总结了内伤疾病中的脏腑辨证理论,也对脾胃相关内容提出了较系统的理论。他注重脾胃,认为脾为万物之母,胃为水谷之海,并且是人之根本。对于治疗脾胃病,主要提出温养脾胃。

张元素弟子李杲在前人基础上系统提出了脾胃病学说理论,认为脾胃为元气之本,人身周身之气均靠胃气之滋养,赖胃气以化生,元气禀受于先天,但需后天脾胃之气不断滋养。只有脾胃功能强健,元气才得以充足。他认为,升降浮沉是自然界万事万物的主要运动形式,而人作为自然界之一员,其精气的升降运动,亦赖中焦脾胃以为枢纽。脾气宜升则健,胃气当降则和,脾升胃降,出入有序,就可以维持正常生理功能。在脾胃关系的认识上,李杲更重视阳气升发,认为只有脾胃之气上升,谷气上升,元气才能充沛,生命力才旺盛。病因方面,认为脾胃伤损则元气不能得其养,元气衰则诸病生。他将脾胃伤损的致病因素总结为饮食不节、劳逸过度、情志所伤三方面。他认为,气火失调及升降失常是脾胃病的总病机。李杲提出"内伤脾胃,百病由生"的学术思想,故治疗上强调补脾胃,主张甘温除热、升阳益气等。

罗天益在李杲基础上明确提出了脾胃伤须分饮伤、食伤;劳倦伤当辨虚中有寒和虚中有热;治疗脾胃病用甘辛温补,慎用寒凉。对于脾胃病虚中有寒证,用温补;补中健脾,必以甘剂;散寒温胃,必以辛剂。而对脾胃病虚中有热证,以甘寒之剂泻热,亦佐以甘温,养其中气,反对滥用苦寒,并认为泻热补气,非甘寒不可,若以苦寒以泻其土,易使脾土愈虚,火邪愈盛。

三、攻邪学派攻邪护胃,注重食疗治疗疾病

攻邪学派以攻击病邪治病为特点,强调邪留则正伤,邪去则正安之理,善于运用汗、吐、下三法。张从正为该学派的代表人物,提倡攻邪保护胃气。他论述"脾为之使,胃为之市。人之食饮酸咸甘苦百种之味,杂凑于此,壅而不行,荡其旧而新之,亦脾胃之所望也",因此主张去陈莝、洁肠胃,达到保护胃气的目的。他还常常在祛邪之后,施以调和胃气之药,或以粥食调养胃气,起到苏醒胃气、恢复健康的效果。另外,张从正还强调用食物治疗某些疾病,认为食疗治病既无药物偏胜之弊,又能保护胃气,和调血脉。

四、滋阴学派强调清和,用药顾护胃气阴精

朱震亨为滋阴学派创始人,提出了"阳常有余,阴常不足"的著名论点,擅长滋阴。他重视脾胃,认为脾胃清和之气是人赖以生存之气,只有脾胃运化、受纳的功能正常,才能化为生生之气,生化无穷。但若脾胃受邪,损伤脾胃清纯冲和之气,难以受纳运化,则导致疾病产生。他还认为,脾胃为气机升降之枢纽,若脾胃升降失常,可导致许多脾胃疾病发生,如呕吐、噎膈、嘈杂、胃脘痛、腹痛等。朱震亨主张清养脾胃,健脾理气,并且用药清和,因唯有清和之气,方能健运脾胃,助脾胃运化水谷。朱震亨指出用药宜顾护胃气阴精,勿过用辛香燥热、寒凉生冷,以免损伤胃气、耗劫阴液。

五、呕吐病机各有特色,治疗思路各有千秋

金元时期,各医家对呕吐的认识有自己的特色。病因病机方面,刘完素从火热及三焦来论述呕吐;张从正、张元素从火热来论述呕吐;李杲认为脾胃虚弱是呕吐的重要原因;朱震亨将呕吐病因归纳为寒、热、痰、虚;危亦林将呕吐分为风、寒、暑、湿、七情、痰、食、血、气、热、冷等11类。治则治法方面,刘完素从三焦论治呕吐;张从正使用吐下法治疗呕吐,开创了新思路;李杲分经论治呕吐,对证用药,并佐以升阳益气药;朱震亨分气血治呕吐,对证施治,并指出呕吐时的禁忌用药。

六、热燥两邪共致便秘,医家诊治略有差异

金元时期,医家逐渐丰富对便秘病因和治疗的认识,并提出创新论点。热、燥两邪是医家公认的病因,但不同医家有自己独特的观点。病因病机方面,刘完素提出风、热、燥三气导致便秘;李杲提出阴火伤津而致便秘;朱震亨提出肺气不降引起便秘;危亦林认识到老年人服药过多,脾胃受损,脏腑积热便秘。治则治法方面,刘完素治疗便秘分虚实;张从正以食疗为主治疗便秘;李杲提出了润燥和血疏风,补中益气治疗便秘;朱震亨主张阳方主润燥,阴方主开结;危亦林提出治疗便秘通治方。

七、痞满病机各有特色,治疗思路各有千秋

金元时期,医家对痞满的探讨更加丰富。病因病机方面,刘完素认为主要为湿,但也有寒、热;张从正认为土郁导致痞满;李杲认为饮食不节,劳役过度,伤寒下早是痞满病因;朱震亨认为痞满主要有误下阴虚、实痞和虚痞。治则治法方面,刘完素以健脾祛湿,佐以温中为主;张元素创造了枳术丸;张从正以攻邪为主,反对补法;朱震亨治疗痞满以分消为主,佐以疏导,并针对不同体质的人辨证用药。

八、腹痛病因实证为主,治法祛邪吐下寒热

金元时期,医家认为腹痛的病因病机以实证为主,治疗以祛邪为主要手段。张元素认为脾胃主腹痛,治疗以芍药甘草汤为基础,随证加减用药。张从正认为腹痛为实证,用吐下法治疗。李杲认为寒邪导致腹痛,治疗上以热治寒,因腹痛部位不同,处方用药不同。朱震亨认为腹痛原因有寒、积热、死血、食积、湿痰等,病机为郁结不行,治疗反对补法,主张祛邪,分部分治。

九、脾胃受湿引起泻痢,治疗方法各有特色

金元时期,大部分医家对泻痢的病因有统一认识,认为脾胃受湿是基本病因。但李杲认为清气不升也是泻痢的原因;罗天益认为还有风和热引起的泻痢;朱震亨认为泄泻的病因有湿、火、气虚、食积、痰积,痢疾的病因以热实居多,但也有虚寒之象;危亦林将泄泻、下痢分为 16 种。

各个医家均以祛湿为主要治法,但各医家各有特色。刘完素对于泻痢的治疗,提出了"宜补、宜泻、宜和、宜止"四法;张从正运用汗吐下三法;李杲治疗泄泻以平为期,升阳除湿;罗天益治疗泻痢,祛湿利小便,兼以升清;朱震亨根据病因,对泻痢辨证施治。

总之,金元时期医家十分重视脾胃,从各自不同角度论述补充脾胃理论,从而使脾胃病学说在此时期基本形成。张元素对脾胃理论提出了相对完整的体系,注重"养胃气"。李杲阐明"脾胃内伤、百病由生"的脾胃观,明确阐述了脾胃病的病因病机,而且确立了治疗大法及方药。刘完素强调"胃中润泽说",张从正强调"以下为补",朱震亨强调"脾胃清和之气"等。而对于呕吐、便秘、痞满等疾病,各医家论述各有特色,极大地丰富了临床辨证论治,有很大的临床实用价值。

第五节　独树一帜——明代时期
脾胃病学说特色

明代医家重视命门,注重温补,其间温补学派在李杲脾胃学术思想的指导下,独树一帜,建立了有自己的用药特色的学术思想,继承和发展了前代医家的脾胃理论,起到了承上启下的作用,有着举足轻重的地位,影响着脾胃病学说的发展趋势。

一、秉承易水思想,崇尚温补脾肾

明代温补学派创始人薛己的学术思想渊源于张元素的脏腑辨证,又兼

收李杲的脾胃论为其核心,自成温补一派。而其后的孙一奎、张介宾、赵献可、李中梓则进一步发展了温补学派"重视脾胃"的学术特点,对脾胃内伤疾病的治疗多采用健脾养胃、疏肝健脾、补土生津、健脾利湿、温通脾阳等法,与易水学派所主张的"治病以养胃气为本""脾胃为元气之本"等学术思想相似。温补学派在重视阳气的理论指导下,崇尚温补,强调脾胃和肾命阳气对生命的主宰作用。在辨证论治中,立足于先后天,或侧重脾而兼顾于肾,或侧重肾而并及于脾;临证用药崇尚温补,善用温热,多慎用寒凉。可以说,明代温补学派正是金元时期易水学派,或者说是"补土派"学术思想的延续。

二、理论重阳轻阴,治疗重补轻攻

重阳轻阴是温补学派的认识论基础。张介宾认为"阳主生,阴主死",在《类经》中指出"生从乎阳,阳不宜消也;死从乎阴,阴不宜长也"。赵献可、李中梓则认为"阳为主,阴为从"。赵献可在《医贯·阴阳论》中以气血为例,指出"治血必先理气,血脱益气……立补血汤一方,以黄芪一两为君,当归四钱为臣,气药多而血药少,使阳生阴长"。李中梓也在《医宗必读》中指出"气血俱要,而补气在补血之先;阴阳并需,而养阳在滋阴之上"。因此,温补学派重阳轻阴的理论思想是很明确的,这也为他们的临床治疗设定了依据。

温补学派在临床治疗时通常提倡"补法",而"攻法"可暂缓。如《景岳全书》提及"补泻之法。补亦治病,泻亦治病,但当知其要也。……攻但可用于暂,未有衰久之病而屡攻可以无害者……延久之病而虚弱者,理宜温之补之。补乃可用于常,未有根本既伤而舍补可以复元者"。《内经知要》也提及"千万法门,只图全其正气耳。……实而误补,固必增邪,尚可解救,其祸犹小;虚而误攻,真气立尽,莫可挽回,其祸至大"。因此,可以发现温补学派善补而恶攻,观点鲜明,理论系统而完善。

三、重视先天"命门","脾肾""肝肾"并重

赵献可认为,"命门"才是人身脏腑之主,命门之火为人身之至宝、是性命之本,人体生机取决于命门之火的强弱,养生、治病无不以此为理。他通过对命门的深入研究,认为许多虚损性疾病的发生关键在于肾水命火的失调,而治疗诸疾要以调养肾水命火、补养先天无形之真水真火为主。同时,李中梓在《医宗必读》中提出著名的"乙癸同源,肝肾同治"理论观点。肝肾同属下焦,肝藏血而肾藏精,精血可互化,肝主疏泄而肾主闭藏,肝为水之子而肾为木之母,所以肝肾存在着生理上互相资生、病理上互相影响的关系。由于肝肾同源,所以提出肝肾同治。而薛己根据肾、命门与脾胃之间的密切关系,对于命门火衰之

脾胃虚寒证,在直接补脾胃无效的情况下,多采用温补肾命的益火生土之法,常以四神丸、八味丸治之;对脾肾阳虚证,则先以六君子汤加姜、桂温中扶土,如不效则用八味丸急补命火,以达到补火生土的最终目的。

四、重视命门阳气,慎用苦寒之药

张介宾反对朱震亨的"阳常有余而阴常不足"论点,提出"阳非有余,阴常不足"论点,认为"天之大宝,只此一丸红日;人之大宝,只此一息真阳"。孙一奎主张真元在命门,而命门属阳,认为用寒药下之,则"损脾土而益其疾也",故其培补元气偏重于使用温补法。

治疗阴阳失调病证强调"扶阳抑阴",即使是阴阳两虚的病证,也倡温阳补气为先,仿"阳生阴长"之意。因此,从治疗上讲,阳既非有余,则应注意慎用寒凉;阴既常不足,则应注意慎用攻伐。如孙一奎将汪机善用人参、黄芪与薛己温补下元法有机结合,温阳药与益气药同用,创"壮元散""壮元汤"。

温补学派这种温补有章有法,对脾肾分先后天,并重同治,为后世医家研究脾与肾的关系,提供了比较全面的理论和临床论据,对促进脾肾相关理论的发展作出了贡献。

五、用药重热轻寒,然又各有千秋

由于温补学派在理论上重视阳气而贬抑阴气,治法上又喜补而恶攻,因此处方用药喜温热而恶寒凉。张介宾在《景岳全书·传忠录》中指出:"凡临证治病,不必论其有虚证无虚证,但无实证可据而为病者,便当兼补,以调营卫精血之气;亦不必论其有火证无火证,但无热证可据而为病者,便当兼温,以培命门脾胃之气。"李中梓在《医宗必读·药性合四时论》中也提到:"凡温热之剂,均以补虚;凉寒之剂,均以泻实。"

不同医家在具体临床遣方用药时,又各具特色。薛己重视温补,好用甘温甘平,不尚寒凉,习用古方,重视脾肾而以脾为主,尤重补气与阴阳平衡;主次分明,变异灵活,用药相对繁复。孙一奎临证强调"扶阳抑阴",着重补脾;寒热补泻,施治无偏;用药轻灵,药量均衡,构方复杂。张介宾温补特色最为鲜明,着意温补,不好苦寒;重视补益阳气,尤其偏于补肾;疏方精专,反对庞杂;善用人参、熟地黄。李中梓临证用药的最大特点是"大体平正不颇",既重视温补,亦不废寒凉;治病求本,脾肾之中着重于脾;气血俱要,阴阳并需。

六、理论承上启下,开拓后世学派

温补学派,在李中梓之后,重温补、重肾命的学术思想得到进一步发展。

有张璐、尤怡等温补医家,而其中又以尤怡在继承李中梓之学后,自创新路,临床用药有着自己的特点。故李中梓之学,一传沈郎仲,再传马元仪,三传尤怡,使易水学派阵容逐渐壮大。

同时,温补学派的一些学术观点又在某种程度上影响了当时及后世其他学派脾胃观的发展,如"扶阳派"在温补学派关于肾命的学术思想上,进一步发展了肾命学说,不仅如此,"扶阳派"在温补学派基础上,更强调补肾为主,元气为本。概括地说,温补派讲究温而兼补,系温兼滋补,阴阳并济;扶阳派温补则强调辛热扶阳,单刀直入,不夹阴药,可以说扶阳派是从温补派的理论中衍变和发展起来的,并赋予其学说以新观点,从而自成一家,自立门户,成为一个独立的医学流派。再比如,清代温病学派叶桂在温补学派影响下,重视脾胃在人体中的作用,但同时他又有自己的发挥,提出了"胃喜润恶燥,脾喜刚燥""脾宜升则健,胃宜降则和"理论,故临证时脾胃应分别论治。因此,以后世叶桂为代表的温病学派,在温补学派影响下,重视脾胃在人体中的作用。而"扶阳派"在温补学派基础上,更强调补肾为主,元气为本,成为一个独立的医学流派。

明代温补学派以温养补虚为特色,立足于先后天,探讨肾和命门病机,强调脾胃和肾阳对生命的主宰作用。各个医家侧重脾胃,或侧重肾命,而善用甘温之味。薛己、李中梓二人脾肾并重,长于运用补中益气汤、四君子汤、六君子汤等,但薛己较拘谨保守,李中梓则通脱灵变。同时,赵献可主张"补脾不若补肾",长于运用六味丸、八味丸通治多种疾病。张介宾则独重先天,阴阳并调而长于填补真阴;同时,其对常见脾胃病的论治已较为规范详尽,体现于缜密的病因病机阐述和精辟的治法治则归纳,都已达到了较高水平,形成了自己的特色,为脾胃病理论的丰富性和治疗的多样化作出了一定贡献。

第六节　创新汇通——清代民国时期脾胃病学说特色

清代时期,中医学术进入一个较为繁荣的发展阶段,面对一些流行病,医家们越来越认识到《伤寒论》辛温治则的局限性,辨别了温病与伤寒之不同,创新性制定辛凉治则,使温病从《伤寒论》中独立出来,形成了温病学派。由于温病学派的兴起,使得中医理论得到了进一步完善。民国时期,以中西医汇通派为代表的全国性流派以及以孟河医派为代表的地域性流派,将中医的理论、临床都提升到了一个较高的高度。故中医脾胃病学说在这个时期的发展与创新,就逐渐地集中体现到温病学派、中西医汇通派及孟河医派当中。

一、进一步完善脾胃理论

1. 提倡脾胃分治 叶桂认为,脾与胃仍当分看,其生理功能、病理特性都有差异,而李杲之论只详于脾,对于胃虚之证没有论述。叶桂指出"胃为阳明之土,非阴柔不肯协和,与脾土有别故也"(《临证指南医案·木乘土》),明确提出了胃与脾在生理特性和治疗方法上"有别",并进一步指出"阳土喜柔,偏恶刚燥,若四君、异功等,竟是治脾之药"(《临证指南医案·脾胃》)。后世将此概括为"脾胃分治"之说。

2. 阐发胃阴学说 叶桂在"脾胃分治"说的基础上,进一步创立了"胃阴学说"。吴瑭总结了叶桂医案中治疗相关证候的治法方药,王士雄则从温病传变的角度阐述了胃阴理论,使"胃阴学说"得以完善。

(1)生理上,胃以润降为和:叶桂认为,胃腑属阳,其气本燥,然其气又以下行为顺,故需得阴柔润之气以济之,如其谓"太阴湿土,得阳始运;阳明阳土,得阴自安。以脾喜刚燥,胃喜柔润也"(《临证指南医案·脾胃》),此为胃阴学说的核心机制。胃腑的根源在于通降,而胃体本属阳土,则其用当随之而升散。其用属阴,其气以通降为和,关键在于胃阴的润泽,故叶桂指出"胃为阳明之土,非阴柔不肯协和"(《临证指南医案·木乘土》)。胃腑得阴液之柔润,则方能通降下行,以阳土之体,而行阴柔之用。吴瑭进一步指出,胃阴充足则其气能降,以此濡养一身。

(2)病理上,阴虚失和为最:胃阴不足则阳土失于柔润而失和。叶桂认为,胃阴虚可出现受纳失和、隔塞于中、引动风火三方面的病理反应。受纳失和,因胃阴虚,胃腑之气不能通降,出现纳少或不纳,伴不知饥、口渴等症。隔塞于中者,因胃阴亏耗,则食难下胃,易隔塞于中,甚或反逆于上,可出现噎膈、反胃。引动风火者,胃阴虚,则肝木失于濡养,风阳内动,乘克胃土,以致胃气更逆,出现呕吐、胁痛。

(3)治疗上,甘凉养液为要:叶桂和吴瑭提出甘凉养液为胃阴虚证的治疗大法。具体治疗上,又分为滋阴养胃、生津润燥、润胃柔肝三法。

叶桂之后,陈念祖将滋养胃阴法广泛运用于胃阴虚诸证。孟河医派也极为重视养胃阴,善用沙参麦冬汤,并据此创制了七味胃阴汤。俞根初提出三阴三阳六经之治,均赖于胃阴充足。张锡纯则兼采李杲刚燥升发脾阳和叶桂阴柔养胃阴二家之精髓,认为脾胃之治当刚柔相济,重视调理脾胃气机升降,并提倡"淡养脾胃"之法。

清代、民国时期所形成的胃阴学说,对脾胃病学说发展而言具有重要意义,其创新发展了脾胃病学说的基础理论,并对脾胃病临床亦有着重大临床价值,推动了脾胃病学说的发展与完善。

3. 发明胃阳学说　除了"胃阴学说",叶桂以"阳明为阖"为理论基础,以"通补阳明"为治疗大法,形成了独具特色的"胃阳学说",实可与其"胃阴学说"相媲美。

生理上,叶桂提出"胃为阳明之土",其生理功能及病理变化都以"阳明为阖"之生理特性为核心,其关键则是胃阳内敛,如叶桂提出"胃属腑阳,以通为补"。胃阳通降是胃腑的重要生理特性,阳明为阖是胃阳内敛的关键,阳明腑气的通降是胃阳功能发挥的关键。

病理上,叶桂则针对阳明失阖、胃阳不振的病机,总结了相关的临床病证、兼变证及相应的治法方药,认为"胃阳衰微,开合之机已废",强调了阳明为阖与胃阳间的相互关系,指出了阳明失阖是胃阳不足的关键病理改变,其相关病机表现为纳谷失职、浊阴上逆、木乘土位、气机下泄四方面。

治疗上,叶桂提出"阳明胃腑,通补为宜"的通补阳明之法,认为阳明得以阖降,则太阳可以为开,开阖升降有序,则一身气机畅达无碍。代表方选用《金匮要略》之大半夏汤。

民国时期,针对叶桂"胃宜降则和""胃属腑阳,以通为补"的论断,张锡纯提出了"阳明胃气以息息下行为顺"的观点。张锡纯认为阳明胃气下行,一气运行,无所滞碍,故能传化饮食下达小肠,化为食糜;再借其下行通降之气,将渣滓下传大肠,排出体外。

二、创新论治脾胃病证候

1. 基于温热理论,拓展阳明证治　吴瑭《温病条辨·中焦篇》为脾胃病中与阳明相关的热性证候之理法方药奠定了准绳,如对于阳明燥热证、阳明燥结证,制定了新的治法与方药。其中,阳明腑实燥结,可上壅心肺,中灼气阴,下闭火腑,甚则消烁三焦。如对于肺气不降者,吴瑭创宣白承气汤;对于热闭心包者,吴瑭创牛黄承气汤;对于热闭火腑者,吴瑭创导赤承气汤;对于阴亏气耗者,吴瑭创新加黄龙汤;对于三焦俱急者,吴瑭创承气合小陷胸汤等。

2. 总结湿热为病,详述湿滞脾胃　薛雪、吴瑭分别在《湿热病篇》和《温病条辨》中对湿滞脾胃的相关证候进行了总结与创新。

薛雪以表里为纲,以六经及三焦为目,将脾胃相关的湿热证候从表到里依次分为阳明湿热表证、阳明太阴经络湿热证、阳明半表半里湿热证、中焦湿证四大类,并以轻清芳化宣透之法治阳明湿热表证、以息风化湿通络之法治阳明太阴经络湿热证、以芳化佐苦燥之法治阳明半表半里湿热证、以辛温苦燥佐芳化之法治中焦湿证,可谓层次分明,表里有序。

吴瑭则对湿滞脾胃相关证候进行了系统的总结与论述,对其病因、病性、病机变化、辨证要点、治则治法都有详尽阐述。吴瑭以寒热为纲,分别对寒湿、湿热两大类证候的理法方药进行了总结,创制了半苓汤、椒附白通汤、黄连黄芩汤、黄芩滑石汤等治疗脾胃寒湿与湿热证的名方、良方。

3. 厥阴风木为纲,阐发肝胃病证　在脾胃病当中,清代医家对肝与胃的关系尤为关切。他们认为,很多脾胃病,如胃脘痛、呕吐、泄泻、痢疾等,肝气为病都是最主要的发病环节之一。而肝气为病,多化胃犯胃。因此,对于肝胃相关病证,叶桂、王士雄等医家亦有丰富的论述。

关于病机,叶桂认为,肝之风木最易克犯于胃,具体包括两种情况:一则肝气盛而犯胃腑,一则胃气虚而肝气来乘。肝盛而犯胃者,胃气亦因此受损,若进一步发展,则伤及胃阴。

治则主要包括治体、治用、治阳明三大原则。在具体治疗中,结合《黄帝内经》相应治法,分别根据肝体阴柔之性,以酸敛泄之、甘缓柔之;根据肝用阳刚之性,以辛散疏之、辛甘润温养之。

证治方面,除了传统的肝气、肝风、肝火犯胃等证候外,叶桂还提出了阳郁化风、络虚风动、气虚生风等新证之论治。

三、深入探索脾胃病机理

清代及民国医家从多个角度,深入探索脾胃病的发病机理,进一步补充和完善了脾胃病的理论与临床治疗方法。其中,将温病、络病理论运用于脾胃病的病因病机与辨证论治的研究之中,是此时期医家对脾胃病最大的贡献之一。

1. 从温病论治　得益于温病理论的发展,清代及民国医家对于脾胃病的发病机理又有新的认识,如对于呕血、便血、痢疾等疾病,从温病学说的卫气营血理论及伏邪理论之中找到了新的辨治思路。

(1)从卫气营血论治:叶桂为卫气营血辨证理论的奠基人,其脾胃病学说亦灵活运用了温病理论,丰富了脾胃病的基础理论,拓展了脾胃病的治疗思路。如对于呕血,提出暑热扰营之证治,认为暑热侵袭人体,迫于营分,可扰营外迫,治以导赤散加减;对于痢疾,提出伏邪致痢之说,认为痢疾有厥阴伏邪、少阴伏邪、暑邪内伏之分。叶桂是将温病理论与脾胃病相结合的第一人,为其后之医家从此论治脾胃病提供了极大的指导建议与示范。

丁甘仁运用卫气营血辨证,常将其与六经辨证、脏腑辨证相结合,如其治疗痢疾多从温病卫气营血论治,并结合六经辨证,认为血痢多属厥阴热邪入迫营分;其治吐血,亦多从热入营血、迫血妄行着手,治以犀角地黄汤。

(2)从伏邪论治:王士雄对伏邪发病理论有极大贡献,并将其用于脾胃病的临证。其在痢疾的治疗中,对于暑邪为患者,运用温病理论指导临床,取得了较好疗效。其从温病的发病特点之中,对于新感与伏邪所致之痢疾的病程转归与相应的证治方药都有极深的深识。对于霍乱,王士雄首次提出伏邪致病之说,认为伏暑深伏、热毒内伏,皆可发为霍乱。

民国时期,丁甘仁对此亦有较深入的认识。如其治痢疾,提出阳明营分伏温之机;其治黄疸,发明募原伏温湿蕴说。

2. 从络病论治　清代,脾胃病学说另一较大的发展就是络病理论与脾胃病的融合。叶桂首次全面发挥了络脉之生理与其相关病变的证治,不但对中医基础理论有突出贡献,而且对脾胃病亦有极大发挥。其后,吴瑭较好地继承了叶桂的络病学说,将其运用于脾胃病的临证。

病位上,叶桂认为络病所发生的部位,皆为络脉所分布循行之处。其病程多较为日久,由经脉、气分病变发展而来。病机则有虚实两端。虚者,如营络虚寒,失荣作痛;络虚生热,液亏风动;阳明络虚,厥阳乘络。实者,瘀血内阻,为痛为膈;秽浊内侵,犯胃为呕;热瘀肝胃,发为痞胀。治疗上,叶桂多辛润甘温、通补结合。

吴瑭总结了叶桂的络病学说,将其广泛运用于脾胃病的诊疗,特别是肝病的治疗当中。如对于胁痛、肝痈、单腹胀,以及肝络不通所致的吐血、噎膈、便秘等疾病,予通络之法,取得了良好的临床疗效,为脾胃病的病机和治疗方法提供了新思路。临床上,对于肝气不舒者,极为重视其血络之通畅。故对于肝郁气滞之证,认为常兼血络不通,常采用旋覆花汤加减。其运用又体现在胁痛、便秘、吐血等疾病当中。

清代及民国时期,胃阴学说和胃阳学说的形成,使得中医的脾胃理论进一步完善。温病学说及络病学说的形成,亦为脾胃病的临证提供了新思路。基于上述理论的奠定,脾胃的湿热、温热及肝胃病相关证候的辨证论治得到了系统的总结和完善,脾胃病学说得到了极大发展。

第二章　脾胃病学说历代名言

中医历代名家辈出,代有著述,留下了不可胜数的名言,皆言语质朴而又蕴藏着深邃的理论,脍炙人口、广为流传,或临诊概括,或理论升华,或摄生指南,或医德箴言,皆为中医学宝库之珍。名言的内涵丰富,是中医思维的高度概括,涵盖理论精华、辨证关键、治法选择、用药宜忌和前人教训等,具有较高的学术价值,是中医学宝库中的一份不可多得的遗产。

在漫长的历史长河中,无数医家研究脾胃病学说,探求其病因病机、治则治法,并留下了许多名言。这些收载于浩瀚医书中的名言,是历代医家总结脾胃病诊治经验、充实发展脾胃病理论的精华,是对脾胃病学说在理论上的升华与概括,具有言简意赅的特点。学习与记诵这些名言对于开拓思路、启迪灵感大有裨益,而消化及掌握这些名言能使医者在临证之时,辨证处方左右逢源、得心应手,进而获得更好的疗效,这也是许多名言至今依然经久不衰、仍为广大医者所传颂的原因所在。

本部分依照历史发展轨迹,遵循对临证有益的主旨,结合前人的分类编目方法,兼收并蓄,择其优点进行萃取,将所搜集的各类名言220余条,经过繁简修合、纲目条贯的整理,分为生理机制、病因病机、治则治法和药物方剂4节,其中病因病机又分为基本病因病机和各类病证的病因病机,以便查阅。

第一节　生 理 机 制

1. 中央黄色,入通于脾,开窍于口,藏精于脾。

出自《素问·金匮真言论》。本条采用取象比类方法,阐明脾的生理特性。脾属土,居中央,黄色入脾,故病位中焦者多属脾胃疾病。黄色人种的面色是红黄隐隐、明润含蓄,而黄色是人体脾脏本色之外露,若其人面黄、肤黄过于常人,则多为脾虚、湿证,方选参苓白术散。脾开窍于口,治疗口周的疾病可从脾着手,如脾胃伏火所致口疮,方选泻黄散。人的食欲、口味与脾气的运化功能密切相关,脾旺则食欲佳,口味正常,能辨别五味;脾弱则食欲差,口味异常,口不能准确辨别五味,如口淡、口腻等,方选香砂六君子汤。

2. (肝)开窍于目。

出自《素问·金匮真言论》。肝藏血,肝之经脉上通于目系,目得肝血方能

视物。肝经有火则目赤,肝经湿热则目黄,方选龙胆泻肝汤;肝阴不足则目涩,
方选一贯煎、杞菊地黄丸等;肝血亏虚则夜盲,方选补肝汤。

3. 六经为川,肠胃为海。

出自《素问·阴阳应象大论》。《说文解字》曰:"川,贯穿通流水也。""海,
天池也,以纳百川者。"《管子·度地》曰:"水之出于他水,沟流于大水及海者,
命曰川水。"《黄帝内经太素·阴阳》曰:"六经为川,三阴三阳六经之脉,流诸
血气以注肠胃,故为川也。平按:川袁刻作水,注同。肠胃为海,夫海者,一则
众川归之,二则利泽万物。肠胃为彼六经所归,又滋百节,故为海也。"六经
之川为病,可引病至肠胃之海,如《伤寒论》所载"阳明居中,主土也,万物所
归,无所复传",可采用下法,方选承气汤类。若六经川水不足,可健脾胃以滋
生化之源,方选四君子汤。

4. 脾胃者,仓廪之官,五味出焉。

出自《素问·灵兰秘典论》。饮食物的受纳和腐熟依赖于胃之受纳、腐熟和
脾之运化,脾胃是水谷储藏之处,故命之曰仓廪之官。水谷精微经过脾主升清
等作用,而化生气血津液以濡养五脏六腑。脾乃后天之本,脾健则气血化生有
源,内养五脏六腑,外养四肢百骸。

5. 大肠者,传道之官,变化出焉。

出自《素问·灵兰秘典论》。变化,指糟粕经过燥化作用变成粪便。传化糟
粕为大肠的主要生理功能。大肠位居腹中,上接小肠,下连肛门,为管腔性器
官。大肠主传化糟粕,指大肠接受经过小肠泌别清浊后之浊者,即食物残渣和
部分水液,经过燥化成为粪便,然后将其传导至末端,经肛门排出体外。大肠
主津,升清降浊主要为燥化作用,指大肠接受食物残渣和部分水液,吸收津液,
形成粪便,所吸收津液之浊者则进一步化为尿液。

6. 小肠者,受盛之官,化物出焉。

出自《素问·灵兰秘典论》。受盛化物为小肠的主要生理功能。小肠位居
腹中,上接胃之幽门,下连大肠。受盛,指小肠接受胃受纳腐熟后下传的食糜
而盛纳之,然后进一步消化和吸收。化物,指脾气对食糜进一步消化,化为精
微和糟粕。小肠主泌别清浊,指食糜经过小肠的进一步充分消化,清者为水谷
精微和津液,经小肠吸收,通过脾气升动转运而输布全身;浊者为食物残渣和
部分水液,经过胃和小肠之气传送至大肠。小肠主液,所吸收的津液与谷精合
为水谷之精。

7. 胃者,水谷之海,六腑之大源也。

出自《素问·五脏别论》。胃接受容纳水谷,为水谷之海。水谷入胃是胃腐
熟水谷的基础。水谷经过胃受纳腐熟后形成水谷精微,再进一步化生为气血
津液等营养物质以濡养五脏六腑。胃主通降,以降为和。若胃受纳失职则出

现纳呆、厌食、胃脘胀闷等,方选香砂六君子汤;胃腐熟无能,食滞胃脘则胃脘疼痛、嗳腐食臭,方选枳实导滞丸;受纳腐熟功能亢进则消谷善饥、胃中嘈杂,方选左金丸。

8. 魄门亦为五脏使,水谷不得久藏。

出自《素问·五脏别论》。魄门,即肛门。肛门的主要功能是传送糟粕。魄通粕,故名魄门。肛门功能的正常发挥,取决于五脏的功能。魄门的启闭须依赖心神之主宰、肝之疏泄、脾胃之升降、肺气之宣降、肾气之固摄等功能的协调统一,方不失其常度,故曰其为"五脏使"。腑"受五脏浊气"并适时传泻而出,才能保持五脏清静。"水谷不得久藏"言简意赅地阐发了水谷"藏"与"泻"协调统一的生理状态。水谷在体内既不能不藏,又不可藏之太久。不藏则精微不能充分吸收,久藏则浊气可壅塞六腑,扰乱五脏,影响人体的正常生理。正因为魄门功能的正常又能协调内脏的升降之机,故其功能常能反映内在脏腑的状况,临床可通过询问大便情况来了解五脏之病情。

9. 脾脉者土也,孤脏以灌四傍者也。

出自《素问·玉机真脏论》。原文为"帝曰:四时之序,逆从之变异也,然脾脉独何主? 岐伯曰:脾脉者土也,孤脏以灌四傍者也"。脾属中央,为土脏,在四时之中,每一季有18天的寄旺之日,所以不单独主一时,名曰孤脏。脾胃合而为仓廪之关,胃所分化的水谷精气,必须由脾运化,向外营养四肢百骸,向内营养脏腑经络,所以说脾能灌溉四旁,提示脾在人体中的作用为运化输布精微,以濡养周身。

10. 饮入于胃,游溢精气,上输于脾。脾气散精,上归于肺,通调水道,下输膀胱。水精四布,五经并行。

出自《素问·经脉别论》。饮入于胃后,散布其精气,上输于脾脏,通过脾气布散水精的作用,再向上输送到肺,经过肺气宣降和通调水道的作用,再把水液中浊者下输于膀胱,清者四布周身,并输布流行于五脏及其经脉。"上输于脾。脾气散精,上归于肺"的生理,是后世"培土生金"法以及化痰治脾的理论基础。

11. 食气入胃,散精于肝,淫气于筋。

出自《素问·经脉别论》。淫气,此为滋润之意。五谷入胃以后,经过胃的消化,将分化的精气输送至脾,其中精微之气散之于肝。肝主筋,再由肝将此精微之气滋养于筋。

12. 甘入脾。

出自《素问·宣明五气》。甘能补、能和、能缓,故健脾多用甘味药。如白术,甘、苦、温,归脾、胃经;功效健脾益气,燥湿利尿,止汗,安胎;用于脾气虚证,气虚自汗,脾虚胎动不安。故白术被誉为"健脾第一要药"。

13. 脾恶湿。

出自《素问·宣明五气》。本条表明脾喜燥恶湿的生理特性。脾气健旺,运化水饮正常,水精四布,自然无痰饮水湿的停聚。脾性喜燥而恶湿,若外感湿邪,而湿为阴邪,易伤阳气,故常易困脾,损伤脾阳,致使脾运化失职而湿浊内生。临证多用芳香化湿药如苍术、厚朴等以化湿运脾,因其辛温燥湿,能疏畅气机宣化湿浊,健脾醒胃。

14. 阳明者,十二经脉之长也,其血气盛。

出自《素问·热论》。阳明为胃,胃乃水谷之海、五脏六腑之大源,饮食水谷由此受纳、腐熟,精微由此吸收转输至全身各处,故其经脉中气血精微充盛,供养人身,为十二经脉之长。因此,阳明胃气及经脉充盛与否,关系到人体的生命活动及其存亡。在病理传变中,如若伤及胃气,病情较重;如若胃气尚存,尚有生存之机;如若胃气已竭,则危在旦夕。故临证中,不仅需要重视诊察胃气的盛衰,而且要把保胃气作为重要原则。

15. 脾主身之肌肉。

出自《素问·痿论》。全身肌肉都有赖于脾胃运化的水谷精微和津液的濡润滋养方能强壮有力,收缩运动正常,活动自如。若脾失健运,则肌肉失于充养,萎缩不荣无力,无法发挥正常收缩功能;若"脾气热,则胃干而渴,肌肉不仁,发为肉痿"。《素问·生气通天论》曰:"湿热不攘,大筋缳短,小筋弛长,缳短为拘,弛长为痿。"故肉痿大抵以补虚、清解为治法,方选参苓白术散、二妙散等。

16. 脾主为胃行其津液者也。

出自《素问·厥论》。饮食物入胃,胃气下降,经过胃的受纳腐熟和脾的运化作用后,形成水谷精微和津液,需通过脾的升清作用,即脾气升动转输,将胃肠吸收的水谷精微和津液上输于心、肺等脏,再通过心、肺的作用化生气血,以濡养全身。胃为"太仓",起到暂时储藏食物的作用,而经过脾胃共同作用所形成的精微物质和津液,最终需通过脾气转输至全身。脾主运化占主导地位,故曰脾主为胃行其津液。

17. 脾为之使,胃为之市。

出自《素问·刺禁论》。原文为"脏有要害,不可不察。肝生于左,肺藏于右,心部于表……脾为之使,胃为之市"。脾的作用是为胃输布水谷精气,是胃的外使;胃为水谷之海,人食水谷以后,均先集中于胃,所以好像市集一样。本条说明了脾胃的不同功能,但也说明了脾胃之间存在着紧密联系,是一个不可分割的功能整体。

18. 脾气通于口,脾和则口能知五谷矣。

出自《灵枢·脉度》。五谷,指麦、黍、稷、稻、菽 5 种谷物,这里泛指各种食物。口是进食的器官,是消化道的起始部,所以作为运化水谷的脾开窍于口。足太阴脾经连舌本,散舌下,故脾气和调,运化功能正常,则津液上承于口,分泌涎沫以助消化,则食欲旺盛,口味正常。若脾失健运,就可能出现口淡乏味,或口甜、口腻等口味异常的感觉。因此,根据脾的运化功能与口味之间的关系,临证往往通过询问口味的正常与否,以了解脾胃的生理功能和病理变化。

19. 中焦受气取汁,变化而赤,是谓血。

出自《灵枢·决气》。中焦,即脾胃。受气取汁,是指脾胃接受水谷,经腐熟、消化,摄取其中的精微物质。变化而赤,即把摄取的水谷精微转化为红色的液态物质。因此,经脾胃化生的水谷精微是化生血液的最基本物质,且后世归纳为"脾胃为气血生化之源"。若脾胃功能虚弱而气血生化乏源,方选四君子汤、归脾汤等。

20. 四时皆以胃气为本。

出自《难经·十五难》。《素问·平人气象论》曰:"平人之常气禀于胃。"五脏四时之脉"皆以胃气为本"。《难经·十五难》曰:"四时皆以胃气为本,是谓四时之变病,死生之要会也。"高士宗曰:"盖五脏之气生于胃,而胃腑之气生于水谷也。"谷入于胃,则五脏六腑皆以受气。若五脏无胃气,是生机已绝,绝则死矣;五脏有胃气,则和平而身安。

21. (脾)主裹血,温五脏。

出自《难经·四十二难》。脾主统血,是指脾气具有统摄、控制血液在脉中正常运行而不逸出脉外的功能,故能温润五脏。脾气是一身之气分布到脾的部分,一身之气充足,脾气必然充盛;而脾气健运,一身之气自然充足。若脾虚则不能摄血,"血症有脾虚者,当补脾以统其血"(《证治汇补·血症》),即采用健脾益气摄血法,方选归脾汤。

22. 胃者,人之根本也,胃气壮则五脏六腑皆壮。足阳明是其经也。

出自东汉华佗《中藏经·论胃虚实寒热生死逆顺脉证之法》。水谷皆入胃,胃主受纳腐熟水谷,脾主运化水谷,形成水谷精微,进而化生气血津液以温润五脏六腑,维持机体的生命活动,故曰"胃者,人之根本也"。胃气盛则气血化生有源,五脏六腑得以润养;胃气衰则气血津液匮乏,五脏六腑失于润养。因此,临证应重视护胃。胃属足阳明经,大凡胃病皆可从足阳明经运用针灸治疗。

23. 人受天地之中以生,莫不以胃为主。

出自南宋严用和《济生方·呕吐翻胃噎膈门》。人禀受天地阴阳交合之气而成,且以胃气为主,因为胃主受纳腐熟水谷,脾主运化水谷精微,化生气血,充养四肢关节肌肉。本条体现了严用和重视后天脾胃的思想。

24. 胃属土,土为万物之母,故胃为一身之本。

出自金代刘完素《素问玄机原病式·六气为病》。刘完素十分重视脾胃,认为脾胃属土,饮食入胃后,通过胃的消磨腐熟,脾的吸收运化,发挥营养五脏六腑、四肢百骸、五官九窍、固护根本的作用,所以成为万物之母,一身之本。

25. 元气之充足,皆由脾胃之气无所伤,而后能滋养元气。

出自金代李杲《脾胃论·脾胃虚实传变论》。李杲认为,人身周身之气均靠胃气之滋养,赖胃气以化生;元气禀受于先天,但需后天脾胃之气不断滋养。故只有脾胃功能强健,元气才得以充足。

26. 命门为精血之海,脾胃为水谷之海,均为五脏六腑之本。

出自明代张介宾《景岳全书·传忠录下·命门余义》。海,泛指汇聚之处。"命门为精血之海"源出于《难经·三十九难》,"命门者,谓精神之所舍也;男子以藏精,女子以系胞",指出了命门为藏精蕴血之处,实与肾藏精之意不谋而合。胃主受纳,脾主运化,一纳一运,共同完成对饮食水谷的消化吸收,故为水谷之海。人体脏腑组织的营养,有赖于脾胃运化的水谷精微和肾所藏之精气。基于肾(命门)为先天之本,脾胃为后天之本,故称命门与脾胃均为五脏六腑之本。

27. 五脏中皆有脾气,而脾胃中亦皆有五脏之气,此其互为相使。

出自明代张介宾《景岳全书·杂证谟·脾胃》。脾为中宫之土,土为万物之母。脾胃为后天之本,"谷入于胃,依仗脾胃的消化吸收,洒陈于六腑而气至,和调于五脏而血生",使心肺肝肾能进行正常功能活动,故曰"五脏中皆有脾气"。心肺肝肾的正常功能活动亦影响津液的生成及水谷精微的化生,影响脾胃功能,故称"脾胃中亦皆有五脏之气"。脾胃与余四脏相互影响,互为相使。

28. 先天之本在肾……后天之本在脾。

出自明代李中梓《医宗必读·肾为先天本脾为后天本论》。肾所藏"先天之精",禀受于父母,与生俱来,是生育繁殖、构成胚胎发育的原始物质,是人体生命的基础。后天之本指供养人体生命活动的气、血、精、津液等,即人出生后的生长发育和维持生命活动所需的基本物质。脾之功能健壮,则气血生化有源,五脏六腑、四肢百骸及皮毛、筋肉等组织器官得以充养,人的生长发育功能旺盛。

29. 太阴湿土,得阳始运;阳明阳土,得阴自安。

出自清代叶桂《临证指南医案·脾胃》。叶桂用其阐述脾胃的生理特性。脾属太阴,为湿土主气,需得刚燥方能健运而不为湿浊所困。李杲所用补中益气、调中益气、升阳益胃诸汤,即"用人参、黄芪以补中,白术、苍术以温燥,升麻、柴胡升下陷之清阳,陈皮、木香理中宫之气滞","以太阴恶湿,而病患胃阳衰者居多"。胃属阳明,本气为燥金主气,需得柔润方能和降而不亢逆为害,故叶桂创立了养胃阴一法。华岫云在《临证指南医案·脾胃》按语中曰："非用辛开苦降,亦非苦寒下夺,以损胃气,不过甘平或甘凉濡润以养胃阴,则津液来复,使之通降而已矣。"

30. 脾宜升则健,胃宜降则和。

出自清代叶桂《临证指南医案·便闭》。脾主升清,运化水谷,化生气血,喜燥而恶湿。若脾气不升,或气虚阳弱,或湿浊蒙弊,则清阳不升,运化无以施展,气血无以生化,胃气亦不能顺降,枢机迟钝,一身气机亦受其累。脾病的治疗当以升为要,升发清阳,则脾气方能健运,以运化水谷,敷布精微。故叶桂在李杲升阳益气法的基础上,提出脾宜升则健。

胃主降浊,腐熟水谷,输布于脾,将糟粕下传于肠腑。若胃气失降,则饮食无以腐熟,内结于胃腑,或化燥成实,或化浊上逆,使脾胃升降失司。胃病的治疗当以降为主,使浊阴下行,则胃方能受纳腐熟水谷,胃气自然不会失和而上逆。故叶桂在仲景急下存阴法的基础上,提出胃宜降则和。

31. 脾脏宜补则健,胃腑宜疏自清。

出自清代叶桂《临证指南医案·泄泻》。叶桂曰："湿胜多成五泻,欲使湿去,必利小便。然渗利太过……又当虑及下焦。"故对于湿热泄泻,应采用消补兼施之法,即健脾胃以扶正气,疏胃腑以祛湿热。扶正气方选资生丸,祛湿热方选平胃散、二陈汤合左金丸等。

32. 肾阳自下涵蒸,脾阳始得运变。

出自清代叶桂《临证指南医案·泄泻》。肾阳充足,蒸腾上温脾土,脾阳方能发挥运化水谷的生理功能。若肾阳不足,则火不暖土,脾阳不能健运,水谷失化,水反为湿、谷反为滞,水湿下趋肠道,发为泄泻,方选四神丸。

33. 卫外之阳,内应乎胃。

出自清代叶桂《临证指南医案·不食》。卫阳与胃气表里相应,是因为生理上卫阳之气来源于中焦水谷所化生的水谷精微。如《灵枢·营卫生会》曰："人受气于谷,谷入于胃,以传与肺,五脏六腑,皆以受气,其清者为营,浊者为卫。"若卫阳外耗,则会扰动胃气,导致胃气失和而发为不纳不饥之症。太阳卫表不固,风邪自外乘袭,卫气与之相争而逆乱,扰动胃气,亦可发为"干呕"。如《伤寒论》12条:"太阳中风,阳浮而阴弱,阳浮者热自发,阴弱者汗自出。啬啬恶寒,淅淅恶风,翕翕发热,鼻鸣干呕者,桂枝汤主之。"

34. 脏宜藏,腑宜通。

出自清代叶桂《临证指南医案·脾胃》。本条出自华岫云评语:"盖胃属戊土,脾属己土,戊阳己阴,阴阳之性有别也。脏宜藏,腑宜通,脏腑之体用各殊也。"此处之"脏"指脾,"腑"指胃。"脏宜藏"者,脾属脏,藏精气而不泄,其体阴而用阳,故在治法上当以固护内藏之精气为根本而不能妄耗气血。"腑宜通"者,胃属腑,传化物而不藏,体阳而用阴,在治法上当以通降和顺为本,而不应过用呆滞而碍其顺降受纳。故谓"脏腑之体用各殊"。

第二节　病因病机

一、基本病因病机

1. 味过于酸,肝气以津,脾气乃绝。

出自《素问·生气通天论》。肝与脾的生理联系,主要表现在疏泄与运化的相互作用、藏血与统血的相互协调方面。肝主疏泄,脾主运化;肝主藏血,脾主生血统血。五行学说认为,肝属木,脾属土,木克土,故肝与脾属于相克关系,肝克脾。酸味入肝,能收、能涩。味过于酸,则肝气疏泄升发太过,导致木亢乘土,损伤脾气,致脾失健运。治法为抑木扶土,方选柴胡疏肝散、逍遥散等。

2. 味过于苦,脾气不濡,胃气乃厚。

出自《素问·生气通天论》。濡,濡养滋润;厚,壅滞不行。五行学说认为,心属火,脾属土,火生土,故心与脾属于相生关系,心生脾,心为脾之母,脾为心之子。苦味入心,苦能泄、能燥、能坚。味过于苦,则心火过旺,过于燥化伤及脾阴,使脾失于濡润,脾气不升,运化失职,气机不畅,导致胃气不降,脾胃升降失和,脏腑气机升降不调。

3. 高粱之变,足生大丁。

出自《素问·生气通天论》。高,通膏,即膏脂类食物。粱,通粱,指精米细面。足,足以、能够。丁,通疔,泛指痈、疽、疔、疖等外科病。饮食不节,恣食肥甘厚味之品,可使脾胃功能失调,湿热火毒内生,肠胃生湿生热,气血不和,致湿热瘀血壅结肠道,发生肠痈等病证,如溃疡性结肠炎。因此,饮食与疾病的发生有着密切的关系。

4. 中央为土,病在脾,俞在脊。

出自《素问·金匮真言论》。原文为"东风生于春,病在肝,俞在颈项;南风生于夏,病在心,俞在胸胁……中央为土,病在脾,俞在脊"。俞,同输,当转输讲,也当经穴讲。中央属土,为脾所主,若脾气不足,它的俞部就先受伤,而脾之俞在脊,所以病发于脊。虽然是五脏的俞部先受病,但进一步就是脏病。

5. 清气在下,则生飧泄;浊气在上,则生膜胀。

出自《素问·阴阳应象大论》。飧泄,指大便中有不消化食物,又叫完谷不化。清气属阳,阳主升,如清阳不升而反趋于下,胃肠功能失调,不能泌清别浊,水谷不化,精微混杂而下,则见完谷不化之飧泄。治疗当健运脾气,使脾气上升,则大便自调,临证常选柴胡、防风、升麻等药以升清止泻。

浊气,其性属阴,以降为顺,若浊阴之气不降而壅滞于上,阻碍气机,则见胸腹胀满之症。治疗当通降胃气,使浊气下行,气机通利,则饮食进,满闷除,临证常选厚朴、枳壳、槟榔、木香、莱菔子等以增行气消胀之力。

6. 思伤脾。

出自《素问·阴阳应象大论》。"思伤脾"属于七情内伤之一。七情内伤一方面会直接伤及内脏,如脾在志为思,过度思虑则伤脾;另一方面会影响脏腑气机,如思则气结,过度思虑,导致心脾气机郁滞、运化失职的病机变化。临证可见心悸、失眠、多梦、精神萎靡及倦怠乏力、食少、腹胀、便溏等症状,或发情志病,影响病情变化。方选归脾汤。

7. 饮食劳倦则伤脾。

出自《难经·四十九难》。脾,泛指脾胃运化功能。饮食,指饮食失常,包括饥饱失常、饮食不洁和饮食偏嗜等。劳倦,指劳力和劳神过度。胃主受纳主降,脾主运化主升,二者在生理上相辅相成,在病理上相互影响。摄食过量超过脾胃承受能力,可使水谷不化,食滞于中。摄食不足则生化乏源,脾胃失于充养。饮食不洁,邪气内伤于脾胃。多食生冷寒凉,损及脾胃阳气。偏食辛温燥热,可使脾胃积热。脾主肌肉,劳则耗气,气伤则脾伤。思虑过度,劳神,亦能损伤脾胃之气。临证可见纳呆、腹胀、便溏等症,可选保和丸、参苓白术散等。

8. 唇虽痿黄,语声啭啭者,可治。

出自东汉华佗《中藏经·论脾脏虚实寒热生死逆顺脉证之法》。啭,指鸟婉转地鸣叫,借此形容语声婉转。本条描述脾病者生候的症状之一。口唇虽萎黄,为脾脏本色外露,但其语声婉转,正气犹在,可治。脾病生候还可见:"脾病,其色黄,饮食不消,心腹胀满,身体重,肢节痛,大便硬,小便不利,其脉微缓而长者,可治","反微涩而短者,肺来乘脾,不治而自愈;反沉而滑者,肾来从脾,亦为不妨;反浮而洪,心来生脾,不为疾耳"等。

9. 脾病,面黄目赤者可治,青黑色入口则半岁死。色如枳实者,一(一作半)月死。

出自东汉华佗《中藏经·论脾脏虚实寒热生死逆顺脉证之法》。本条描述脾病生候、死候的症状之一。脾病者面黄目赤为生候,口唇青黑色则半年死。若色如枳实一样黑黄不泽,则一月(一作半月)死。脾病死候还可见:"脾病,面黄,体重,失便,目直视,唇反张,手足爪甲青,四肢逆,吐食,百节疼痛不能举,其脉当浮大而缓。今反弦急,其色当黄而反青,此十死不治也","脾病则舌强语涩,转筋卵缩,牵阴股,引髀痛,身重,不思食,鼓胀,变则水泄不能卧者,死不治也"等。

10. 浮而短涩者,实也;浮而微滑者,亦实也。

出自东汉华佗《中藏经·论胃虚实寒热生死逆顺脉证》。从脉象来辨别胃病虚实,脉象浮而短涩者为实证,浮而微滑者亦为实证。亦可根据下述表现来区分,"实则中胀便难,肢节疼痛,不下食,呕吐不已","虚则肠鸣胀满,引水滑泄","虚极则四肢肿满,胸中短气,谷不化,中消也","胃不足则多饥不消食","右关上脉浮而大者,虚也"。

11. 浮而迟者,寒也;浮而数者,热也。

出自东汉华佗《中藏经·论胃虚实寒热生死逆顺脉证之法》。从脉象来辨别胃病寒热,浮而迟者为寒证,浮而数者为热证。胃寒则"腹中痛,不能食冷物"。胃热则"面赤如醉人,四肢不收持,不得安卧,语狂、目乱、便硬者是也","唇黑,热甚则登高而歌,弃衣而走,癫狂不定,汗出额上,鼽衄不止"。

12. 脾胃虚衰,四肢不举,诸邪遂生。

出自北宋钱乙《小儿药证直诀·腹中有癖》。脾胃乃后天之本,气血生化之源。胃主受纳,腐熟水谷;脾主运化,输布精微。脾胃对于气血的生成,维持人体生命活动所需营养以及人体抵御外敌的能力起着重要作用。对于小儿而言,脾胃容易受到损伤,不论内外诸邪均可导致脾胃受损,使气血津液不得生,四肢肌肉不得濡养,故而痿弱。

13. 人之脏腑,皆因触冒以成疾病,惟脾胃最易受触。

出自南宋严用和《济生方·癥瘕积聚门》。人体脏腑都会因为感受邪气而患病,但是脾胃是最容易感受外邪而患病的脏腑,体现了临证要重视脾胃的思想。

14. 脾本湿,虚则燥。

出自金代刘完素《三消论》。刘完素认为,脾脏本气为湿,脾本气虚则生燥。正如土地中水分,如过多就会洪涝,过少则会干旱。方选玉液汤。

15. 胃为水谷之海,不可虚怯,虚怯则百邪皆入矣。

出自金代张从正《儒门事亲·杂记九门》。胃,泛指脾胃。脾胃为气血生化之源,一旦脾胃不足,正气无以抗邪,邪气侵入导致诸病纷起。

16. 脾胃之证,始得则热中。

出自金代李杲《脾胃论·饮食劳倦所伤始为热中论》。"热中"临证表现为"气高而喘,身热而烦,其脉洪大而头痛,或渴不止,其皮肤不任风寒而生寒热",治疗"惟当以辛甘温之剂,补其中而升其阳,甘寒以泻其火则愈矣",方选补中益气汤。

17. 脾胃之气既伤,而元气亦不能充,而诸病之所由生也。

出自金代李杲《脾胃论·脾胃虚实传变论》。李杲认为,诸多疾病,多因饮食不节、劳倦损伤脾胃,导致元气不足,因而不能滋养周身引起。

18. 内伤脾胃,乃伤其气。

出自金代李杲《内外伤辨惑论·饮食劳倦论》。李杲认为,脾胃为元气生化之源,若饮食失节,劳役过度、七情所伤等因素相互影响,则会造成脾胃虚损。

脾胃内伤则脾胃之气不足,元气受病。李杲据此阐发内伤热中证,认为"伤内为不足,不足者补之",当以甘温除大热,方选补中益气汤。

19. 脾胃一伤,五乱互作。

出自金代李杲《脾胃论·脾胃虚实传变论》。"五乱"见于《灵枢·五乱》,是指"气乱于心,则烦心密嘿,俯首静伏;乱于肺,则俯仰喘喝,接手以呼;乱于肠胃,则为霍乱;乱于臂胫,则为四厥;乱于头,则为厥逆,头重眩仆"。本条体现了李杲阴火论的思想,源于《素问·调经论》所载"阴虚生内热奈何……有所劳倦,形气衰少,谷气不盛,上焦不行,下脘不通。胃气热,热气熏胸中,故内热"。

饮食劳倦,内伤脾胃,中气不足,清气下陷,谷气不得升浮,则心肺无所养,心肺无所禀受,则荣卫不足,不能卫护其外,形成"谷气不盛,上焦不行"。又由于脾胃不足,中气下陷,而乘于肾,肾间受脾胃下流之湿气,闭塞其下,气化不行,便是"下脘不通"。下焦阴火逆而上冲,中焦脾胃又首当其冲,以致发生"阴火"的种种见症,"胃气热,热气熏胸中,故内热",症见"其始病遍身壮热,头痛目眩,肢体沉重,四肢不收,怠惰嗜卧"。

20. 诸病吐哕皆属于中,诸病下痢皆属于脾,诸病肿满皆属于湿。

出自元代王好古《医垒元戎·活人举华佗喘说》。哕,古同"哕",干呕。王好古认为,呕吐、下痢、肿满之症皆与中焦脾胃有着密不可分的关系。呕吐分虚实,然其总的病机为中焦气机不利、胃气上逆。下痢多因感受外邪,或饮食所伤,或情志失调,或脾胃虚弱,或脾肾阳虚等,但主脏在脾。肿满因脾不运化水湿,导致水湿泛溢肌肤,或外湿侵淫所胜而伤脾土,故亦与中焦脾胃有关。

21. 上行为逆,其治难;下行为顺,其治易。

出自元代朱震亨《丹溪心法·吐血》。朱震亨指出了血证的预后观察。上行血证,如咳血,或吐血,或呕血,为逆,预后不佳。血证下行,变为恶痢,为顺,预后可。

22. 脾胃一虚,肺气先绝。

出自明代孙一奎《医旨绪余·痿论》。脾胃为后天之本、气血生化之源。脾化生之气血津液循常道上输于肺,再由肺注心脉,送至全身,以营养五脏六腑、四肢百骸及皮毛肌肉各个组织器官。如脾胃一虚,水谷化源渐趋穷尽,不能上升精气归于肺、输布百脉、充实肌肤,不能生肺金,故肺气绝,则肺主一身之气功能衰败,表现为气短而喘逆,语言无力,精神疲困,形体消瘦,四肢痿弱无用等,此乃"水谷绝则形与气俱绝"的征象。病之本在脾,病之标在肺。脾胃属土,肺属金,土能生金,是为母子关系。母脏不健,母病及子,治当虚则补其母,培土生金,方选参苓白术散。

23. 凡欲察病者,必须先察胃气;凡欲治病者,必须常顾胃气。

出自明代张介宾《景岳全书·杂证谟·脾胃》。胃气,指脾胃的生理功能。本条强调胃气的重要性。五脏六腑皆禀气于胃,人赖胃气生。保胃气的原则是脾胃本脏有疾病时及时治疗,治疗他脏之疾时需要时刻顾护脾胃。

24.胃气一败,百药难施。

出自明代李中梓《医宗必读·肾为先天本脾为后天本论》。胃气,一是指胃的生理功能,包括受纳腐熟、消化吸收及排泄过程;二是泛指人体的精气,包括营气、卫气、阳气、谷气、精气等物质及功能;三是指脾胃功能在脉上的反映,即冲和调畅的脉象。胃气能使水谷化为精微,以化生气血津液,供养五脏六腑、四肢百骸。胃气衰败者,药食皆不得进,机体得不到气血的供养,疾病得不到有效的治疗,所谓"有胃气则生,无胃气则死"。

25.太阴不运,阳明愈钝。

出自清代叶桂《临证指南医案·肿胀》。叶桂认为,脾气不行,太阴湿土不运,会导致阳明壅滞,不能通降,发为痞胀之症。《素问·太阴阳明论》曰:"脾与胃以膜相连耳,而能为之行其津液何也?"若太阴不运,则脾失健运,不能为胃行其津液,胃中浊气不行,水谷不化,气血不生,胃气壅滞而呆钝,故曰"太阴不运,阳明愈钝",治以健脾运化为本。

二、水饮痰湿瘀血病因病机

1.诸湿肿满,皆属于脾。

出自《素问·至真要大论》。凡是湿邪引起的水肿胀满,均属于脾。脾旺于长夏或四时,脾主湿。外感湿邪或内生湿浊,则湿气偏盛。湿性黏滞,易阻气机,湿溢皮肤发为水肿,湿留胃脘发为胀满,治疗均以脾为本,方选藿香正气散、平胃散等。

2.中气不足,溲便为之变。

出自《灵枢·口问》。中气指中焦脾胃之气。脾胃位于中焦,为人体升降的枢纽。脾胃之气充足,则脾能升清,胃能降浊,二者密切配合,升清降浊,二便自调;脾胃气虚,则运化失司,二便失常。如脾失健运,水谷不化,混杂而下则为泄泻,水湿不运则见小便不利,甚则癃闭。中气不足,运送无力则可见便秘;统摄无权,则小便频数,甚则失禁。故治疗二便失常的病变,不能局限于固涩或通利之法,而应追溯其致病原因。

3.血不利则为水。

出自东汉张仲景《金匮要略·水气病脉证并治》。"血不利则为水"是指各种原因导致的血瘀造成了气机的阻滞,气机不利影响了津液运行,津液运行失常从而致使体内水液潴留。"血不利则为水"高度归纳了水肿与血瘀之间的相互关系,表明了津液代谢与血液运行之间的内在联系。如臌胀为病,最主要的原因是肝、脾、肾功能失调致使气滞、血瘀、水停腹中,血瘀阻滞加之气机失调使水湿更盛。"血不利则为水"的病理机制一直贯穿于臌胀的病变过程。

4. 湿生长夏,病入脾胃。

出自东汉张仲景《伤寒杂病论·平脉法》(桂林古本)。长夏季节,气候炎热,雨水较多,天气下迫,地气上腾,湿为热蒸,酝酿生化,万物华实,合于土生万物之象。脾主运化,为精血津液生化之源,为后天之本,充养五脏六腑,体现"土爰稼穑"之意,故脾与长夏同气相求而相应,亦与自然界湿气相通。脾性喜燥而恶湿。长夏多生湿邪,且湿为阴邪,易伤脾胃阳气,湿性黏滞,易阻气机,或脾内生湿浊,均可导致脾运失常,脾胃升降气机不畅。

5. 五脏湿属脾胃。

出自金代张从正《儒门事亲·〈内经〉湿变五泄》。张从正认为,胃泄、脾泄、大肠泄、小肠泄、大瘕泄等五泄皆因湿所致,其中胃泄风湿,脾泄暑湿,大肠泄燥湿,小肠泄热湿,大瘕泄寒湿,均与脾胃相关。

6. 痰之化无不在脾,而痰之本无不在肾。

出自明代张介宾《景岳全书·杂证谟·痰饮》。五脏六腑之病虽都能生痰,而痰的产生和治理主要在于脾肾二脏。"脾主湿,湿动则为痰。"脾主运化水液,当脾气虚弱,失于健运,水湿不行,停聚中焦,湿邪妄动则为痰,故脾又称生痰之源。欲化其痰,必须健脾益气以运化痰湿,故有痰饮"其制在脾"之说。"肾主水,水泛亦为痰。"肾靠肾阳的蒸腾气化作用来调节水液代谢,如肾虚气化不行,则水液停留,殃及全身,泛滥亦成痰饮。其治必当温肾益气,以促其气化功能,故又有痰饮"其本在肾"之说。

7. 先胀于内而后肿于外者为实,先肿于外而后胀于里者为虚。

出自明代李中梓《医宗必读·水肿胀满》。先胀于内而后肿于外者,如臌胀之初期,多为气滞湿阻,证属本虚标实,治当理气除湿为先。先肿于外而后肿胀于里者,多指肿满重症,此为肝脾肾三脏俱病,发生气滞、水停、血瘀,已属不治、难治之证。

8. 初病在经,久痛入络。

出自清代叶桂《临证指南医案·胃脘痛》。"经主气,络主血。"张介宾《景岳全书·杂证谟·心腹痛》认为:"无形者痛在气分,凡气病而为胀为痛者,必或胀或止而痛无常处,气聚则痛而见形,气散则平而无迹……有形者痛在血分,或为食积。凡血癥食积而为胀痛者,必痛有常所而胀无休息,不往不来,不离其处者,是有形之痛也。然或食或血,察得所因,乃可攻而去之。"叶桂主张采用辛香、辛柔之品组方以理气和血,常用川楝子、香附、陈皮、木香、紫苏、杏仁、桔梗、延胡索、桃仁、郁金、蒲黄、茺蔚子、当归等。

9. (湿之入中焦)伤脾胃之阳者十常八九,伤脾胃之阴者十居一二。

出自清代吴瑭《温病条辨·中焦篇》。湿为阴邪,其性重着黏滞,重易困遏清阳,故谓"伤脾胃之阳者十常八九";然湿困日久,或津液不布,机体失于濡润,或化燥伤津,都会使得阴气受伤,这些情况并不常见,故谓"伤脾胃之阴者十居一二"。治疗当顾护脾阳,温运脾阳以化湿邪,方选三仁汤。

10. 太阳不开,则阳明不阖,开太阳正所以守阳明也。

出自清代吴瑭《温病条辨·中焦篇》。太阳,在此指膀胱及前阴;阳明,在此指肠腑及后阴。"太阳不开,则阳明不阖",意为膀胱气化不行、小便不利,水湿不能从前阴而出,则渗入肠腑,使得肠腑传导失职、阳明失阖,发为下利。"开太阳正所以守阳明",指通利膀胱之水湿,复其气化之功能,则水湿不渗入肠腑,阳明腑气自能内阖。

11. 泻肚日久,百方不效,是总提瘀血过多。

出自清代王清任《医林改错·膈下逐瘀汤所治之症目》。《证治汇补·痢疾·瘀血痢》曰:"恶血不行,凝滞于内,侵入肠间,而成痢疾。"故泻痢日久,责之瘀血。《素问病机气宜保命集》谓:"下血调气。经曰:溲而便脓血,气行而血止。行血则便脓自愈,调气则后重自除。"因此,活血化瘀为治疗溃疡性结肠炎的原则之一。

12. 血积既久,亦能化为痰水。

出自清代唐宗海《血证论·瘀血》。瘀血既久而为水,阻滞气机不行,湿聚成痰。如黄疸,若为瘀血、痰水互结,则胶固难化,不易消退。黄疸越久,则夹瘀夹痰越多,故临证当考虑化瘀、化痰,如关幼波就有"治黄要治痰,痰化黄易散"之说。

三、胃痛痞满嘈杂呕吐病因病机

1. 脏寒生满病。

出自《素问·异法方宜论》。脏,主要指脾。脏寒,即脾阳不振,阳虚生寒。满,指腹部胀满。凡露居野外、过食生冷,易耗伤脾胃之阳气,使内寒中生,健运失职,饮食停滞,传导失司,以致腹胀飧泄等。临证治疗脾脏虚寒引起的腹部胀满,可采用温阳助运之法,方选香砂六君子汤、附子理中丸等。

2. 胃不和则卧不安。

出自《素问·逆调论》。和,和降;安,安稳。胃属腑,主受纳水谷,为六腑之海。胃腑之气以下行为顺,若胃气不得和降,则气机上逆。上逆之胃气迫于肺,使肺气失于肃降,则呼吸不利而不得卧,卧则呼吸喘促更剧。现代医家结合自己的临证经验,将此语作了引申发挥,认为造成肺胃阻逆的原因是痰、热、宿食等。有的甚至将"胃不和""卧不安"之证演变成了因宿滞稽留胃肠道引起的夜卧不安之失眠、不寐病证。

3. 大肠移热于胃,善食而瘦人。

出自《素问·气厥论》。原文为"大肠移热于胃,善食而瘦人,谓之食亦"。大肠之热移于胃,胃中热甚,则善消水谷。食亦,指虽能食而水谷不能化精微以营养肌肤之意。阳明主肌肉,因胃之津液不足以供给热邪的灼炼,故虽能食而肌肉亦渐消瘦,逐渐变成了食亦病。方选玉女煎加减。

4. 寒气客于胃肠,厥逆上出,故痛而呕也。

出自《素问·举痛论》。本条表明寒邪客胃之胃痛呕吐的病机。寒邪伤人,寒性凝滞,则阳气受损,失于温煦,易使经脉气血运行不畅,甚或凝结阻滞不通,不通则痛。故寒气侵袭肠胃,易致胃络不和而发胃痛;胃失和降,厥逆之气上行,而发生呕吐。治宜温胃散寒、理气止痛,方选良附丸合香苏散。

5. 饮食自倍,肠胃乃伤。

出自《素问·痹论》。自倍,过量也,即过于饱食。六腑以通为用,过于饱食,则肠胃壅塞不通。本句强调饮食过量、脾胃受伤是致生疾病的重要原因。节制饮食,恢复脾胃功能,则疾病自愈。临证方选健脾丸。

6. 肥者令人内热,甘者令人中满。

出自《素问·奇病论》。肥,肥味,油腻之物。甘,甘味,甜腻之物。肥能生热,甘能壅中,肥甘太盛,可滞碍肠胃,影响脾胃升降,而成脘腹胀满或呕泻等症;又可壅滞中焦,使中阳不运而生湿,湿又生痰化热,形成湿热之患,痂积之证。方选枳实导滞丸。

7. 形有余则腹胀,泾溲不利。

出自《素问·调经论》。"形"指脾。有余,壅实也。泾,大便也。溲,小便也。"形有余"即脾气壅实,则运化不利,食滞湿盛。食滞不化,故脘腹胀满;水湿内聚,运化失司,则泾溲不利。方选健脾丸。

8. 诸呕吐酸,暴注下迫,皆属于热。

出自《素问·至真要大论》。本条说明呕吐、吐酸、急剧的泻利等病证,多属热扰胃肠,升降失常所致。人体的正常运化有赖于脾升胃降、小肠分清别浊的功能正常。热邪扰胃,则胃失和降而上逆,可见呕吐、泛酸之症,临证常选石膏、厚朴等药以清胃热、降胃气。肠中有热,运化失常,清浊不分,而暴注下迫之证作矣,临证常选黄芩、黄连、葛根等药以清内热、止泻利。吐泻之证,属热者固多,然临证吐泻之疾,并非因热一端,寒、湿、食等所致者也不少,故又不可拘泥于热邪。

9. 胃中寒,则腹胀。

出自《灵枢·师传》。原文为"夫中热消瘅,则便寒……胃中寒,则腹胀"。胃中有寒邪,寒性凝滞,阻滞气机,气机壅塞中焦,产生腹胀。方选理中丸。

10. 胃中热,则消谷。

出自《灵枢·师传》。原文为"夫中热消瘅,则便寒;寒中之属,则便热。胃中热,则消谷,令人县心善饥,脐以上皮热"。胃中有热邪,则饮食物容易消化,而产生饥饿等相应症状,临证常选石膏、黄连等药清胃热。

11. 胃中寒,肠中热,则胀而且泄。

出自《灵枢·师传》。原文为"夫中热消瘅,则便寒……胃中寒,肠中热,则胀而且泄"。胃中有寒邪而肠中有热邪的寒热错杂证,因寒邪阻滞气机,气机壅塞中焦而腹胀,因热邪侵扰小肠,小肠传导失司而泄泻,故可表现为腹胀而兼见泄泻。方选泻心汤类。

12. 胃中热,肠中寒,则疾饥,小腹痛胀。

出自《灵枢·师传》。原文为"夫中热消瘅,则便寒;寒中之属,则便热。……胃中热,肠中寒,则疾饥,小腹痛胀"。便,意为病家的喜好。胃中有热邪而肠中有寒邪的寒热错杂证,因胃热亢盛而消谷善饥,因寒邪困阻小肠,小肠气机不畅,不通则痛,故可表现为容易饥饿而兼见小腹胀痛。方选玉女煎合理中丸。

13. 水谷之海有余,则腹满;水谷之海不足,则饥不受谷食。

出自《灵枢·海论》。原文为"气海有余者,气满胸中,悗息面赤;气海不足,则气少不足以言……水谷之海有余,则腹满;水谷之海不足,则饥不受谷食"。脾胃为水谷之海,脾胃邪气亢盛,就会失其冲和之气而出现腹部胀满,临证常选厚朴、木香等药行气除满;脾胃之气不足,胃中知饥饿而不愿饮食,临证常选白术、党参等药健脾益气。

14. 朝食暮吐,暮食朝吐。

出自东汉张仲景《金匮要略·呕吐哕下利病脉证治》。本条描述胃反证候。《金匮要略·呕吐哕下利病脉证治》:"趺阳脉浮而涩,浮则为虚,涩则伤脾,脾伤则不磨,朝食暮吐,暮食朝吐,宿谷不化,名曰胃反。"趺阳脉,位于足背胫前动脉搏动处,属足阳明胃经的经脉,亦称冲阳脉。趺阳脉浮而涩,浮为虚,涩为伤脾,脾伤则失运,食入胃中,脾胃虚寒不能腐熟水谷,气机上逆,导致朝食暮吐,暮食朝吐,渐成胃反。脉紧而涩则为难治。治宜健脾益气,和胃降逆。"胃反呕吐者,大半夏汤主之";"食已即吐者,大黄甘草汤主之"。

15. 胃脉实则胀,虚则泄。

出自隋代巢元方《诸病源候论·五脏六腑病诸候·胃病候》。胃受纳水谷之气,胃气盛若有余,则腹胀、气满,为胃气实,宜用泻法,方选保和丸以消食和胃。胃气不足,则受纳失司,溏泻呕逆,为胃气虚,宜用补法,方选四君子汤以益气健脾。

16. 干呕者,胃气逆故也。

出自隋代巢元方《诸病源候论·呕哕病诸候·干呕候》。干呕者有声无物。"但呕而欲吐,吐而无所出,故谓之干呕",病机是胃气上逆。胃以降为和,若气机上逆,冲咽而出,则发为呕。治宜和胃降逆,药如生姜,辛,微温,归肺、脾、胃经,和胃降逆,温中止呕,用于胃寒呕吐,有"呕家圣药"之称;方选旋覆代赭汤,降逆化痰,益气和胃,用于胃虚痰阻气逆证;或橘皮竹茹汤,降逆止呃,益气清热,用于胃虚有热之呃逆。

17. 霍乱而呕吐者,是冷气客于脏腑之间,或上攻于心则心痛,或下攻于腹则腹痛。若先心痛者则先吐,先腹痛者则先利。

出自北宋《太平圣惠方·治霍乱呕吐不止诸方》。心痛,应理解为胃痛。寒邪是霍乱的重要致病因素,贯穿霍乱的各个环节。霍乱吐泻、心腹胀满、霍乱心烦、霍乱欲死等均与寒邪致病相关。本条阐明了寒邪导致吐泻的机理。寒邪之冷气在上则胃痛,先胃痛者吐,临证常选吴茱萸、干姜等药散寒止呕;在下侵袭腹部则腹痛,先腹痛者下利,临证常选细辛、干姜等药温中止利。

18. (痞满)营卫不和,阴阳隔绝,脏腑否塞。

出自北宋《太平圣惠方·治气膈心腹痞满诸方》。本条意为心腹痞满是由于营卫二气不调和,阴阳之气相互隔绝,脏腑气机痞塞不通而成。故临证治疗痞满应当从调和营卫,宣通脏腑气机入手。

19. 喜怒寒热不调,则气聚于胸而为膈气。

出自北宋《圣济总录·膈气门》。情志不遂,寒热不调,饮食不节是引起膈气的主要病因;气聚胸中是导致膈气的主要病机。胸中是气所聚之府,呼吸气机升降出入的通道,若情志不遂,寒热不调,则气积聚在胸中不得宣畅而成为膈气。临证治疗膈气从调畅情志和寒热入手。

20. 脾胃虚,气攻作。

出自北宋钱乙《小儿药证直诀·脉证治法》。钱乙对小儿腹胀病机进行了概括,认为脾胃虚弱,则邪气留滞而成腹胀。治虚性腹胀,钱乙认为应先服塌气丸;若不愈,腹中有食积结粪,伴小便黄、时微喘、时饮水、能食,脉伏而实,为内有积,可选紫霜丸、白饼子下之。概为"脾初虚而后结有积,所治宜先补脾,后下之,下后又补脾"之法。

21. 寒而呕吐,则喜热恶寒,四肢凄清……热而呕吐,则喜冷恶热,烦躁口干。

出自南宋杨士瀛《仁斋直指方论·呕吐》。本条阐述了因寒或因热引起呕吐的不同表现,对于辨别呕吐的寒热病因有很好的借鉴意义。由寒引起者,恶寒喜热饮,四肢不温;由热引起者,恶热喜冷饮,心里烦躁而口干。

22. 以人迎气口分其内外,脉息虚实审其温利。

出自南宋陈言《三因极一病证方论·胀满叙论》。陈言将腹胀的病因分为内因、外因和不内外因三方面。内因为"怒伤肝,肝克脾,脾气不正,必胀于胃,名曰胜克;或怒乘肺,肺气不传,必胀于大肠,名曰乘克。忧思聚结,本脏气郁,或实或虚,推其感涉,表里明之"。外因为"或冒寒暑风湿,随其经络,传至阳明,致胀满者"。不内外因为"饮食饥饱,生冷甜腻,聚结不散,或作痞块,膨胀满闷"。陈言主张以气口脉象分别内因、外因和不内外因,通过脉息的虚实来决定采用何种治疗方法。故临证应重视脉象的重要性。

23. 吐,有三,气、积、寒也,皆从三焦论之。

出自金代刘完素《素问病机气宜保命集·吐论》。刘完素将呕吐分为气、积、寒 3 类。上焦呕吐与气有关,主要因气热上冲而发,气上冲则食物刚入就吐。中焦呕吐与积有关,主要因饮食与寒气相互作用导致气滞食积。下焦呕吐与寒有关,寒凝气滞,不能运化,故会导致朝食暮吐、暮食朝吐。

24. 胃膈热甚则为呕,火气炎上之象也。

出自金代刘完素《素问玄机原病式·六气为病·热类》。刘完素认为,呕的病机为火热。如《素问病机气宜保命集·病机论》曰:"诸逆冲上,皆属于火……火气炎上,故呕涌溢,食不下也。"方选槟榔散、荆黄汤。

25. 呕吐哕者,俱属于胃。

出自金代李杲《东垣试效方·呕吐哕门》。李杲认为,呕吐的病位在胃,并以气血来辨呕吐哕,"胃者总司也,以其气血多少为异耳"。呕属阳明,"阳明多血多气,故有声有物",为血气俱病。吐属太阳,"太阳多血少气,故有物无声",为血病。哕属少阳,"少阳多气少血,故有声无物",为气病。究其三者病机,"皆因脾胃虚弱,或因寒气客胃,加之饮食所伤而致之也"。

26. 阴伏阳蓄,气与血不运而成(痞)。

出自元代朱震亨《丹溪心法·痞》。朱震亨认为,痞为内觉痞闷,而外无胀急之形。痞满的基本病机是热伏于阴,气血不行。治痞"用黄连、黄芩、枳实之苦以泄之;厚朴、生姜、半夏之辛以散之;人参、白术之甘苦以补之;茯苓、泽泻之淡以渗之。既痞同湿治,惟宜上下分消其气",但不可用消导行气之药,"如果有内实之证,庶可略与疏导"。方选加味补中益气汤、橘皮枳术丸等。

27. (翻胃)有血虚,有气虚,有热,有痰。

出自元代朱震亨《丹溪治法心要·翻胃》。翻胃,即噎膈。朱震亨将其病因分为 4 类,并对应不同治疗,"血虚以四物为主,气虚以四君子为主,热以解毒为主,痰以二陈为主"。

28. 膨满总由脾胃。

出自明代张介宾《景岳全书·论时医》。满,盈溢,即食物得不到消化而郁滞,甚则满溢而致反胃呕吐。脾胃职司腐熟水谷,吸收其中水谷精微,以化生气血,濡养周身,被喻为"中焦如沤"。脾胃病变则不能腐熟水谷,饮食物不能经脾之运化而化生水谷精微,又不能借胃之通降而下行,遂阻隔于中脘而致胀满呕吐。

29. 吞酸虽有寒热,但属寒者多,属热者少。

出自明代张介宾《类经·疾病类·病机》。张介宾论吞酸宗东垣而非河间。河间强调吐酸是由热邪客胃所致,东垣却言其病为寒所伤,这种争论虽有利于学术发展,但不免各有偏激。张介宾在此论中着重指出客寒久踞脾胃,气弱不足之人,饮食时有失节者,均为因寒作酸,诸多患者只能以温补为事,不可用清凉之品,借以提醒注意。

吐酸一症之因有热有寒。热证吐酸见饮食喜凉,胃脘饱闷,嗳臭腐气,便秽尿黄,心烦易怒,舌红苔黄,脉来弦数,证属肝胃郁热,治当清降制酸、和胃泻肝,临证常选龙胆、黄芩等药清热疏肝。寒证吐酸见饮食喜热,胸腹胀痛,四肢不温,大便溏薄,舌淡苔白,脉迟而弱,证属脾胃虚寒,治当温中散寒、暖胃制酸,临证常选吴茱萸、干姜等药温中散寒。所以临证当分辨寒热虚实,以指导治疗,不可偏执。

30. 噎者,阴气不得下降也;膈者,阳气不得上行也。

出自明代李中梓《病机沙篆·噎膈反胃》。噎,病变在贲门,"食下则胃脘痛作,烦闷不安,须臾吐出,食出而安"。膈,病变在吸门,"咽嗌梗塞,气不顺利,水饮可行,食物难入"。二者病在上焦,但病机有所不同。噎乃悲思过度、忧怒不节导致"气机凝阻,清浊相干",阴气不得下降而成,"当多用辛,以横行而散,半夏、白蔻、益智、陈皮、生姜之类",同时"调养中宫,以全资生之本"。膈的病机是阳气不得上行,"当先用辛甘升阳之药,引胃气以治其本",人参、黄芪、升麻、柴胡、当归、益智、草豆蔻之类;"加通塞之药以治其标",木香、麦芽、青皮、陈皮之类。

31. 阳热为邪,则腹满而咽干;阴寒为邪,则腹满而吐利。

出自清代汪昂《医方集解·祛寒之剂·理中汤》。腹满者,有虚有实。实者,又有阳热及阴寒之分。阳热为患,热邪内结,伤津耗液,故腹满的同时可兼咽干,临证常选石膏、知母、厚朴等药清热生津除满。阴寒为患,脾受寒而水湿失运,可兼下利;胃受寒则失于和降,上逆为呕,故腹满的同时可兼吐利之症,临证常选干姜、细辛等药温中止利。

32. 外邪传里而腹痛者,其痛不常;阴寒在内而腹痛者,痛无休止。

出自清代汪昂《医方集解·祛寒之剂·理中汤》。汪昂提出腹痛之辨证要点,当辨外感与内伤。而内、外之辨,又在疼痛的发作特点。如为外感之邪所致,则腹痛时作时止;如为内伤之腹痛,则阴寒内着,疼痛持续,无缓解之时,且常伴有下利之症。

四、泄泻痢疾下血霍乱病因病机

1. 长夏善病洞泄寒中。

出自《素问·金匮真言论》。《说文解字》谓"洞"乃"疾流也",《玉篇》释"洞"为"疾流貌",由此可知"洞"有"疾速"之意。如此,则可用"疾泄"释"洞泄"。洞泄的发生有明显季节性,以长夏为主。长夏之时,脾土当王,脾为阴中之至阴,则阴气盛,阴盛生内寒,故令人腑脏内洞而泄,所以说为洞泄寒中之病。

2. 湿胜则濡泻。

出自《素问·阴阳应象大论》。湿为阴邪,易伤阳气,性重浊、黏滞、趋下。濡泻,即泄泻,表现大便溏薄或清稀,亦称"濡泄""洞泄""飧泄""注泄"。脾主运化水液,性喜燥而恶湿,故外感湿邪常易困脾,导致脾阳不振,运化无权,从而使湿浊内生(内湿)、停聚,发为泄泻。

3. 春伤于风,夏生飧泄。

出自《素问·阴阳应象大论》。肝在五行属木,通于春气,而风为春季主气。春季多风病,若春季伤于风邪,迁延不愈至夏季,肝木过旺,过克脾土,即木亢乘土,致脾气受损,脾失健运,日久而发生泄泻。历代阐述注解不一,有主外风者,有主内风者,有主外感内应者,有主正虚邪入者,有主伏邪致病者。著录《黄帝内经》的医家认为,泄泻的发生与风邪侵袭有着极为密切的关系,王冰注《素问·阴阳应象大论》称"风中于表,则内应于肝,肝气乘脾,故飧泄"。

4. 肾移热于脾,传为虚,肠澼,死不可治。

出自《素问·气厥论》。肾之热移于脾,则脾之阴液被热灼烧,时日一久便成虚损。脾胃热甚则运化失司,出现下痢脓血而为肠澼,此乃水土俱败之象,故死不可治。肠澼由感受外邪、饮食不节、内伤七情、脾肾虚弱、血瘀肠络等引起,病位在肠。湿滞肠中,气血相搏,久伤脾肾,耗伤精血,故治疗上需注意疏泄导滞,运化祛湿,不可轻投固涩之品。但若久痢不止,固摄无权,滑脱不禁,如再投疏利之品,则犯虚虚之戒,治当涩肠固脱,方选桃花汤、四神丸等。

5. 怒则气逆,甚则呕血及飧泄。

出自《素问·举痛论》。肝主疏泄,性喜条达,体阴而用阳,其气主升。怒为肝志,怒则气上,大怒则伤肝而使气机逆乱。肝气犯胃,胃气上逆则作呕。气为血帅,气逆太过,血随气升则呕血;或肝气有余则化火,火热迫血妄行致呕血,方选大柴胡汤加蒲黄、牡丹皮、桃仁、当归。肝木克伐脾土,脾失健运,清气不升,则水谷不化精微而直走肠间发为飧泄。飧泄兼有胁痛嗳气,食少肠鸣,是为痛泻,发作可伴有明显情志诱因,治当泻肝补脾,方选痛泻要方。

6. 大肠有寒者,多鹜溏;有热者,便肠垢。

出自东汉张仲景《金匮要略·五脏风寒积聚病脉证并治》。大肠主传化糟粕、主津,即将食物残渣燥化形成粪便并传导至大肠末端而排出体外,参与体内津液代谢。若外感寒邪,或阳气虚衰,阳不制阴而虚寒内生,脾虚湿盛,寒邪与湿邪相结,寒湿蕴结大肠,则大肠传导失调,出现溏泄、大便清稀、完谷不化。鹜溏,治宜散寒化湿,方选藿香正气散;若湿邪偏重,方选胃苓汤。若外感热邪,或阳气过盛化火,外感六淫病邪、病理性代谢产物、情志不畅、气机郁滞等郁而化热,与湿邪互结,湿热毒邪壅结大肠,传导失司,则可见肠垢,即排出垢腻腐浊黏滞之物,可伴有腹痛、里急后重、下利脓血、肛门灼热等。便肠垢,治宜清热利湿,方选葛根芩连汤;若湿邪偏重,可合平胃散。

7. 小肠有寒者,其人下重便血;有热者,必痔。

出自东汉张仲景《金匮要略·五脏风寒积聚病脉证并治》。下重,即腹中重而下坠。小肠主受盛化物,主泌别清浊,主液。若外感寒邪,或阳气虚衰,阳不制阴而虚寒内生,脾虚湿盛,寒邪与湿邪相结,寒湿蕴结小肠,则"泌别不职","能腐而不能化",故出现里急后重、便血,方选不换金正气散。若外感热邪,或阳气过盛化火,外感六淫病邪、情志不畅等郁而化热,小肠之热下注大肠则生痔,方选止痛如神汤。

8. 胃中风则溏泄不已。

出自东汉华佗《中藏经·论胃虚实寒热生死逆顺脉证之法》。"胃风"之名,首见于《素问·风论》,后世论此者不少。胃中风乃风寒外邪袭胃、胃气失和而致,表现为大便溏薄或清稀。方选胃风汤。北宋《太平惠民和剂局方》卷六曰:"治大人、小儿风冷乘虚入客肠胃,水谷不化,泄泻注下,腹胁虚满,肠鸣疞痛,及肠胃湿毒,下如豆汁,或下瘀血,日夜无度,并宜服之。"胃风汤中白术、人参、茯苓健脾胃补气;川芎、当归、白芍、肉桂养血。临证可选胃风汤治疗腹泻型肠易激综合征、溃疡性结肠炎等。

9. 风中大肠,则下血。

出自东汉华佗《中藏经·论大肠虚实寒热生死逆顺脉证之法》。风热湿毒,壅遏肠道,损伤血络则发为便血,即为肠风下血。治宜清肠止血,疏风理气,方选槐花散或槐子散。《中藏经·疗诸病药方六十八道》载治肠风下血方,药物组成为荆芥穗、地黄、甘草。

10. 大肠者……寒则泄,热则结……热极则便血。

出自东汉华佗《中藏经·论大肠虚实寒热生死逆顺脉证之法》。《素问·灵兰秘典论》曰:"大肠者,传道之官,变化出焉。"大肠的主要功能为传送秽物,故为传送之司,司出而不司纳。《灵枢·师传》中有"肠中寒,则肠鸣飧泄",《金匮要略·五脏风寒积聚病脉证并治》中亦有"大肠有寒者,多鹜溏",方选理中辈。大肠属于六腑,六腑以"通"为顺,特点是"泻而不藏"。过食辛辣燥热之品,外感热邪,或肺移热于大肠等影响大肠传导功能,均能造成大肠热。大肠热以肛门灼热、大便秘结为主要表现,方选承气汤辈;若大肠热甚,损伤肠络,则会下痢脓血,方选芍药汤。

11. 小肠实则伤热,热则口生疮。虚则生寒,寒则泄脓血。

出自东汉华佗《中藏经·论小肠虚实寒热生死逆顺脉证之法》。小肠邪气壅盛之实证易生热邪,邪热上蒸而成口疮。小肠虚则易生寒邪,水湿不化,清浊不分,而利下脓血。《诸病源候论·五脏六腑病诸候·小肠病候》指出:"小肠象火,王于夏。手太阳其经也,心之腑也。水液之下行为溲便者,流于小肠。其气盛为有余,则病小肠热,焦竭干涩,小腹䐜胀,是为小肠之气实也,则宜泻之。小肠不足,则寒气客之,肠病惊跳不言,乍来乍去,是为小肠气之虚也,则宜补之。"《太平圣惠方·治小肠实热诸方》曰:"小肠实则生热,热则心下急痹,口张,舌上生疮,身热来去,汗出,心烦身重,小腹胀急,小便赤涩不利,则是小肠实热之候也。"方选犀角汤(犀角现为禁用品)。《金匮要略·五脏风寒积聚病脉证并治》曰:"小肠有寒者,其人下重便血。"方选黄土汤、桃花汤。

12. 前便后下血者,血来远。前下血后便者,血来近。

出自北宋《太平圣惠方·治大便下血诸方》。从排便时便与血出现的先后以及出血部位的角度,对近血与远血可进行鉴别。先便出后出血者为远血,先出血后便出者为近血。《金匮要略》提到"下血,先便后血,此远血也""下血,先血后便,此近血也",对远血与近血病变发生的部位有明确的描述。《景岳全书·杂证谟·血证》提到"血在便后者,其来远,远者或在小肠,或在于胃";"血在便前者,其来近,近者或在广肠,或在肛门"。《血证论·便血》认为:"先便后血为远血,谓其血在胃中,去肛门远,故便后始下,因名远血,即古所谓阴结下血也。……便血出后阴。"从西医学来讲,近血多为直肠附近出血,而远血多为结肠,甚至小肠或上消化道出血可能。

13. 夫霍乱者,由人温凉不调,阴阳清浊二气有相干乱,其乱在于肠胃之间,因遇饮食而变发。

出自北宋《太平圣惠方·霍乱论》。感受热邪或寒邪,饮食不当,因热贪凉,恣食生冷,暴饮暴食,损伤脾胃,引起清浊二气升降失常,相互影响干扰,清气不升则泻,浊气不降则吐,常出现吐利交作。

14. 毒气挟热与血相搏,则成血痢也。

出自北宋《太平圣惠方·治蛊注痢诸方》。本条意为毒邪之气兼夹热邪与血相互搏结于大肠,则变为血痢。血痢的病因为感受毒邪之气夹热,病机为邪与血结,病位在大肠。

15. 若春时病吐泻者多因于风,夏时病者多因于热,秋时病者多因于冷。

出自宋《小儿卫生总微论方·吐泻论》。不同季节的吐泻病因不同,春季病吐泻者多因于风邪,夏季病吐泻者多因于热邪,秋季病吐泻者多因于寒邪。临证辨证治疗吐泻需要结合时令特点,因时制宜。

16. 血色鲜者风也,色如小豆汁者寒也,浊而色黯者热也。

出自南宋严用和《济生方·血病门》。大便下血多因"过饱饮酒,无度房室,劳损荣卫,气虚风冷易入,邪热易蕴,流注大肠"而发。通过对便血颜色的观察,可以判断便血的病因,颜色如鲜血者为风邪所致,颜色如豆汁者为寒邪所致,颜色混浊而黯淡者为热邪所致。严用和提出治法为"风则散之,热则清之,寒则温之,虚则补之"。

17. 胃中诸食结而不消,阴阳二气壅而反戾。

出自南宋严用和《济生方·霍乱门》。过食肥甘厚味,饮冷寒浆,胃中食物壅塞不化,阻滞阴阳二气运行,引起气机壅滞不行,变成上吐下泻,遂成霍乱。

18. 清则为肠风,浊则为脏毒。

出自南宋杨士瀛《仁斋直指方论·肠风》。肠风为便血的一种,指因外感得之,血清而色鲜,多在粪前,自大肠气分而来的便血;脏毒指脏中积毒所致痢疾,或指内伤积久所致粪后下血,也指肛门肿硬类似痔漏的病证。杨士瀛将便血的清浊作为肠风、脏毒的鉴别要点,认为大便清者为肠风,大便浊者为脏毒。《疡科心得集·辨肠风脏毒论》指出:"夫大肠之下血也,一曰肠风,一曰脏毒。肠风者,邪气外入,随感随见,所以色清而鲜;脏毒者,蕴积毒久而始见,所以色浊而黯。经曰:阴络伤,则血内溢而便血。人惟醉饱房劳,坐卧风湿,生冷停寒,酒面积热,使阴络受伤,脾胃虚损,外邪得而乘之,以致营血失道,渗入大肠而下,久则元气愈陷,湿热愈深,而变为脏毒矣。"肠风下血,乃因肝血虚而生热,热而生风,迫血妄行而下,用清热凉血药物,如槐花、侧柏叶、黄芩、地榆等以清血分之热,佐以防风、荆芥以祛风邪,风平火息则血自安。脏毒下血多用芍药汤、槐花散、地榆散等清热解毒,和营止血。

19. 痢出于积滞。

出自南宋杨士瀛《仁斋直指方论·治痢要诀》。杨士瀛认同积滞致痢的思想,指出积滞可导致痢疾。积为实物稽留,滞为气机郁滞,故临证应荡涤物积,疏通气滞。

20. 冷则肠鸣肚冷而手足清,热则烦躁肚热而手足温。

出自南宋杨士瀛《仁斋直指方论·泄泻》。本条指出了泄泻可由停冷蓄热导致,并由于病因不同而产生不同的临床表现。若为寒邪所致者,则表现为肠鸣亢进、腹部冷痛、四肢冰凉。若为热邪所致者,则表现为烦躁不安、腹部热痛、四肢温暖。

21. 杂病自利,多责为寒;伤寒下利,多由协热。

出自金代成无己《伤寒明理论·自利》。自利者,有不经攻下,自然溏泄也。杂病自利与伤寒下利的病机不同。杂病自利,常由寒邪引起;伤寒下利,多由感受热邪引起。

22. 热客下焦,而大小便血也。

出自金代刘完素《素问玄机原病式·六气为病·热类》。刘完素认为,大小便血的病位在下焦,病因为火热。热客下焦,热甚则血有余而妄行,血溢脉外而大小便血。

23. 泄有虚实寒热。

出自金代刘完素《素问病机气宜保命集·泻痢论》。刘完素认为,泻痢有虚实寒热之分,并指出虚实的不同表现,如"虚则无力,黏衣,不便已泄出,谓不能禁固也;实则数至圊而不能便,俗云虚坐努责是也"。

24. 风湿暍三气合而成霍乱,吐泻转筋。

出自金代张从正《儒门事亲·霍乱吐泻死生如反掌说》。张从正认为,风、湿、暍三气合而成霍乱,其表现为吐泻转筋。转筋属足厥阴肝木,"风主肝,肝主筋,风急甚"。吐属手少阴心火,"火主心,心主炎上"。泻属足太阴脾土,"土主湿,湿主脾,湿下注"。

25. 脾胃二土,共管中州,脾好饮,脾亦恶湿,此泄之所由生也。

出自金代张从正《儒门事亲·金柜十全五泄法后论》。张从正认为,泄泻病变脏腑在脾胃,病因是湿。张从正指出:"风而湿其泄也,胃暑而湿其泄也,脾燥而湿其泄也,大肠热而湿其泄也,小肠寒而湿其泄也。"

26. 实秘者,物也;虚秘者,气也。

出自元代王好古《此事难知·诸经头痛》。王好古引用了张元素的"实秘者,秘物也;虚秘者,秘气也"。便秘一证,其因甚多,但治疗时首当辨明虚实。实秘者,能饮食,小便赤,大便燥结,滞留肠腑,腹部胀满拒按,方选麻仁丸、七宣丸之类主之;胃虚而秘者,不能饮食,小便清,方选厚朴汤。《景岳全书》也提到这点,但其指出"此但以有物无物言虚实。谓有物者,当下之。无物者,当行其气耳。而于真阴亏损,邪正之虚实,则所未及。此其法固不可废,亦不可泥也",故在临证治疗便秘时要先分虚实,然后再辨证论治,既不可脱离前法,又不可拘泥于一法。

27. 无积不成痢。

出自元代王好古《医垒元戎》卷十二。王好古认为,大肠泄者,小便少,湿在后也;小肠有败血,久有积滞,崩漏不已,随带而下。关于痢疾的病因,饮食所伤(食积)是重要的一方面。饮食积滞,郁而化热,湿热内蒸,腑气不畅,气血凝滞,化为脓血,而成湿热痢。食积亦有成虚寒痢者,食积之后,脾阳耗伤,阳虚则寒自内生,气机受阻,气血与肠中秽浊之气相结化为脓血。食积后成湿热痢还是虚寒痢,主要取决于患者的体质状态。素体阳盛者多表现为热化,而致湿热痢;素体阳虚者多表现为寒化,而致虚寒痢。

28. 脾失转输之令,肺失传送之官,宜大便秘而难下。

出自元代朱震亨《格致余论·脾约丸论》。朱震亨认为,脾约证因脾失运化,肺失宣降而致。"理宜滋养阴血,使孤阳之火不炽,而金行清化,木邪有制,脾土清健而营运,精液乃能入胃,则肠润而通矣。"方选麻仁丸。麻仁丸以大黄为君,枳实、厚朴为臣,芍药之养血,麻仁、杏仁之温润,为之佐使,"用之热甚而气实者,无有不安"。但应因地制宜,"在西北以开结为主,在东南以润燥为主"。

29. 赤痢乃自小肠来,白痢乃自大肠来,皆湿热为本。

出自元代朱震亨《丹溪心法·痢》。朱震亨指出,痢疾发病部位有不同,故赤白表现迥异。但究其病因,皆因湿热瘀滞所致,治疗宜行湿清热。现代中医临证一般认为,湿热伤于气分则为白痢,伤于血分则为赤痢,气血俱伤则为赤白痢。

30. 内有所积,外有所感,致成吐泻。

出自元代朱震亨《丹溪心法·霍乱》。朱震亨认为,内有所积,外有所感,内外相合而成霍乱。外感有风、湿、火之不同。吐泻病机为阴阳不和而乖隔,如"阳不升,阴不降,乖隔而成。"

31. 伤寒吐利者,邪气所伤也。霍乱吐利者,饮食所伤也。

出自元代朱震亨《丹溪手镜·霍乱》。朱震亨指出,伤寒吐利,是因邪气所致;而霍乱吐利,由饮食引起。邪在中焦,胃气不治,阴阳乖隔,上吐下利。

32. 血清而色鲜者为肠风,浊而黯者为脏毒。

出自明代戴原礼《证治要诀·肠风脏毒》。本条进一步补充杨士瀛《仁斋直指方论》所载"清则为肠风,浊则为脏毒"。便血多因脾虚不摄或湿热下注大肠,损伤阴络而致。脾胃湿热所致大便下血,多为污浊色暗之血;湿热下注大肠,阴络灼伤,遂致便血,便血鲜红。

33. 先水泻而后脓血,此脾先虚,而积滞继至,故难愈;先脓血而后水泻,此积滞既去,已无邪矣,故易愈。

出自明代孙一奎《医旨绪余·痢与滞下辩》。积滞,指痢疾。痢疾与泄泻是常见的两种胃肠道病证。如果由水泻转为积滞,多因正气虚,邪气入里,病情由轻变重,治疗比较困难。如果先为积滞,而以后转为水泻,表示邪有出路,病情由重转轻,治疗比较容易。究其所因,无非是病邪能向外转达者较容易治,预后也较好。反之,若病邪向脏腑深入者为难治,则预后较差。

34. 饮食内伤,气滞而积者,脾之实也……不能运化者,脾之虚也。

出自明代张介宾《景岳全书·传忠录上·里证篇》。"脾之实",实指"胃之实"。中焦病变,常"实证责之于胃,虚证责之于脾"。胃主受纳,腐熟水谷,功能失常则传导失职,水谷停聚于内而形成实证。脾贵在精气充沛,其病变多因精气不足而致功能失常,故易形成虚证。实则泻之,"宜消之逐之",视具体证候,分别施以消食导滞、除湿化痰、理气解郁等。虚则补之,"宜暖之助之",重在健脾益胃、补中益气。

35. 痢疾之作,惟脾肾薄弱之人极易犯之。

出自明代张介宾《景岳全书·传忠录下·论时医》。痢疾多由外感湿热疫毒之气,内伤饮食生冷,损及脾胃与肠而形成,故其治疗重在清热解毒、调气行血。脾胃虚弱者,更易感受湿热疫毒而生痢疾。肾为胃关,开窍于二阴。肾虚则火衰不能温土,关门为之不固,痢下滑脱不禁。然若痢久不愈,或反复发作,则又不但损伤脾胃,往往还进一步影响及肾,导致肾气虚惫。故称"痢疾之作,惟脾肾薄弱之人极易犯之"。

36. 脾胃受伤,则水反为湿,谷反为滞。

出自明代张介宾《景岳全书·杂证谟·泄泻》。本条指出了泄泻的原因责之于脾胃受伤。胃受纳和腐熟水谷,而营养物质的吸收和输布则靠脾的作用。一旦脾胃运化失常,脾不健运,胃不腐熟,水谷不能正常化生精微为机体所利用,反而变成湿浊、积滞。水反为湿,谷反为滞,清浊不分,并走大肠,合污而下,发为泄泻。

37. 凡治痢疾,最当察虚实,辨寒热,此泻痢中最大关系。

出自明代张介宾《景岳全书·杂证谟·痢疾》。辨别痢疾之虚实寒热甚为重要。实证者,可见形气强壮,脉息滑实,或多胀满坚痛,及痢疾初起,脾气未损。虚证者,可见形体薄弱,脉虽紧数而无力无神,或脉见真弦而中虚似实者,或素禀阳衰。热证必畏热喜冷,不欲衣被,渴甚饮水,或小便热涩而痛,或下痢纯血鲜红,脉息必滑实有力。若无此实热诸证泻痢不止者,必是虚寒。痢疾初起之时,以实证、热证多见,宜清热化湿解毒;久痢虚证、寒证,应予补虚温中,调理脾胃,兼以清肠,收涩固脱。

38. 赤痢亦有寒证,终是热多;白痢亦有热证,终是寒多。其有白而热者,脉症必热;赤而寒者,脉症必寒。

出自明代张介宾《质疑录·论痢有寒热不当以赤白分气血》。本条说明痢疾不应只以大便的颜色及性状来区分,辨证时,应该抓住要点,尤以脉象为著。虽然大便赤白清稀,白多赤少,但若伴有口渴喜冷,口臭,小便黄或短赤,舌红苔黄腻,则其必伴有热证的脉象,必为脉滑数。反之,虽然大便排出脓血,色鲜红,甚至紫黑,但若伴有腹痛喜按,里急后重感不明显,面白肢冷形寒,舌淡苔白,则其必伴有寒证的脉象,必为脉沉细。

39. 便下之血,以先后分远近则可。

出自明代张介宾《质疑录·论心肺远血肾肝近血》。近血和远血,是便血的两种证候。近血指出血部位接近肛门,常在直肠或肛门处,以先血后便,血色鲜红为特征。近血多因大肠湿热,灼伤血络,迫血妄行所致。远血指出血部位远离肛门,常在小肠或胃,以先便后血,血色紫暗,甚则便色漆黑为特征。本条驳斥了朱震亨"血在粪后者,出于心肺,心肺在上,故血来迟;血在粪前者,出于肾肝,肾肝在下,故血来早"之说。张介宾指出,便下之血总属大肠经,多因湿热之邪内侵,而与心肺肝肾四脏无关。

40. 胃阳不伤不吐,脾阳不伤不泻,邪正不争不痛,营卫不乖不寒热。

出自清代吴瑭《温病条辨·中焦篇》。吴瑭对霍乱之呕吐、泄泻、腹痛、恶寒发热的病机予以高度概括,即内有脾胃阳气受损,外有邪正交争、营卫不和。吴瑭认为,霍乱之见呕吐者,多为胃阳受伤,阳明失阖而上逆;霍乱之见泄泻者,多为脾阳受损,运化津液障碍,水湿内生,下趋肠腑;霍乱之见身痛者,多为正邪交争所致;霍乱之见发热者,除正邪交争之外,又有营卫不和之机理。故吴瑭师法仲景《伤寒论》处以理中汤、四逆汤、五苓散、桂枝汤等方。

41. 痢证之噤口不食者,必是胆火逆冲胃口;后重里急者,必是肝火下迫大肠。

出自民国张锡纯《医学衷中参西录·医方·治痢方》。张锡纯认为,胆气随胃气和降,此为顺,若痢疾出现噤口不食,是因为胆火内盛,不能随胃气下降,反逆冲胃口,使得胃气亦不能和降,发为不食;若肝火内盛,亦会下迫大肠,使得肠腑传化失职,发为里急后重。

42. 肝虚则生热,热迫血以妄行;脾虚则生寒,寒泣血而失道。

出自民国丁甘仁《丁甘仁医案·便血案》。丁甘仁认为,便血病位首在肝、脾,主要病机为肝虚热而不能藏血,脾虚寒而不能统血。因肝藏血、体阴而用阳,肝虚指阴血不足,故生内热。脾主统血,脾虚指气虚阳虚,脾虚则中气不足,统血失职。治疗上,"寒者温之,热者清之,肝虚者柔润之,脾虚者温运之,一方而擅刚柔温清之长,惟《金匮》黄土汤最为合拍"。

五、胁胀黄疸病因病机

1. 肝胀者,胁下满而痛引小腹。……胆胀者,胁下痛胀,口中苦,善太息。

出自《灵枢·胀论》。寒气上逆伤肝或怒气伤肝可致胁下少腹胀满或痛之证。盖足厥阴肝经,起于足大趾上行,沿大腿内侧绕阴器,至少腹,挟胃上贯膈布胁肋,属肝,络胆。《医醇賸义·胀》曰:"寒气上逆,则两气相积,而肝木怒张。胁下乃肝之本位,痛引小腹,则壅极而决矣。"故肝胀会表现为胁下胀满疼痛牵引小腹。胆胀是指胆腑气郁,胆失通降所引起的一种胆病,表现为胁下疼痛胀满、口中发苦、经常叹息等症状。《素问·热论》曰:"三日少阳受之,少阳主胆,其脉循胁络于耳,故胸胁痛而耳聋。"《症因脉治·肿胀总论·内伤腹胀》曰:"胁肋作痛,口苦太息,胆胀也。……胆胀者,柴胡清肝饮。"

2. 湿与热郁蒸于脾,面目肢体为之发黄。

出自南宋杨士瀛《仁斋直指方论·五疸》。湿邪与热邪相交结,郁蒸于脾,发为黄疸,头面四肢皮肤都发黄。杨士瀛此番言论意在强调湿与热在黄疸发病中的重要地位,为临证治疗黄疸提供了借鉴。临证治疗黄疸应从去除湿热着手,方选甘露饮、红丸子、当归白术汤、六物汤等,通过辨证与辨病相结合的方式选用。

3. 湿热相交,民当病瘅。瘅者黄也,单阳而无阴者也。

出自金代成无己《伤寒明理论·发黄》。湿热是造成黄病的重要原因,且黄病有阴阳之分,为后来阴黄、阳黄的鉴别奠定了一定的基础。

4. 脾疸之证,湿热与宿谷相搏故也。

出自金代张从正《儒门事亲·湿形》。脾疸为黄疸的一种。张从正认为其病机为湿热与宿谷相搏,治疗上先予吐下两法,后服平胃散,则黄疸退。

5. 胆液泄则口苦,胃气逆则呕苦。

出自明代张介宾《景岳全书·杂证谟·黄疸》。肝胆受病,胆液外泄,随胃气上逆而出,则呕出苦水。胆胃相悖、升降失常是导致胆液上逆于胃的病因病机。治疗上宜通宜降,以调理气机为大法。

6. 肝为起病之源,胃为传病之所。

出自清代叶桂《临证指南医案·木乘土》。叶桂认为,在病理上,肝是很多病证的首要发病场所,而肝之起病,又最易克犯于胃,因肝属木而胃属土,肝木克制胃土也。

7. 胆病多烦而不眠。

出自清代沈金鳌《杂病源流犀浊·阳跷阴跷脉病源流》。不眠一病,属胆腑为患者,多伴有心烦之症。因胆附于肝,属于少阳,内寄相火;而心为君火,君相安位,则无大患。若胆气郁滞、或胆腑郁热,则相火内动,上扰于心,心君不安,则神魂不藏,君火不能正常温煦、反亢逆为患,则见失眠、心烦之症。

8. 怒伤肝郁,必有瘀血。

出自清代吴瑭《吴鞠通医案·吐血》。吴瑭认为,肝病多病在肝络,而经主气、络主血,且肝又为藏血之官。故肝郁者,肝络必有不畅,络血不行,瘀血渐生。故其治疗郁怒伤肝之证,必以通血络为主,方选旋覆花汤去葱加当归须、桃仁、降香等。

六、癥瘕积聚噎膈病因病机

1. 夫癥瘕者,皆由寒温不调,饮食不化,与脏气虚冷所生也。

出自北宋《太平圣惠方·治癥瘕诸方》。本条阐明了癥瘕的病因病机。癥瘕的病因是饮食不节、运化失职、外邪侵袭、寒温失调、脏腑虚弱,病机是邪气与脏气相互搏结。内因与外因共同作用而产生癥瘕,《太平圣惠方》多采用攻下散结、行气散瘀的治法,方选大黄丸、木香散、乌药散等。

2. 诊其脉驶而紧,积聚也;脉浮而牢者,积聚也。

出自北宋《太平圣惠方·积聚论》。本条体现了《太平圣惠方》重视脉诊在积聚诊断中的作用。驶紧脉与浮牢脉常提示积聚,为临证对积聚的诊断提供了依据。

3. 气之所积名曰积,气之所聚名曰聚。

出自北宋《圣济总录·积聚门》。本条说明了积聚总与气机相关。气机壅塞,运行不畅是导致积聚的主要原因,故指导临证采用调理气机的方法治疗积聚。

4. 腑脏不和,则气血留滞而成积聚。

出自北宋《圣济总录·积聚门》。本条意为积聚总由气血留滞,运行不畅所致。脏腑不和,升降失常为引起积聚的内在因素,故临证治疗积聚病证应当从调理脏腑,运行气血入手。

5. 夫癥者,坚也,坚则难破;瘕者,假也,假物成形。

出自南宋陈言《三因极一病证方论·癥瘕证治》。本条意为癥质地坚硬,难以攻逐,不能移动;瘕聚散无常,痛无定处。陈言通过对肿块的性状对癥瘕进行了鉴别,指导临证对癥瘕的诊断和治疗。

6. 块,在中为痰饮,在右为食积,在左为死血。

出自元代朱震亨《丹溪治法心要·块》。朱震亨指出,块为有形之物,具体可分为痰饮、食积、死血。治块,降火消食积,行死血,去块后再用补药。

7. 积之成也,正气不足,而后邪气踞之。

出自明代李中梓《医宗必读·积聚》。积聚之证,先有正气不足,而后邪气入侵,导致气血脏腑失和、气机阻滞、瘀血内停,日久渐积而成。因此,治疗积聚应重视扶正祛邪,攻补兼施。

第三节 治 则 治 法

1. 肝苦急,急食甘以缓之。

出自《素问·脏气法时论》。肝苦,即为肝病,可用味甘之品以缓急。肝为将军之官,其志为怒,性喜条达而恶抑郁。若暴怒伤肝,会导致肝失疏泄,肝气郁结,气机逆乱,肝气不舒则两胁胀痛,横逆犯脾则腹痛泄泻,肝郁化火上冲头目则头痛目眩,甚则猝然昏倒,不省人事。五味中,唯甘味之品性缓,能缓肝气之急,能止肝气之痛。甘味又能入脾,脾喜甘恶苦,肝木又赖脾土滋养,土旺则木得其养,气机通畅而无抑郁。故临证对于暴怒伤肝、肝气郁滞所致诸痛之证,常用甘缓之品配以疏肝理气等药治疗,每收良效。方选芍药甘草汤,芍药、甘草合用共为酸甘化阴之剂,善能柔肝、养阴、止痛。

2. 肝欲散,急食辛以散之,用辛补之,酸泻之。

出自《素问·脏气法时论》。肝主疏泄,性喜条达升发,故曰"肝欲散"。肝郁则病,而辛味能散,可助其疏泄之力,顺其条达疏泄之性,故急食辛以散其郁。辛味主散,酸味主敛,故一般均不归入补、泻之剂;所谓"用辛补之,酸泻之",乃是针对肝疏泄之特性而言。吴崑曰:"顺其性为补,反其性为泻。肝木喜辛散而恶酸收,故辛为补而酸为泻也。"方选《太平惠民和剂局方》逍遥散,疏肝解郁,养血健脾,主治肝郁血虚脾弱证。方中柴胡为君药,味辛、苦,疏肝解郁,使肝气得以条达。

3. 脾苦湿,急食苦以燥之。

出自《素问·脏气法时论》。脾性喜燥而恶湿,与其运化水饮之职相关。脾气健旺,运化水饮,水精四布,方无痰饮水湿停聚。脾气升运,才能正常布津,使脾体干燥而不被痰饮水湿所困。苦能燥湿,苦味药物能祛除湿邪。若湿邪困脾,需用苦味药物来祛除湿邪,方选平胃散。平胃散功善燥湿运脾,行气和胃,主治湿滞脾胃证。方中君臣为苍术和厚朴,均为苦性药物,共奏燥湿行气运脾之功。

4. 脾欲缓,急食甘以缓之,用苦泻之,甘补之。

出自《素问·脏气法时论》。甘味入脾,能补、能和、能缓。苦味入心,能泄、能燥、能坚。五行中火生土,火为土之母,土为火之子,心属火,脾属土,故心与脾属于相生关系,心之阳以温脾,助脾运化。若心火过旺,则脾土过旺,导致脾运化过度,久之易伤脾。甘味入脾,能缓,可以甘味药物顺脾性,药如甘草;用苦味药泻心火而坚脾土,药如黄连;用甘味药补脾,药如人参。

5. 凡脾劳病者,补肺气以益之,肺旺则感于脾。

出自唐代孙思邈《备急千金要方·脾脏方·脾劳》。孙思邈治疗虚损病,根据五行相生理论,在虚则补其母之外提出劳则补其子的观点。凡母脏虚劳,可补益子气,使子气充盛,必上感于母,使母气受益,从而达到治愈疾病的目的。肺脏为脾脏之子,在脾脏虚劳之时,可通过补益肺脏之气来达脾脏之病康复的目的。孙思邈治疗脾劳实四肢不用,方选半夏汤,方中即有杏仁补肺气。

6. 以安其胃气为本,使阴阳升降平均,呕逆之病顺而愈矣。

出自北宋《圣济总录·呕吐门》。呕吐的病因复杂,但总由胃气上逆所致,故治疗呕吐当从安胃气入手,调整阴阳使其平和。本条对于临证治疗呕吐有重要指导意义。

7. 燥则润之,湿则滑之,秘则通之,寒则温利之。

出自南宋严用和《济生方·大便门》。《济生方》将便秘分成五秘,分别为风秘、气秘、湿秘、寒秘、热秘,并认为"肠胃不足,风寒湿热乘之"是导致便秘的主要病因。根据不同病因,严用和提出了燥邪致病者当濡润之,方选润肠丸;湿邪致病者当淡渗之,方选槟榔散;秘结不通者当通之,方选蜜导法或威灵仙丸,又热结者方选麻仁丸,肠胃气壅风盛者方选枳壳丸,气秘者方选橘杏丸,大肠有风者方选皂角丸;寒邪所致者当温之利之,方选半硫丸。

8. 阴阳平匀,气顺痰下,膈噎之疾无由作矣。

出自南宋严用和《济生方·呕吐翻胃噎膈门》。阴阳之气平匀、调和,气机顺畅,痰能顺利下行,这是治疗膈噎的重要方法。严用和将噎膈的病机归纳为阴阳不和,气机不调,痰液壅滞。严用和用五噎散、五膈散治疗。两方主要由人参、白术等补脾药,木香、沉香、大腹子、枳壳等行气药,荜澄茄、生姜、丁香等温里药,半夏、桔梗、天南星等祛痰药组成,共奏理气化痰、调和阴阳的作用。

9.(肠风脏毒)治法大要,先当解散肠胃风邪。

出自南宋杨士瀛《仁斋直指方论·肠风》。肠风脏毒的治疗当先解散肠胃风邪,"热者与败毒散,冷者与不换金正气散"。再根据冷热而对治之,热证予凉药,方选地榆散、柏皮汤、黄连阿胶丸、酒蒸黄连丸辈;冷证乃"阳虚阴走,正气不得归元",方选木香理中汤、附子理中汤、震灵丹、黑锡丹辈。杨士瀛还不忘补益胃气,次乃"精气血气,生于谷气",方选四君子汤、参苓白术散、枳壳散、小乌沉汤,"胃气一回,血自循于经络矣"。

10. 推其岁运以平其外,察其郁结以调其内,审其所伤以治不内外。

出自南宋陈言《三因极一病证方论·滞下三因证治》。陈言将三因理论应用于痢疾病因的归纳:感受寒热风湿之邪,客于胃肠为外所因;情志不遂,肝气郁结为内所因;饮食不洁,房劳过度为不内外因。由此,痢疾的治疗方法,应当祛除外感寒热风湿之邪,畅达情志以解除体内肝气郁结,根据患者生活习惯调整不良作息以治其不内外因。根据病因采用相应治法,做到不妄投药。

11. 发汗后腹满当温之……吐后腹满可下之……下后腹满可吐者。

出自金代成无己《伤寒明理论·腹满》。成无己根据不同邪气所致腹满采取了不同治法。发汗后腹满者用温法,厚朴生姜甘草半夏人参汤主之。伤寒吐后腹满者用下法,调胃承气汤主之。伤寒下后腹满者用吐法,栀子厚朴汤主之。

12. 有余为闭,必泻剂以逐之。

出自金代刘完素《素问病机气宜保命集·本草论》。刘完素认为,腹胀、脾约这类疾病,乃浊气、胃气等有余而郁闭不通所致,需用泻剂驱逐病邪。药选葶苈子、大黄,味苦大寒,能泄热、去湿、下气。

13. 行血则便脓自愈,调气则后重自除。

出自金代刘完素《素问病机气宜保命集·泻痢论》。刘完素根据《黄帝内经》"溲而便脓血,气行而血止"理论,提出了"行血则便脓自愈,调气则后重自除"。刘完素创制的下血调气的芍药汤,用于治疗下痢赤白、里急后重,充分体现了刘完素的辨证思想。芍药汤中以酸涩之芍药为君,养血和营、缓急止痛,配以当归养血活血,体现了"行血则便脓自愈"之义;木香、槟榔行气导滞,以合"调气则后重自除";黄连、黄芩合芍药苦寒燥湿;稍加官桂反佐。

14. 壅而不行,荡其旧而新之,亦脾胃之所望也。

出自金代张从正《儒门事亲·凡在下者皆可下式》。张从正认为,"人之食饮酸咸甘苦百种之味",若杂凑于胃,壅滞不行,则需要荡涤病邪,并提倡攻邪保护胃气的治疗原则。脾主运化,胃主消磨,总以通畅为贵。在积滞药的选用方面,寒药泻下方选调胃承气汤,称之为"泄热之上药",以及桃仁承气汤、陷胸汤、大柴胡汤等。

15. 伤饮、伤食,其治不同。

出自金代李杲《脾胃论·饮食伤脾论》。李杲认为,伤饮食需分伤饮、伤食。"饮者,水也,无形之气也……食者,物也,有形之血也",故治疗也不同。伤饮者宜发汗、利小便以导其湿。伤食者轻则消化,或损其谷,重者方可吐下。伤食轻者可节制饮食;次者方选丁香烂饭丸、枳术丸之类以助脾胃运化食积;再者方选三棱消积丸、木香见呪丸之类攻逐食积。严重者,若食积在上,方选瓜蒂散令吐之;若食积在下,可用攻下之法。

16. 中满治法,当开鬼门,洁净府。

出自金代李杲《兰室秘藏·中满腹胀门》。李杲认为,中满与湿相关,治疗中满当开鬼门,洁净府。开鬼门者,谓发汗也;洁净府者,利小便也。"中满者,泻之于内。"脾胃有病,当令上下分消其湿,方选中满分消丸等。

17. 脾胃虚则火邪乘之而生大热,当先于心分补脾之源。

出自金代李杲《脾胃论·脾胃胜衰论》。本条体现了李杲升阳健脾泻火的思想。李杲认为,饮食、劳倦损伤脾胃,脾胃虚则火邪乘虚而入,而出现热象。治疗原则为"先治其标,后治其本",方选补脾胃泻阴火升阳汤治疗。方中柴胡、升麻、羌活助阳益胃以升清气;人参、苍术、黄芪、甘草益气除湿以补脾胃;黄芩、黄连、石膏凉心清胃以泻阴火。

18. 中满者勿食甘,甘者令人中满。

出自元代王好古《汤液本草·大枣》。王好古认为,中不满可用甘为之补,中满者用甘为之泄,此升降浮沉也。甘缓而壅气,非中满者所宜。《黄帝内经》亦曰:"脾欲缓,急食甘以缓之。"甘以补脾,能缓之也。大枣、甘草是甘味药中的代表药。王好古认为,大建中汤治疗心下痞者,应减饴糖、大枣。有实验研究表明,甘草既可补益中气,消除因脾胃气虚所致中焦虚满之症,又可因甘缓壅滞之性而致中焦痞满,表明甘草具有"消痞"与"致痞"之双重作用。故在临床上对于甘草的应用,一方面要辨其虚实,虚者用之,实者避之;另一方面要根据病证,合理选用甘草的剂量。

19. 鼓胀……宜大补中气、行湿,此乃脾虚之甚。

出自元代朱震亨《丹溪心法·鼓胀》。朱震亨认为,鼓胀病因为中气不足、湿邪内留,治疗宜大补中气,以大剂人参、白术等,佐以陈皮、茯苓、苍术等行湿。

20. (气虚中满)法当温补兼升提,庶清阳升,则大便可实;浊阴降,则膈胸自宽。

出自明代孙一奎《孙一奎医案·三吴治验》。脾胃气虚导致中满者,宜温补脾胃,升提中气,不可犯虚虚实实之误,法当宗东垣。脾胃位于中焦,为人体升降的枢纽。脾胃之气充足,则脾能升清,胃能降浊,二者密切配合,清升浊降,膈胸自宽,两便自调;脾胃气虚,则斡旋无力,运化失司,清气不升,浊气不降,中焦升降失常,不得流通而生胀满,且脾失健运,水谷不化,混杂而下则为泄泻,水湿不运则见小便不利,甚则癃闭。故针对气虚中满者,宜健脾益胃,补中益气。

其医案:"舜田臧公,吴车驾涌澜公岳也,年将六旬,为人多怒多欲,胸膈否胀,饮食少,时医治以平胃散、枳术丸、香砂丸,不效。复以槟榔、三棱、莪术之类日消之,而大便溏泻,两足跟踝皆浮肿,渐及两手背。医又以其手足浮肿而认为黄胖者,以针砂丸与之,肿益加,面色黄且黑。自二月医至八月,身重不能动止,又有以水肿治者。车驾公雅善予,因延诊之。脉沉而濡弱,予曰:此气虚中满症也",以"人参、白术各三钱,炮姜、回阳、陈皮各一钱,茯苓、黄芪各二钱,泽泻、升麻、肉桂、苍术、防风各七分"治疗而愈。

21. 积痰郁滞于肺莫能出,以致大便之气不固也。……吐去上焦痰积,而大便自实矣。

出自明代孙一奎《孙一奎医案·三吴治验》。肺与大肠相表里,痰积于肺,肺气宣降失司,则大肠传导不利,大便不固。治当用吐法,吐出上焦痰积。肺与大肠经络相联,生理上相互协调,病理上相互影响,治疗上相互为用,对临证实践有较好指导意义。现代国内外许多学者已从胚胎发育、气体排泄途径、神经系统调节、解剖结构联系、黏膜免疫、内分泌物质影响等多角度探索了"肺"与"大肠"之间的联络机制,均不同程度地丰富和发展了"肺合大肠"理论的科学内涵,初步阐明了"肺与大肠相表里"的机制。

其医案:"李古愚先生,每食后即大便,腹皮稍胀急,胸膈饱闷。医与参术则痞闷愈甚,小水清而长。予脉之,左寸涩,右寸滑,按之如黄豆大,且鼓指,关尺之脉皆弦小,左尺脉迢迢有神气。……先用苦梗、萝卜子各三钱,白豆仁、橘红、山栀仁各一钱,川芎五分,生姜三片,葱三根,水煎服之,取吐。服后半小时许,恶心,吐出清痰,心恶之势虽有,乃痰积胶固,犹不易出。又以萝卜子一合,擂浆水,加蜂蜜,与半碗饮之,始吐出胶痰二碗余。……再以二陈汤加白术、旋覆花、麦芽,调理而全可矣。"

22. 治肠胃相兼之疾,必寒非凄凄,热非灼灼始可。

出自明代孙一奎《孙一奎医案·三吴治验》。孙一奎根据李杲"大肠喜清而恶热,脾胃喜温而恶寒,以胃属土,而大肠属金也"的思想而提出这一治则,并"详酌一方,专以肠风脏毒之药为君主,外以养血之剂裹之,使不伤胃气",药物为"大黄(酒浸,九蒸九晒者)二两,槐花三两,木耳二两,郁李仁、皂角子、象牙屑、条芩各一两,血余灰、升麻、荆芥穗各五钱,为末,炼蜜为丸,赤豆大,外以四物汤加蒲黄各一两为衣"。临证中治肠胃兼病时,不能太寒,亦不能太热,常常攻补兼施、寒温并用、辛开苦降、肠胃并治。

23. 脾胃经有湿痰,蕴而为热,但清其中宫。

出自明代孙一奎《孙一奎医案·三吴治验》。食积痰饮,郁而化热,积滞在中焦,影响脾胃升降功能,则见脘腹痞满胀痛、嗳腐吞酸、呕吐呃逆等。治宜消其食,化其滞,清郁热,使宿食痰饮得去,脾胃"清阳升,浊阴降,而气血自旺",从而达到"不补之补"的效果。

其医案:"沈大参玉阳老先生,中焦有食积痰饮而作痞滞,以故大便了而不了,间或作胀。予脉之,两寸短弱,关滑,两尺沉滑有力。……以二陈汤加枳实、酒连、酒芩、滑石、姜黄、木香、干葛、山楂,两剂而愈。"

24.(湿邪)在上在外者,宜微从汗解;在下在里者,宜分利之。

出自明代张介宾《景岳全书·传忠录上·表证篇》。湿邪为病,有外湿内湿之分。因此张介宾曰:"若道路冲风冒雨,或动作辛苦之人,汗湿沾衣,此皆湿从外入者也。若嗜好酒浆生冷,以致泄泻、黄胆、肿胀之类,此湿从内出者也。"外湿多因气候潮湿或涉水淋雨、居住潮湿等导致,病邪先犯肌表,病位较浅,故宜辛温之剂以表散,使湿邪从肌表而解,方选不换金正气散等。内湿多由于嗜酒、饮食饥饱、生冷伤脾,致脾失健运,水湿停聚而形成,病位较深,治当健脾以振奋脾阳,淡渗以驱除水饮,给邪以出路,方选四苓散、小分清饮等。若肾阳虚衰者还须温补肾阳,使命火充旺,助脾阳以健运,方选八味丸等。

25.(呃逆)凡声强气盛而脉见滑实者,多宜清降;若声小息微而脉见微弱者,多宜温补。

出自明代张介宾《景岳全书·杂证谟·呃逆》。呃逆声高,气涌有力,脉滑实且数者,病属初起,多连续发作,为邪热壅盛、胃火上冲的实证,常兼口臭烦渴、便秘溺赤等症。实证呃逆治宜清泄胃热,则胃气自降,方选安胃饮。如呃声低弱,气不接续,呼吸浅表,脉细无力者,属胃气虚损,病深及肾,常兼肢倦神疲、食少便溏、腰膝无力等症。肾虚纳降无权的虚证,治宜温补脾肾,则脾肾健旺,升清自复,呃逆可愈,方选归气饮或用理阴煎加丁香。

26.呕吐一证,最当详辨虚实。

出自明代张介宾《景岳全书·杂证谟·呕吐》。诊病审证求因都应详辨虚实,虚实不辨,治疗必背道而驰,不独呕吐一症。张介宾特别强调呕吐虚多实少,如果胃强脾健,即使寒热饥饱也不致于呕吐,而金元诸家往往以实论治,故张介宾为矫其枉而出此言。但如确系饮食生冷不洁,或食下毒物,或肝胃之火上逆,或痰饮水气结聚于胃等,当以实论治,邪去则呕止。若无上述实证,应以虚论治。虚呕之治,但当以温胃补脾为主,方选人参理中汤为正治,或温胃饮、圣术煎、参姜饮之类亦可酌用,或黄芽丸尤为最妙。呕吐直接伤损脾胃之气,水谷不被摄纳,若不能及时治愈,后天化源断绝,生命难以继续。

27.胃为水谷之海,清和则能受;脾为消化之器,清和则能运。

出自明代张介宾《景岳全书·杂证谟·噎膈》。清和,清静平和,不受干扰,功能正常。胃是受纳和腐熟水谷的场所,胃气清和才能正常行使受纳功能。

脾是消化饮食的脏腑，脾气清和才能发挥运化作用。清和就是不要人为地干扰脾胃的自然功能，饮食要适量，寒温要适度，五味不可偏嗜，起居有常，劳逸结合，精神舒畅，让机体处于正常的自然代谢之中。

28. 凡治噎膈，大法当以脾肾为主。

出自明代张介宾《景岳全书·杂证谟·噎膈》。噎膈主要与七情内伤、酒食不节、久病年老有关，致使气、痰、瘀交阻，津气耗伤，胃失通降而成。七情内伤、酒食不节、久病年老，可致脾肾功能失常。脾之功能失调，健运失司，水湿聚而为痰。肾阴不足则不能濡养咽嗌，肾阳虚羸则不能温运脾土，以致气滞、痰阻、血瘀，使食管狭窄，胃失通降，津液干涸失濡而成噎膈。无论噎膈起于何因，最终又必然导致脾肾俱败，所以治噎膈应以脾肾为主。根据这个治疗原则，临证多用开郁理气、破结行瘀、滋阴润燥、补脾益肾之法治疗噎膈。气血俱虚者，方选五福饮及十全大补汤。脾虚于上者，方选四君子汤。脾虚兼寒者，方选五君子煎。阴虚于下者，方选左归饮、大营煎。阴中之阳虚者，方选右归饮加当归，或右归丸、八味地黄丸之类。

29. 治积之要，在知攻补之宜。

出自明代张介宾《景岳全书·杂证谟·积聚》。积聚是以腹内结块，或胀或痛为主要特征的病证；因肝脾受损，脏腑失和，气机阻滞，瘀血内结而成。积聚的治疗，要着眼于邪正虚实，掌握攻补时机，了解病程久暂，注意用药分寸。病初属邪实，应予消散，方选《秘方》化滞丸、化铁丹、遇仙丹、感应丸、大硝石丸、三花神佑丸、赤金豆、百顺丸等；中期邪实正虚，予消补兼施；后期以正虚为主，应予养正除积。虚在脾胃者，方选五味异功散，或养中煎、温胃饮、归脾汤之类。虚在肝肾者，方选理阴煎、肾气丸、暖肝煎之类。

30. 治泻不利小水，非其治也。

出自明代张介宾《景岳全书·杂证谟·泄泻》。脾运失职，小肠无以分清泌浊，则发生泄泻。泄泻之病，多见小便不利，水谷不分，若水谷分利，则泻自止。张介宾强调"小水不利，其因非一，而有可利者，有不可利者，宜详辨之"，"盖虚寒之泻，本非水有余，实因火不足；本非水不利，实因气不行。夫病不因水而利则亡阴；泻以火虚而利复伤气"。如湿胜无寒而泻者，方选四苓散、小分清饮之类主之。如湿夹微寒而泻者，方选五苓散、胃苓汤之类主之，以微温而利之也。如湿热在脾，热渴喜冷而泻者，方选大分清饮、茵陈饮、益元散之类主之，去其湿热而利之也。

31. 火清则溺自清，溺清则黄自退。

出自明代张介宾《景岳全书·杂证谟·黄疸》。张介宾提出从小便的色泽观察黄疸之进退。黄疸乃湿热所致，而小便是湿热病邪的主要出路，故而小便黄赤而短，湿热仍在；小便清白，标志着湿热已除，黄疸亦随之消退。

32. 湿热之病,宜清宜利,热去湿亦去也;寒湿之病,宜燥宜温,非温不能燥也。

出自明代张介宾《景岳全书·杂证谟·湿证》。湿邪困脾碍运,最易寒热相兼。素体阳盛或邪热入侵,湿易化热为湿热;素体阳虚或遇客寒,寒与湿易于结合为寒湿。湿热邪气发病,多留于气分,见于暑温、湿温、黄疸诸病,皆用清热利湿法治疗。热多湿少,重用清热,佐以化湿,热去湿亦去;湿多热少,重用化湿,佐以清热,湿去热亦去。方选四苓散、小分清饮,或大分清饮、茵陈饮之类。寒湿之邪,易伤脾肾阳气,见于痰饮、水肿诸病,治以温肾阳、暖脾土,燥湿散寒,是寒湿病证的治疗大法。寒湿病证病情尚轻的,宜温、宜利、宜燥,方选五苓散、平胃散、渗湿汤等;病情重的,必用温补,"俟阳气渐复,则阴邪始退",方选八味丸、理中汤、圣术煎,或佐关煎、胃关煎、薛氏加减《金匮》肾气汤等。

33. 阳结者,邪有余,宜攻宜泻者也;阴结者,正不足,宜补宜滋者也。

出自明代张介宾《景岳全书·杂证谟·秘结》。阳结,是指胃肠邪实所致便秘,与实秘义同。阴结,是指阳虚阴凝,传递失常或精血亏耗,大肠干燥者,与虚秘义同。实秘为邪滞肠胃、壅塞不通所致,故以祛邪为主,给予泻热、温散、通导之法,使邪去便通。邪结甚者,方选承气汤、神佑丸等;邪结微者,方选清凉饮子、《元戎》四物汤、黄龙汤等。火盛不解者,方选凉膈散。火盛水亏,阴虚而燥者,方选丹溪补阴丸、六味地黄加黄柏知母麻仁之类。虚秘为肠失润养、推动无力而致,故以扶正为先,给予益气温阳、滋阴养血之法。阳虚而阴结者,方选右归饮、大补元煎、大营煎之类。阴虚而阴结者,方选左归饮、左归丸、当归地黄饮、五福饮、六味地黄丸之类。

34. 凡泄泻之病,多由水谷不分,故以利水为上策。

出自明代张介宾《景岳全书·杂证谟·泄泻》。泄泻的病机多为水谷不分。各种病因导致脾虚湿盛,脾失健运,大小肠传化失常,升降失调,清浊不分,而成泄泻。治疗应以健脾利水为原则。

35. 肝气有余不可补,补则气滞而不舒,非云血之不可补也。

出自明代张介宾《质疑录·论肝无补法》。肝主藏血,以血为本,肝气得血资生,有调节血量的作用。肝主疏泄,性属风木,以气为用,疏泄条达,升发向上,有调节情志、振奋气机、运行气血、疏泄胆汁、助脾胃消谷运化之功,且内寄相火,相火易动,故肝有"体阴用阳"之说。由于肝的这一生理特性,其致病时,易升发亢逆太过,或郁久又易化火、动风,同时伤阴耗血,变症丛生。因此,病理上,每见肝气易亢,而肝血多虚。方选补肝汤(《医学六要》),以生地黄、当归、白芍、川芎滋养阴血,以酸枣仁、木瓜、炙甘草酸甘化阴。

36. (痢疾)新感而实者,可以通因通用;久病而虚者,可以塞因塞用。

出自明代李中梓《医宗必读·痢疾》。初痢多为邪气实,治宜祛邪止痢,切忌妄投收敛固涩之品,以免闭门留寇。下痢日久,由实转虚,治宜补益固涩,固护正气。

其医案:"文学顾伟男之内,痢疾一月,诸药无功。余诊之曰:气血两虚,但当大补,痢家药品一切停废,以十全大补连投十剂,兼进补中益气加姜、桂,二十余剂而安。"

37. 治痰不理脾胃,非其治也。

出自明代李中梓《医宗必读·痰饮》。痰饮的产生与脾的运化水湿功能有密切关系,故多采用健脾渗湿法来治疗。脾胃运化功能旺盛,则痰液无从以生。

其医案:"郡侯王敬如,患痰嗽,辄服清气化痰丸,渐至气促不能食。余曰:高年脾土不足,故有是证,若服前丸,则脾土益虚矣。投以六君子汤,加煨姜三钱、益智一钱五分,十剂而痰清。更以前方,炼蜜为丸,约服一斤,饮食乃进。"

38. (反胃者)必须养气以培其阳,益血以滋其阴。

出自明代李中梓《病机沙篆·噎膈反胃》。李中梓认为,反胃者出现口吐白沫、粪如羊屎为危极,治当养气培阳、益血滋阴,使肺金无畏火之炎,肾能生水,则脾胃健旺、饮食自消,方选桂附理中汤、麦门冬汤。

39. 滋化源、固胃气二语,真医杂症者之龟鉴也。

出自明代黄承昊《折肱漫录·医药篇》。化源,指脾胃生化之源。胃气,指胃对饮食水谷的受纳消化及运化功能。龟鉴,比喻借鉴,这里引申为原则。此语乃明代黄承昊《折肱漫录》对明代薛己《内科摘要》治疗杂症学术思想的概括。饮食水谷是人体所需营养物质的主要来源,也是生成气血的重要物质基础。脾胃功能正常,饮食水谷的受纳和运化才能正常进行,人体生命活动才能继续。所以治疗杂病,要强调滋补化源,固护胃气,是治病必须遵守的原则。

40. 老人不宜速降其火,虚人不宜尽去其痰。

出自清代喻昌《医门法律·先哲格言》引崆峒子之言。原文为:"脾土上应乎天,亦属湿化,所以水谷津液不行,即停聚而为痰饮也。夫人之病痰火者十之八九,老人不宜速降其火,虚人不宜尽去其痰,攻之太甚,则病转剧而致危殆,须以固元气为本。"人若上年岁,则体质虚弱,气血阴阳已本不足,所谓"年四十,而阴气自半",此时若生火生痰,不论虚实,临证运用降火化痰之法均应慎重。因清热降火之品,或寒凉、或苦燥,若欲速降其火,过用寒凉则伤中阳,过用苦燥则伤津液;而化痰之品,多辛温燥烈,若一味祛痰,则易化燥伤阴耗血。故治疗此类病证,当时时以固护元气为本,用药宜中正平和。

41. 先喘而后胀者治在肺,先胀而后喘者治在脾。

出自清代张璐《张氏医通·鼓胀》。肺主气,先喘而后胀者,宜清金降火,而行水次之;脾主湿,先胀而后喘者,宜燥脾行水,而清金次之。对于夏季因湿热郁蒸、水湿久渍、逆行犯肺而致咳喘肿胀、小水不利的患者,其本在脾,标在肺,虽云"治病必求于本",但喘证往往急于胀证,因而应急则治标。此时应以降肺为主、升脾为辅,降肺用葶苈子、苏子之属,升脾参以温升之干姜。

42. 中宜旋则运,下宜封乃藏。

出自清代叶桂《临证指南医案·泄泻》。中,指中焦脾胃。脾主升,胃主降,为一身气机升降之枢纽,其为病则中气不运,清阳下陷、浊阴上逆,故宜升清降浊,旋转清阳,使气机升降复常,则中气始能健运。下,指下焦肾。肾主封藏,《黄帝内经》所谓"肾者,主蛰,封藏之本,精之处也",即肾封藏精气,故肾气不足、肾阳虚弱,则封藏失司,精气外泄而为病。叶桂发展其"封藏"之理,认为阳明之阖亦受肾主封藏的影响,并谓"肾阴衰,固摄失司为瘕泄",而此处之"下宜封乃藏"具体又是针对泄泻而说。

其医案:"陈(氏)　产育十五胎,下元气少固摄,晨泄。自古治肾阳自下涵蒸,脾阳始得运变。王氏以食下不化为无阳,凡腥腻沉着之物当忌。早用四神丸,晚服理中去术草加益智、木瓜、砂仁。"

43. 疏胃宜清,调脾当暖。

出自清代叶桂《临证指南医案·肿胀》。胃属阳明燥金主气,阳明为阖,其为病多易燥结壅滞,应疏导其壅,治以清法。脾属太阴湿土主气,其为病多脾虚寒湿,治应暖土,使脾气通调,中枢得运。叶桂用以治疗脾胃气伤结聚等证,法如辛开苦降、分消走泄等。辛开苦降,如黄连、黄柏苦降清泻,是为"清";苍术、陈皮辛温运脾、燥湿和中,是为"暖"。豆蔻、厚朴芳化苦燥,是为"暖"以调脾;茯苓、泽泻淡渗清利,是为"清"以疏胃。

医案一:"杨(五十)　饮酒聚湿,太阴脾阳受伤,单单腹胀,是浊阴之气锢结不宣通,二便不爽。治以健阳运湿。生茅术、草果、附子、广皮、厚朴、茯苓、荜拨、猪苓。"

医案二:"朱　阳明胃逆,厥阴来犯。丹溪谓上升之气自肝而出,清金开气,亦有制木之功能,而痛胀稍缓。议以温胆加黄连方。(肝胃不和)半夏、茯苓、橘红、枳实、竹茹、川连、生白芍。"

44. 治痢之法,非通即涩。

出自清代叶桂《临证指南医案·痢》。治疗痢疾的大法即为通、涩二法。痢疾之实者,多暑湿热毒秽浊之邪内伏,当通因通用,逐邪外出。痢疾之虚者,多脾肾虚衰、关门不利,当收敛固涩。虚实夹杂,当通补并施。

45. (黄疸)阳主明,治在胃。……阴主晦,治在脾。

出自清代叶桂《临证指南医案·疸》。黄疸有阴阳之分。阳黄其色鲜明如橘皮,多湿热内蕴为患,病在阳明为主,治疗多清热利湿、通泻阳明,故曰"阳主明,治以胃",方选连翘赤豆饮、杏仁石膏汤等。阴黄其色晦暗如烟熏,多寒湿内着为患,病在太阴为主,治疗多温阳化湿、健脾益气为主,故曰"阴主晦,治在脾",方选大半夏汤。

其医案:"王　右胁高突刺痛,身面发黄,不食不便。瘀热久聚,恐结痈疡。(湿热郁蒸)大豆黄卷、木防己、金银花、生牡蛎、飞滑石、苡仁。"

46. 若脾阳不足,胃有寒湿……自当恪遵东垣之法。若脾阳不亏,胃有燥火,则当遵叶氏养胃阴之法。

出自清代叶桂《临证指南医案·脾胃》华岫云按语。脾胃脏腑相连,互为表里。脾喜燥而恶湿,其气以升为健;胃喜润而恶燥,其气以降为和。脾胃升降相因,燥湿互济,脾气升清,胃气降浊。若脾阳不足,健运失司,其气无以升清,则虚寒内生,胃失降浊,湿气由之而内生。对于此类病证,当遵循李杲健脾益气、升发清阳之法,采用辛温燥化之方药治疗。若胃阴不足,其腑失于润泽,其气失于和降,则燥火内生,此时当遵叶桂滋阴养胃之法,采用甘凉濡润之方药治疗。

其医案:"某(三四)　脉涩,体质阴亏偏热,近日不饥口苦。此胃阴有伤,邪热内炽,古称邪火不杀谷是也。金石斛、陈半夏曲、生谷芽、广皮白、陈香豉、块茯苓。"

47. 肝为刚脏,能受柔药;胃为柔脏,能受刚药。

出自清代吴瑭《温病条辨·中焦篇》第 77 条汪按。肝为刚脏者,其内寄相火,其用属阳,有将军之性,刚强而不屈,用药当用阴柔,以顺和其性。胃为柔脏者,其主润泽通降,其用属阴,用药当注意通补阳气为要,使其津液无以滞碍。

48. 肝气宜升,胆火宜降。然非脾气之上行,则肝气不升;非胃气之下行,则胆火不降。

出自民国张锡纯《医学衷中参西录·医论·论肝病治法》引黄坤载语。肝随脾升,脾土之气不升,则肝气不升;胆随胃降,胃土之气不降,则胆火不降。即肝胆之气机升降,都随脾胃之气的升降运行。可知中焦枢纽脾胃气机是否调畅对肝胆气机活动有重要影响。

49. 脾主升清,所以运津液上达。胃主降浊,所以运糟粕下行。

出自民国张锡纯《医学衷中参西录·医方·治气血郁滞肢体疼痛方》。脾气以升清为健,主清阳之升发,故其运化水谷精微并输送上达于心肺,《黄帝内经》所谓"脾气散精,上归于肺"。胃气以通降下行为和,一方面受纳腐熟水谷,另一方面将饮食水谷之糟粕向下传导以排出体外。张锡纯创培脾舒肝汤,以治因肝气不舒、木郁克土,致脾胃之气不能升降,胸中满闷,常常短气。

其医案:"族侄妇,年二十余,素性谨言,情志抑郁。因气分不舒,致四肢痉挛颤动,呼吸短促,胸中胀闷,约一昼夜。先延针科医治,云是鸡爪风,为刺囟门及十指尖,稍愈,旋即复作如故。其脉左部弦细,右部似有似无,一分钟数至百至。其两肩抬动,气逆作喘。询知其素不健壮,廉于饮食。盖肝属木而主筋,肝郁不舒则筋挛,肝郁恒侮其所胜,故脾土受伤而食少。遂为开培脾舒肝汤。为有逆气上干,又加生赭石细末五钱。嘱服二剂。痉挛即愈,气息亦平。遂去赭石,照原方又服数剂,以善其后。"

50. 清解阳明之郁热,宣化太阴之蕴湿。

出自民国丁甘仁《丁甘仁医案·黄胆案》。本条指出黄疸治疗的两大法则。丁甘仁治疗湿热黄疸,多按仲景之法,从解表、利小便二法中出。此二法之运用,出自仲景。《金匮要略·黄疸病脉证并治》曰:"诸病黄家,但利其小便。假令脉浮,当以汗解之……"利小便者,仲景用茵陈五苓散之类,丁甘仁师其法选用茵陈、赤茯苓、车前子等药;解表者,仲景用麻黄连轺赤小豆汤、桂枝加黄芪汤,丁甘仁则选用葛根。

其医案:"麦左 嗜酒生湿,湿郁生热,热在阳明,湿在太阴,熏蒸郁遏,如盦酱然,面目发黄,黄甚则黑,心中嘈杂,虽食甘香,如哕酸辣,小溲短赤,口干而渴,此酒疸也。姑拟清解阳明之郁热,宣化太阴之蕴湿,使热邪从肌表而解,湿邪从小便而出也。粉葛根二钱,肥知母一钱五分,赤茯苓三钱,西茵陈三钱,黑山栀二钱,陈皮一钱,车前子三钱,天花粉三钱,枳子三钱,生苡仁(煎汤代水)一两。"

第四节　药　物　方　剂

1. 食谷欲呕,属阳明也,吴茱萸汤主之。得汤反剧者,属上焦也。

出自东汉张仲景《伤寒论·辨阳明病脉证并治》。食谷欲呕,有阳明中寒与上焦气阻之异。阳明中寒,胃失和降,浊阴上逆,故食谷欲呕,方选吴茱萸汤。《金镜内台方议》曰:"干呕,吐涎沫,头痛,厥阴之寒气上攻也。吐利,手足逆冷者,寒气内甚也;烦躁欲死者,阳气内争也。食谷欲呕者,胃寒不受食也。此以三者之证共用此方者,以吴茱萸能下三阴之逆气为君,生姜能散气为臣,人参、大枣之甘缓,能和调诸气者也,故用之为佐使,以安其中也。"若服吴茱萸汤而呕反增剧者,是病属上焦,不当用本方治之。

2. 黄者,脾热,泻黄散主之。

出自北宋钱乙《小儿药证直诀·目内证》。钱乙将小儿望诊放在四诊之首,通过观察小儿眼睛的变化诊查病情。若眼睛黄,则提示脾有热,方选泻黄散。现代研究表明,泻黄散对于脾胃蕴热引起的手足口病、唇炎、汗证、睑腺炎等,均具有较好疗效。

3. 凡脏腑之秘,不可一例治疗。

出自金代刘完素《素问病机气宜保命集·泻痢论》。刘完素认为,便秘有虚秘和实秘,对应治疗也不同。"胃实而秘者,能饮食,小便赤,当以麻仁丸、七宣丸之类主之;胃虚而秘者,不能饮食,小便清利,厚朴汤主之。"

4. 凡水泻,茯苓、白术为君,芍药、甘草佐之。

出自金代张元素《医学启源·主治心法》。张元素指出,治疗泄泻,可以茯苓、白术为君药加减。白术以健脾燥湿为主,茯苓以利水渗湿为要。二药伍用,一燥一渗,运利结合,使水湿有出路而脾气健,健脾气而运水湿,为平补平利之剂。芍药配甘草酸甘化阴,和里缓急。

5. 先见脓血,后见大便者,黄柏为君,地榆佐之。

出自金代张元素《医学启源·主治心法》。本条体现了张元素随证治病用药思想。根据痢疾患者脓血与大便出现先后,随证用药。先有脓血,后见大便,以黄柏为君药清热燥湿、除下焦湿热,佐以地榆凉血止血。

6. 里急,大黄、芒硝、甘草下之;后重者,木香、藿香、槟榔和之。

出自金代张元素《医学启源·主治心法》。里急、后重为痢疾主症。张元素认为,里急宜大黄、芒硝通腑导滞,后重则宜木香、藿香、槟榔行气导滞。

7. 白芍药泻脾火,石膏泻胃火。

出自元代王好古《汤液本草·脏腑泻火药》。王好古认为,脾火和胃火虽同属中焦火盛,用药却不同。王好古认为,白芍"味酸而苦,气薄味浓,阴也,降也",为手足太阴行经药,入肝脾血分。白芍有敛阴益营、柔肝止痛、平抑肝阳之功,能于土中泻木。《滇南本草》中也提到白芍可泻脾热,止腹痛,止水泻,收肝气逆痛,调养心肝脾经血,舒肝降气,止肝气痛。朱震亨亦认为,芍药泻脾火,性味酸寒,因时因病选用不同炮制法,如"冬月必以酒炒","腹痛多是血脉凝涩,亦必酒炒用"。

石膏生用清热泻火,除烦止渴;煅用敛疮生肌,收湿,止血。王好古认为,石膏气寒,味甘辛,微寒,大寒,无毒,入手太阴经、少阳经、足阳明经。《本草衍义补遗》曰:"石膏甘辛,本阳明经药,阳明主肌肉,其甘也,能缓脾益气,止渴去火;其辛也,能解肌出汗,上行至头,又入手太阴、手少阳……而可为三经之主者……研为末,醋研丸如绿豆大,以泻胃火、痰火、食积。"

8. 治中焦热,黄连为君。

出自元代王好古《汤液本草·东垣先生用药心法》。王好古认为,黄连气寒,味苦,味厚气薄,阴中之阳。《药类法象》认为,黄连"泻心火,除脾胃中湿热,治烦躁恶心,郁热在中焦,兀兀欲吐,心下痞满必用药也"。

9. 凡腹痛以手重按者,属虚,宜参、术、姜、桂之属。凡腹痛以手不可按者,属实,宜大黄、芒硝下之。

出自元代朱震亨《丹溪心法·腹痛》。朱震亨根据腹诊将腹痛分为虚证与实证。腹痛可重按者,属虚证,治疗以补虚温阳为主,药物如"参、术、姜、桂";腹痛拒按者,属实证,治疗以通腑导滞为主,药物如"大黄、芒硝"等。

10. 栝蒌能治插胁之痛,盖为其缓中润燥以致于流通。

出自明代孙一奎《医旨绪余·胁痛》。栝蒌(瓜蒌)味甘、微苦,性寒,具有清热化痰、宽胸散结、涤痰开郁之功,常用以治疗痰热咳嗽、胸痹、结胸、肺痈、肠痈等。胁痛的发生多因肝气郁结,肝失条达;瘀血停着,痹阻胁络;湿热蕴结,肝失疏泄;肝阴不足,络脉失养。《重庆堂随笔》指出瓜蒌能"舒肝郁,润肝燥,平肝逆,缓肝急"。上海中医药大学附属曙光医院蒋健喜用孙一奎《医旨绪余·胁痛》所载胁痛方加减(瓜蒌、红花、五灵脂)治疗胁痛。

11. 清气在下,浊气在上,令人胸膈饱胀,大便溏泄者,此方(升阳顺气汤)主之。

出自明代吴崑《医方考·脾胃门》。清气,指体内轻浮、性属阳的生理之气;浊气,指体内重浊、性属阴的病理之气。清阳之气本应上升,若轻清上浮之阳气衰而不能升,气陷肠中,就会引起小肠功能紊乱,水谷不能转化为精微,引起泄泻。浊阴之气本应下降,若发而上逆,充塞于阳位而不降,则必然阻滞气机,造成胸腹胀满之症。升阳顺气汤由升麻、柴胡、黄柏、人参、黄芪、半夏、草豆蔻、神曲、当归、陈皮、甘草组成。方中升、柴辛温升其清,清升则阳气顺矣;柏皮苦寒降其浊,浊降则阴气顺矣;人参、黄芪、当归、甘草补其虚,补虚则正气顺矣;半夏、陈皮利其膈,膈利则痰气顺矣;草豆蔻、神曲消其食,食消则谷气顺矣。

12. 小儿脾虚不实,米谷不化,滑肠滞颐者,此方(钱氏益黄散)主之。

出自明代吴崑《医方考·脾胃门》。益黄散,又名补脾散,为宋代儿科大家钱乙创制的名方之一,由陈皮、丁香、诃子、青皮、甘草组成。小儿"脾常不足",脾虚运化失健,则饮食不得消化,滞留体内,流于肠间则泄泻。益黄散中重用陈青二橘,辟除陈气,加丁香调气温中,诃子涩肠止泻,甘草甘缓守中。全方温燥芳香、燥湿悦脾。正如南京中医药大学中医儿科名家江育仁所曰:"脾健不在补,贵在运,深含泻中寓补之法。"

13. 湿气胜,五泻成;胃苓散,厥功宏。湿而冷,萸附行;湿而热,连芩程。湿挟积,曲楂迎;虚兼湿,参附苓。脾肾泻,近天明;四神服,勿纷更。

出自清代陈念祖《医学三字经·泄泻》。本条论泄泻的病因病机与证治。泄泻之病,主因为湿,又有夹风、夹热、夹寒、水盛、气虚等不同,不论何种病理因素为盛,总不外脾胃湿滞,故胃苓散为治疗泄泻最主要的方剂,并可根据具体病机随证加减。寒湿为主者,加吴茱萸、附子;湿热盛者,加黄连、黄芩;夹食积者,加神曲、山楂;气虚者,加人参、附子、茯苓;脾肾阳虚、五更泻者,用四神丸。

14. 燃照汤,宣土郁而分阴阳;连朴饮,祛暑秽而行食滞。

出自清代王士雄《随息居重订霍乱论·病情篇·热证》。王士雄认为,霍乱之属热证者,多土郁而作,治疗上多从开郁化气、祛暑行滞入手,处以燃照汤、连朴饮等方。燃照汤主治暑秽夹湿,霍乱吐下,脘痞烦渴,外显寒而内显热,错杂难分。连朴饮主治湿热内伏之霍乱,兼能行宿食,涤痰涎。

15. 白芍善利小便,自小便以泻寒火之凝结;牛蒡能通大便,自大便以泻寒火之凝结。

出自民国张锡纯《医学衷中参西录·医方·治痢方》。张锡纯认为,痢疾一病,是"寒火凝结下焦,瘀为脓血,留滞不下,而寒火交战之力又逼迫之,以使之下也"。白芍,《神农本草经》谓其能"利小便",张锡纯进一步提出其"能收敛上焦浮越之热下行自小便泻出,为阴虚有热小便不利者之要药","善泻肝胆之热,以除痢疾后重",故白芍能泻火养阴、导热邪从小便而出,则寒火凝结可解。张锡纯认为,牛蒡子"体滑气香,能润肺又能利肺",而肺与大肠相表里,肺津得润则肠腑得润,肺脏得利则肠腑亦得利,故能通大便;又能清热解毒、消肿散结,善开火毒结滞之证,故能导热毒之邪从大便而出,以开寒火之凝结。

第三章　脾胃病学说历代药对

药对是 2 味、3 味或 4 味中药的有机组合,而不是任意中药的凑合,是以中医药理论为指导,针对一定病证所采用的相应治法为前提,并经过多次临床验证并证明的具有临床应用价值的药物配伍。药对的配对原则与中药基本理论和中医治则治法的关系密切,且其组合方式具有多样性。

协同配对:配对药物具有气味、功效相同或相近的特点,配伍合用后可直接增强某一功效,具有协同作用。如木香配槟榔,同为行气药,可行气导滞,泄热通便。

相辅配对:配对药物在某一功效上的一致性,或一种药物与另一种药物具有内在联系,通过配伍可起间接促进、资助某一功效得以发挥的作用,包括四气、五味、归经、升降浮沉等。附子和干姜皆具辛热之性,合用可温补脾肾之阳,属于温热(四气)配对。白芍和甘草合用,酸甘化阴,有补虚缓急之功,属酸甘(五味)配对。升麻和柴胡合用,升阳举陷,属于升降浮沉配对。

相制配对:配对药物存在制约作用,从而发挥出某一特定功效作用。如半夏与生姜,相畏而用,生姜能减除半夏毒性。

调节配对:配对药物在性能功效或治法上相对,起着对某一病理环节的双向调节作用。附子辛热能温里散寒湿,茵陈味苦微寒,两药合用,常用于治疗黄疸之阴黄证。

特殊配对:配对药物具有不同功效或不同气味,通过配伍可起到改变药物原有功效或取得新功效的作用。如一气一血的两药合用,黄芪与当归,重用当归而成补血之用。

不同形式的配对方式,不是截然区分的,有时候同一药对具有不同的配对形式。丁香和柿蒂合用,均具有降逆止呃功效,为协同配对,但同时"一辛热而一苦平,合用深得寒热兼济之妙"(《本草求真》),又属于调节配对。

药对在临证中的应用,主要是通过组成一定方剂而实现的。同一方剂可由多组药对组成。药对配伍理论可在一定程度上说明方剂配伍关系。同一药对在临床应用时,随着方剂剂型、剂量或加工的不同,在不同方剂中具有不同功用。例如,枳实合白术,张仲景《金匮要略》枳术汤(枳实七枚,白术二两)中重用枳实,是以泻为主;李杲的白术和胃丸("治病久厌厌不能食,而脏腑或结或溏,此胃气虚弱也")中,白术一两二钱,枳实只用了二钱五分,还配伍了人参、陈皮和甘草以助白术补气健脾之力,是为补法;李杲的草豆蔻丸,"治秋冬伤寒冷物,胃脘当心而痛,上支两胁,膈咽不通",在用量上枳实:白术为1:1,且枳实合草豆蔻行气温中散寒,白术健脾胃之气,三药相合,胃复通降,脾运得健,则积滞自消,是为补泻兼施。

根据药对作用,并结合中药功效及在脾胃病范畴中的临证应用,将脾胃病学说历代药对分为健脾补气法、益气升提法、疏肝理气法、理气导滞法、化痰祛湿法、寒热并用法、理血化瘀法、清热泻火法、泻下通便法、育阴增液法、温阳散寒法和收敛固涩法等12类。

第一节　健脾补气法

脾宜补则健,脾欲缓,急食甘以缓之,故以人参、党参、白术、黄芪、甘草之品以健脾补气。胃宜降则和,胃腑宜疏自清,故佐以厚朴、陈皮、大黄、竹叶之品以和降胃气。脾升胃降,中焦枢机气化行矣,如人参配厚朴、白术配枳实。脾胃为气血生化之源,若阴血不足,宜气阴、气血双补,如白术配当归、茯苓配麦冬等。

1. 人参配厚朴

人参,甘、微苦,微温,归脾、肺、心、肾经,有大补元气、复脉固脱、补脾益肺、生津、安神功效。用于体虚欲脱、肢冷脉微、脾虚食少、肺虚喘咳、津伤口渴、内热消渴、久病虚羸、惊悸失眠、阳痿宫冷等。

厚朴,苦、辛,温,归脾、胃、肺、大肠经,有燥湿消痰、下气除满功效。用于湿滞伤中、脘痞吐泻、食积气滞、腹胀便秘、痰饮喘咳等。

临证审病变证机既有正气虚弱,又有气机壅滞,其治既要益气,又要行气,故以人参与厚朴配伍,下气行气不伤正,益气补虚又不壅滞气机,相互为用,相互制约,以治气虚气滞证。

本药对见于厚朴生姜半夏甘草人参汤,治疗脾虚痰湿阻滞,虚实夹杂之腹胀。《伤寒论·辨太阳病脉证并治中》言:"发汗后,腹胀满者,厚朴生姜半夏甘草人参汤主之。"成无己曰:"吐后腹满与下后腹满皆为实,言邪气乘虚入里为实。发汗后,外已解也。腹胀满知非里实,由脾胃津液不足,气涩不通,壅而为满,与此汤和脾胃而降气。"

临床常用于慢性胃炎、功能性消化不良、功能性腹胀、慢性胰腺炎、慢性结肠炎等证属虚实错杂痞满者。

2. 人参配半夏

人参,甘、微苦,微温,归脾、肺、心、肾经,有大补元气、复脉固脱、补脾益肺、生津、安神功效。用于体虚欲脱、肢冷脉微、脾虚食少、肺虚喘咳、津伤口渴、内热消渴、久病虚羸、惊悸失眠、阳痿宫冷等。

半夏，辛，温，归脾、胃、肺经，有燥湿化痰、降逆止呕、消痞散结功效。用于痰多咳喘、痰饮眩悸、风痰眩晕、痰厥头痛、呕吐反胃、胸脘痞闷、梅核气等；生用外治痈肿痰核。

人参与半夏虽都能治脾和胃，但人参通过补气而建立脾气，半夏通过燥湿而振奋脾气，二者补散兼施，既能振奋脾胃，又能建立脾气，从而达到既能运化水湿，又能燥湿和中，更能升清降浊，以治疗错综复杂病证。

本药对见于半夏泻心汤、生姜泻心汤、甘草泻心汤等，以及治疗脾虚气逆之旋覆代赭汤。《伤寒论·辨太阳病脉证并治下》言："但满而不痛者，此为痞，柴胡不中与之，宜半夏泻心汤。"方中半夏为君药，散结除痞，善降逆止呕；干姜温中散寒；黄芩、黄连泻热开痞。以上4味相伍，寒热平调，辛开苦降。然寒热错杂，又源于中虚失运，故以人参、大枣甘温益气，以补脾虚。全方补泻兼施以顾其虚实。旋覆代赭汤为治疗胃虚痰阻气逆证的常用方。方中旋覆花下气消痰、降逆止嗳，代赭石善镇冲逆，半夏祛痰散结、降逆和胃，人参补气虚扶助已伤中气；后世用其治胃气虚寒之反胃、呕吐涎沫，以及中焦虚痞而善嗳气者。

临床常用于急慢性浅表性胃炎、慢性萎缩性胃炎、胆囊炎、胃食管反流、消化性溃疡等证属气虚夹痰湿者。

3. 人参配石膏

人参，甘、微苦，微温，归脾、肺、心、肾经，有大补元气、复脉固脱、补脾益肺、生津、安神功效。用于体虚欲脱、肢冷脉微、脾虚食少、肺虚喘咳、津伤口渴、内热消渴、久病虚羸、惊悸失眠、阳痿宫冷等。

石膏，甘、辛，大寒，归肺、胃经，有清热泻火、除烦止渴功效。用于外感热病、高热烦渴、肺热喘咳、胃火亢盛、头痛、牙痛等。

人参与石膏均具有生津作用，其中人参生津偏于益气，石膏生津偏于清热泻火。人参与石膏合用，清热中有益气，益气中有生津，以治疗邪热内盛、气津两伤者。

本药对见于白虎加人参汤、竹叶石膏汤、木防己汤等。白虎加人参汤中，用生石膏一斤以清热、透热出表，并除阳明气分之热；人参益气补虚。全方清热、益气、生津，补泻兼施，适用于气分热盛而又气阴两伤者。张锡纯曾用白虎加人参汤化裁治疗外感之热内迫所致痢疾，益其气而清其热。竹叶石膏汤治"虚羸少气，气逆欲吐"，其病机主要为胃热气逆、津气损伤，用二两人参配一斤石膏以补益脾胃、清泻胃热。木防己汤治"膈间支饮，其人喘满，心下痞坚，面色黧黑",其病机主要为膈间阳郁热饮、正气损伤,用四两人参配十二枚鸡子大石膏以补益宗气、清泻膈热。

临床常用于慢性萎缩性胃炎、慢性浅表性胃炎、口腔溃疡等证属邪热内盛、气津两伤者。

4. 人参配竹叶

人参,甘、微苦,微温,归脾、肺、心、肾经,有大补元气、复脉固脱、补脾益肺、生津、安神功效。用于体虚欲脱、肢冷脉微、脾虚食少、肺虚喘咳、津伤口渴、内热消渴、久病虚羸、惊悸失眠、阳痿宫冷等。

竹叶,甘、淡、寒,归心、小肠、胃经,有清心除烦、清宣郁热、生津止渴功效。用于热病烦渴、小儿惊痫、咳逆吐衄、小便短赤、口糜舌疮等。

人参与竹叶配伍,清心之中兼有益心气,益气之中兼有清心热,相互为用,则清热而不寒凝,并能益气除烦安神,以治疗邪热内扰兼有正气不足证。

本药对见于竹叶石膏汤。竹叶石膏汤证为热病后期,余热未清,气津两伤,胃气不和所致。全方清热与益气养阴并用,祛邪扶正兼顾,清而不寒,补而不滞。

临床常用于口腔溃疡、反流性食管炎、化疗后呕吐等证属热盛津伤者。

5. 人参配干姜

人参,甘、微苦,微温,归脾、肺、心、肾经,有大补元气、复脉固脱、补脾益肺、生津、安神功效。《神农本草经》谓之能"补五脏,安精神,定魂魄,止惊悸,除邪气,明目,开心益智。久服,轻身延年"。

干姜,辛、热,归脾、胃、肾、心、肺经,有温中回阳、温肺化饮功效。《神农本草经》谓之能"治胸满,咳逆上气,温中,止血,出汗,逐风,湿痹,肠澼下利";可除胃冷而守中;李杲谓之能"泄脾中寒湿之邪"。

人参配干姜可温中祛寒、补气健脾,治脾胃虚寒证,见自利不渴,呕吐腹痛,腹满不食。如《伤寒论》:"大病差后,喜唾,久不了了者,胸上有寒。""太阳病,外证未除,而数下之,遂协热而利,利下不止。"

本药对见于理中丸、桂枝人参汤。理中丸温中祛寒,补气健脾,主治脾胃虚寒之证。《素问》曰:"寒淫所胜,平以辛热。"故以干姜为君,温脾胃,化阴凝,以达温中散寒、扶阳抑阴之功;虚则补之,配人参补中益气,助干姜以复中阳;脾虚易于生湿,以白术燥湿运脾;炙甘草补中益气,调和诸药。干姜配以人参,温阳益气,固护中阳,并伍桂枝,兼祛表邪,为表里同治之剂。桂枝人参汤,解表温里,益气消痞,主治"太阳病,外证未除,而数下之,遂协热而利,利下不止,心下痞鞕,表里不解"(《伤寒论·辨太阳病脉证并治下》),脾胃阳气误伤者。

桂枝人参汤中人参大补元气,助运化而正升降,与桂枝共为君药;以辛热之干姜为臣,温中焦脾胃而祛里寒;佐以白术,健脾燥湿止利。

临床常用于慢性胃炎、功能性消化不良、慢性腹泻、慢性肝病等证属中焦虚寒者。

6. 人参配丹参

人参,甘、微苦,微温,归脾、肺、心、肾经,有大补元气、复脉固脱、补脾益肺、生津、安神功效。用于体虚欲脱、肢冷脉微、脾虚食少便溏、气短乏力、肺虚喘咳、津伤口渴、内热消渴、久病虚羸、惊悸失眠、阳痿宫冷等。

丹参,苦,微寒,归心、肝经,有活血祛瘀、通经止痛、清心除烦、凉血消痈功效。用于胸痹心痛、脘腹胁痛、癥瘕积聚、热痹疼痛、心烦不眠、月经不调、痛经经闭、疮疡肿痛。

人参补气,丹参活血化瘀,补气与消瘀同用,用于脾胃气虚兼有血瘀者。

本药对见于十全育真汤。十全育真汤主治痨瘵,见脉弦数细微、肌肤甲错、形体羸瘦、饮食不壮筋力等。张锡纯认为:"人身经络,皆有血融贯其间……血一停滞,气化即不能健运,劳瘵恒因之而成。是故劳瘵者,肌肤甲错,血不华色,即日食珍馐,服参苓,而分毫不能长肌肉,壮筋力。或转消瘦支离,日甚一日,诚以血瘀经络阻塞其气化也";"劳瘵者多兼瘀血";"其瘀多在经络";"其瘀血多在脏腑"。十全育真汤中用黄芪补气,人参培补元气之根本,知母滋阴,山药、玄参以壮真阴,三棱、莪术、丹参消瘀血,龙骨、牡蛎收涩。

临床常用于胃肠道恶性肿瘤、慢性萎缩性胃炎等证属气虚夹瘀者。

7. 人参、大枣配炙甘草

人参,甘、微苦,微温,归脾、肺、心、肾经,有大补元气、复脉固脱、补脾益肺、生津、安神功效。用于体虚欲脱、肢冷脉微、脾虚食少便溏、气短乏力、肺虚喘咳、津伤口渴、内热消渴、久病虚羸、惊悸失眠、阳痿宫冷等。

大枣,甘,温,归脾、胃、心经,有补脾和营、益血止血、养心安神、缓和药性功效。用于脾胃气虚、营阴不足,以及紫癜、脏躁诸证。

炙甘草,甘,平,归心、肺、脾、胃经,有补脾和胃、益气复脉功效。用于脾胃虚弱、神倦乏力、心动悸、脉结代等。

人参大补元气;甘草、大枣最得中和之性,而能调脾胃,益中气,和营卫,协阴阳,缓诸药性。三药配伍,共奏补益调和之效,却无补而恋邪之弊。

本药对见于桂枝新加汤。《伤寒论·辨太阳病脉证并治中》曰:"发汗后,身疼痛,脉沉迟者,桂枝加芍药生姜各一两人参三两新加汤主之。"主治营卫不和兼气虚者。方中桂枝解肌散寒,调和营卫;芍药益营补血;人参补益中气,调营养卫;生姜既助桂枝解肌散寒,调和营卫,又制芍药敛邪之弊;甘草、大枣益气和中,调和营卫。

临床常用于慢性胃炎、功能性消化不良、功能性腹胀、慢性肝病等证属脾胃气虚者。

8. 白术配枳实

白术,苦、甘、温,归脾、胃经,有健脾益气、燥湿利水、止汗、安胎功效。用于脾虚食少、腹胀泄泻、痰饮眩悸、水肿、自汗、胎动不安等。

枳实,苦、辛、酸,微寒,归脾、胃经,有破气消积、化痰散痞功效。用于积滞内停、痞满胀痛、泻痢后重、大便不通、痰滞气阻胸痹、结胸、胃下垂、脱肛、子宫脱垂等。

白术与枳实配伍,善于治疗脘腹胀满,但白术以健脾为主,能使脾健胃和以消痞满,而枳实以行气为主,善于行气导滞,以消痞满;二者相互为用,以治疗脾胃虚弱、气机壅滞之证。

本药对见于枳术丸、枳实消痞丸。枳实消痞丸主治脾胃素虚、气壅湿聚所致心下痞硬、纳差、倦怠乏力、大便不畅等症。枳实消痞丸中枳实行气消痞,厚朴行气除满,佐以黄连、半夏燥湿清热、消痞散结和胃,干姜温中祛寒,麦芽健脾消食和胃,配伍四君子汤益气健脾和中,体现了补泻兼施、辛开苦降的配伍特点。

临床常用于慢性胃炎、便秘、功能性消化不良、胃肠神经症等证属脾虚气滞者。

9. 白术配黄芩

白术,苦、甘、温,归脾、胃经,有健脾益气、燥湿利水、止汗、安胎功效。用于脾虚食少、腹胀泄泻、痰饮眩悸、水肿、自汗、胎动不安等。

黄芩,苦、寒,归肺、胆、脾、大肠、小肠经,有清热燥湿、泻火解毒、止血、安胎功效。用于湿温、暑温胸闷呕恶、湿热痞满、泻痢、黄疸、肺热咳嗽、高热烦渴、血热吐衄、痈肿疮毒、胎动不安等。

白术与黄芩配伍,白术以健脾,黄芩以清热,且制约白术温燥之性;二者清补兼施,既可治疗脾虚郁热,又可治疗脾虚肝热。

本药对见于黄土汤,主治脾阳不足、脾不统血证。方中灶心土温中止血,白术、附子健脾温阳,然白术、附子易耗血动血,故配伍生地黄、阿胶滋阴养血止血,且与苦寒黄芩合用,制约术、附温燥之性。此方为温中健脾、养血止血之良剂。

临床常用于上消化道出血、溃疡性结肠炎等证属脾阳不足兼有郁热者。

10. 白术配山药

白术,甘、苦,温,归脾、胃经,有健脾益气、燥湿利水、止汗、安胎功效。《本草汇言》曰:"白术,乃扶植脾胃……散湿除痹,消食去痞之要药也……脾虚不健,术能补之。胃虚不纳,术能助之。"

山药,甘、平,归脾、肺、肾经,善补气阴,尤其补脾气、益肺肾之阴,且有固津止泻的作用。《本草正义》曰:"山药,能健脾补虚,滋精固肾,治诸虚百损,疗五劳七伤。第其气轻性缓,非堪专任,故补脾肺必主参、术。"

白术配山药,一燥一湿,相反相成,燥利而不伤阴,润固而不留湿,相须为用,则补脾益气、燥湿利水作用增强。

本药对见于参苓白术散,健脾益气,和胃渗湿。方中人参、白术、茯苓、甘草补气健脾,山药、白扁豆、莲肉补脾渗湿;砂仁醒脾,桔梗升清、宣肺利气,用以载药上行。诸药合用,共成健脾益气、和胃渗湿之功。

临床常用于慢性萎缩性胃炎、肠易激综合征等证属脾胃气虚夹湿者。

11. 白术配干姜

白术,甘、苦,温,归脾、胃经,有健脾益气、燥湿利水、止汗、安胎功效。《雷公炮制药性解》谓之能"除湿利水道,进食强脾胃……止泄泻,定呕吐,有汗则止,无汗则发"。

干姜,辛,热,归脾、胃、肾、心、肺经,有温中回阳、温肺化饮功效。《神农本草经》谓之能"治胸满,咳逆上气,温中,止血,出汗,逐风,湿痹,肠澼下利";可除胃冷而守中;李杲谓之能"泄脾中寒湿之邪"。

白术配干姜可温补中阳,健脾止利。

本药对见于理中丸、麻黄升麻汤、甘姜苓术汤。温中健脾以理中焦,如理中丸治疗中焦虚寒证。温中止利,如麻黄升麻汤治疗肺热脾寒,脾阳虚衰而见下利;甘姜苓术汤治疗脾阳虚、寒湿下注,除了下利,又见体重、腰冷。

临床常用于慢性胃炎、消化性溃疡、功能性消化不良、肠易激综合征、慢性腹泻等证属中焦阳气不足者。

12. 白术配当归

白术,甘、苦,温,归脾、胃经,有健脾益气、燥湿利水、止汗、安胎功效。《雷公炮制药性解》谓之能"除湿利水道,进食强脾胃……止泄泻,定呕吐,有汗则止,无汗则发"。

当归,甘、辛,温,归肝、心、脾经,有补血、活血、止痛、润肠功效。《医学衷中参西录》谓之能"生血、活血……而又能宣通气分,使气血各有所归……其力能升(因其气厚而温)能降(因其味厚而辛),内润脏腑(因其液浓而甘),外达肌表(因其味辛而温)。能润肺金之燥"。

白术配当归可养血调肝,健脾渗湿,其中当归补肝血而柔肝,肝血足而疏泄有度,白术健脾运化水湿。

本药对见于当归芍药散。当归芍药散主治肝脾两虚、血瘀湿滞之妇人腹中拘急,绵绵作痛。当归芍药散中芍药既善养血柔肝,缓急止痛,又能通血脉,利小便,重用为君;川芎善走血海而活血祛瘀;泽泻利水渗湿;当归养血活血,合芍药补血以治肝血不足,合川芎祛瘀以疗瘀阻血络;白术、茯苓益气健脾,以复脾运。

临床常用于消化性溃疡、炎症性肠病、慢性肝病等证属脾虚肝旺、肝血不足者。

13. 白术配白芍

白术,甘、苦,温,归脾、胃经,有健脾益气、燥湿利水、止汗、安胎功效,为健脾燥湿要药。用于脾气虚证、气虚自汗、脾虚胎动不安等。

白芍,苦、酸,微寒,归肝、脾经,有养血敛阴、柔肝止痛、平抑肝阳功效,为治疗诸痛之良药。用于血虚月经不调、痛经、崩漏,肝郁不舒之胸胁胃腹绞痛、四肢拘挛,肝脾不和之腹中挛急作痛、泻痢腹痛,营阴不固之虚汗不止,以及肝阴不足、肝阳上亢之头痛、眩晕、肢体麻木、肌肉跳动等。

白术苦甘能扶脾,白芍酸甘能泻肝,二者相伍,共奏扶土抑木之功效。

本药对见于痛泻要方。痛泻要方主治肝旺脾虚、腹痛泄泻。方中白术健脾补中,旺中州以御肝木;白芍以酸甘之味养肝之阴血,柔肝体,缓肝急,以助肝复疏泄之职、冲和条达之象,不致过泄而横逆犯脾,即补肝体以助肝用之意。《临证指南医案·中风》言:"肝为刚脏,非柔润不能调和也。"《本草备要·草部》言:"肝以敛为泻,以散为补。"白芍以其酸收之性柔肝,实为泻肝;柔肝缓急止痛,即为"损其肝者缓其中"。

临床常用于腹痛腹泻、呕吐下痢等证属肝脾不和者。大剂量生白术配生白芍可健脾以通便。

14. 黄芪、人参、甘草配当归、木香

黄芪,甘,微温,归脾、肺经,有补气升阳、益卫固表、托毒生肌、利水退肿功效。用于气虚乏力、中气下陷、久泻脱肛、便血崩漏、表虚自汗、痈疽难溃、久溃不敛、血虚萎黄、内热消渴等。

人参,甘、微苦,微温,归心、肺、脾、肾经,有大补元气、复脉固脱、补脾益肺、生津、安神功效。用于气虚欲脱、脉微欲绝的危重证候,肺气虚弱、脾气不足、热病气津两伤之身热口渴及消渴,气血亏虚之心悸、失眠、健忘等。

甘草,甘,平,归心、肺、脾、胃经,有益气补中、清热解毒、祛痰止咳、缓急止痛、调和药性功效。用于心气不足之心动悸、脉结代,脾气虚弱之倦怠乏力、食少便溏等。

当归,甘、辛,温,归肝、心、脾经。补血,活血,止痛,润肠。《医学衷中参西录》谓之能"生血、活血……而又能宣通气分,使气血各有所归……其力能升(因其气厚而温)能降(因其味厚而辛),内润脏腑(因其液浓而甘),外达肌表(因其味辛而温)。能润肺金之燥"。

木香,辛、苦,温,归脾、胃、大肠、三焦、胆经,有行气、调中、止痛功效。用于脾胃气滞诸证、大肠气滞及肝胆气滞证。

气血为用,补行相配,木香行气而舒郁,既可行血中气滞,又能助黄芪、人参、当归等补气血,气壮则摄血功能正常,引血归其所归之经。

本药对见于归脾汤。方中以参、芪、术、草大队甘温之品补脾益气以生血,使气旺而血生;当归、龙眼肉甘温补血养心;茯神、酸枣仁、远志宁心安神;木香辛香而散,理气醒脾,与大量益气健脾药配伍,复中焦运化之功,又能防大量益气补血药滋腻碍胃,使补而不滞,滋而不腻;用法中,姜、枣调和脾胃,以资化源。全方共奏益气补血、健脾养心之功,为治疗思虑过度、劳伤心脾、气血两虚之良方。

临床常用于胃及十二指肠溃疡出血等证属心脾气血两虚及脾不统血者。

15. 黄芪配党参

黄芪,甘,微温,归脾、肺经,有补气升阳、益卫固表、托毒生肌、利水退肿功效。用于气虚乏力、中气下陷、久泻脱肛、便血崩漏、表虚自汗、痈疽难溃、久溃不敛、血虚萎黄、内热消渴等。

党参,甘,平,归脾、肺经,有补中益气、健脾益肺功效。用于脾胃虚弱、气血两亏、体倦无力、食少、口渴、久泻、脱肛等。

黄芪甘温,既能升补脾气,又能固表止汗;党参甘平,能健脾补气。一偏补卫气,一偏补中气。黄芪益气行水,党参又能生津。二者配伍,补气而又可固表,可用于气虚不足者。

本药对见于升阳益胃汤。升阳益胃汤主治脾胃虚弱、湿热滞留中焦证。《本草正义》言黄芪能"补益中土,温养脾胃,凡中气不振,脾土虚弱,清气下陷者最宜",故重用黄芪,补脾益气,升举清阳,以为君药;人参、甘草皆能补脾,与黄芪相须为用,则益气补虚之功尤著;白术、茯苓健脾除湿,既可加强益气之功,又可化中焦湿浊以助脾之健运;半夏、陈皮燥湿行气和胃,畅中焦之气而止胃气之逆;泽泻甘淡渗湿利水,"渗去其湿,则热亦随去,而土气得令,清气上行"(《本草纲目》),故苓、术得之除湿之效益彰;柴胡、防风、羌活、独活以其升浮之性协芪、参、术、草助清阳之上升,借其疏散之力辅苓、术、泽能祛肌肉经络之湿;湿邪郁而化热,故用黄连清热燥湿;湿邪化燥伤津,故配白芍养阴补血,亦制诸辛散药温燥伤津、升散耗气之偏;佐以姜、枣和胃补脾,使以甘草调和药性。诸药相合,补泻兼施,虚实并治,共奏益气升阳、健脾除湿、清热和中之功。

临床常用于慢性胃炎、消化性溃疡、反流性食管炎、胃下垂等证属中焦气虚者。

16. 黄芪配当归

黄芪,甘,微温,归脾、肺经,有补气升阳、益卫固表、托毒生肌、利水退肿功效。《长沙药解》谓之"入肺胃而补气,走经络而益营,医黄汗血痹之证,疗皮水风湿之疾,历节肿痛最效,虚劳里急更良,善达皮腠,专通肌表"。

当归,甘、辛,温,归肝、心、脾经,有补血、活血、止痛、润肠功效。《医学衷中参西录》谓之能"生血、活血……而又能宣通气分,使气血各有所归……其力能升(因其气厚而温)能降(因其味厚而辛),内润脏腑(因其液浓而甘),外达肌表(因其味辛而温)。能润肺金之燥"。

气为血之帅,血为气之母,补气可以生血;且《本草经解》云:"温之以气,所以补形不足也;补之以味,所以益精不足也。"黄芪与当归配伍,补而不滞,能补气生血,可治气虚血亏或劳倦内伤、气血虚、阳浮于外之虚热,还可用于气虚血滞导致的肢体麻木、关节痹痛或半身不遂,以及气虚津亏之消渴等。

本药对见于当归补血汤。当归补血汤补气生血,主治血虚发热。当归补血汤中重用黄芪甘温以补气固表,以急固行将散亡之阳气,使浮阳挽回,且其补气亦助生血之功,使阳生阴长,气旺血充;配以少量当归养血和营,补虚治本,再得黄芪生血之助,使阴血渐充,阳气渐可潜涵,则虚热自退。

临床常用于慢性萎缩性胃炎、胃下垂、消化性溃疡、炎症性肠病等证属气血不足者。

17. 黄芪配知母

黄芪,甘,微温,归脾、肺经,有补益中气功效,且能升气,善治胸中大气下陷。

知母,苦,寒,质润,归肺、胃、肾经,入肺能润肺金之燥,入胃能清外感之热。

张锡纯对此药对颇有心得,在《医学衷中参西录·医方·治阴虚劳热方》中指出:"黄芪温升补气,乃将雨时上升之阳气也。知母寒润滋阴,乃将雨时四合之阴云也。二药并用,大具阳生阴应、云行雨施之妙。"

本药对见于升陷汤,治胸中大气下陷,气短不足以息;方中以黄芪为君,补气又能升气,"惟其性稍热,故以知母之凉润者济之"(《医学衷中参西录·医方·治大气下陷方》)。

临床常用于慢性萎缩性胃炎、功能性消化不良等证属脾胃气阴两虚者,或气虚不升、郁而化热者。

18. 生黄芪配皂角刺、穿山甲

生黄芪,甘,微温,归脾、肺经,有补气固表、托毒排脓、利尿、生肌等功效。用于气虚乏力、久泻脱肛、自汗、水肿、疮口久不愈合等。《神农本草经》记载:"治痈疽,久败疮,排脓止痛。"张璐谓生黄芪"入脾而托已溃痈疡……性虽温补,而能通调血脉,流行经络,可无碍于壅滞也"。

皂角刺,辛,温,归肝、胃经,有消肿托毒、排脓、杀虫功效。常用于痈疽初起或脓成不溃等。《本草汇言》载其有"拔毒祛风"之功,凡痈疽未成者能引之以消散,将破者能引之以出头,已溃者能引之以行脓,于疡毒药中为第一要药。

穿山甲,咸,凉,归肝、胃经,有活血消癥、消肿排脓之效。常用于痈疽疮肿、风寒湿痹、便血等。《本草纲目》载其可治恶疮。

生黄芪的补、托特性,与皂角刺、穿山甲的消、散特性相配,具有补气生血、托毒排脓、消肿散瘀功效。

本药对见于透脓散,方中生黄芪益气托毒、鼓动血行,当归和血补血,川芎养新血而破宿血,三药补气养血以培本;穿山甲通经络而搜风,皂角刺搜风化痰,两药相配助黄芪软坚溃脓。

临床常用于炎症性肠病、消化性溃疡等证属气虚毒留者。

19. 粳米配甘草

粳米,甘,平,归脾、胃经,有益脾胃、除烦渴功效。用于呕吐、泻痢,或温热病所致脾胃阴伤、胃气不足,口干渴等。

甘草,甘,平,归心、脾、肺、胃经,有补脾益气、润肺止咳、清热解毒、缓急止痛、缓和药性功效。用于脾胃虚弱、气短乏力、心悸怔忡、咳嗽痰少、热毒疮疡、药食中毒、脘腹急痛、四肢挛痛等。

粳米配甘草,入太阴而补脾精,走阳明而化胃气,培土和中,生津而止燥渴。能补脾益气,益胃生津和胃。

本药对见于白虎汤、竹叶石膏汤等。白虎汤主治伤寒阳明热盛,或温病热在气分证,见壮热面赤、烦渴引饮、汗出恶热、脉洪有力之四大症。白虎汤中重用石膏,辛甘大寒,能外解肌肤之热,内清肺胃之火,又能生津止渴,一举三得;臣以知母苦寒泻火,润以滋燥;粳米、甘草和胃护津,缓石膏、知母苦寒重降之性,以防寒凉伤中之弊,并使药气留连于胃。竹叶石膏汤证为热病后期,余热未清、气津两伤、胃气不和所致。竹叶石膏汤清热与益气养阴并用,祛邪扶正兼顾,清而不寒,补而不滞。竹叶石膏汤中竹叶、石膏相须为用,清热除烦,生津利尿;人参、麦冬润肺养阴,益胃生津,清心除烦;佐以半夏降逆止呕;粳米益胃,甘草和中,固护胃气。

临床常用于口干燥症、慢性萎缩性胃炎、功能性消化不良等证属脾虚津亏者。

20. 甘草配大枣

甘草,甘、平,归心、肺、脾、胃经,有补脾益气、润肺止咳、缓急止痛、缓和药性功效。《神农本草经》谓之能"治五脏六腑寒热邪气,坚筋骨,长肌肉,倍力,金创尰,解毒。久服轻身延年"。

大枣,甘、温,归脾、胃、心经,有补中益气、养血安神功效。《神农本草经》谓之能"治心腹邪气,安中养脾,助十二经,平胃气,通九窍,补少气,少津液,身中不足,大惊,四肢重,和百药。久服轻身,长年"。临证用治脾虚食少、气血津液不足、乏力便溏、妇人脏躁等。

大枣既能益气补中,又可滋脾生津,还能除烦安神;甘草可补脾益气,甘缓和中。二者配伍,安中和脾,气血同治。

本药对见于甘麦大枣汤。甘麦大枣汤养心安神、和中缓急,主治精神恍惚、喜悲伤欲哭、不能自主、心中烦乱、睡眠不安之脏躁。甘麦大枣汤中重用小麦,养心补肝,安神除烦;甘草补养心气,和中缓急,资助化源;大枣补脾益气,补血调营,养心安神,既可协助甘草缓急柔肝,调和阴阳,又助其补中益气,滋生化之源。

临床常用于功能性胃肠病证属脾虚者。

21. 桂枝配白芍

桂枝,辛、甘、温,归心、肺、膀胱经,有发汗解肌、温通经脉、助阳化气、平冲降气功效。"主解肌发表,理有汗之伤寒",可入太阴而主表。用于风寒感冒、脘腹冷痛、血寒经闭、关节痹痛、痰饮、水肿、心悸、奔豚等。

白芍,苦、酸、微寒,归肝、脾经,有养血敛阴、柔肝止痛、平抑肝阳功效。《神农本草经》谓之能"治邪气腹痛,除血痹,破坚积,寒热,疝瘕,止痛,利小便,益气"。

桂枝能助心阳,通经络,解肌以祛在表之风邪;芍药养阴和里,能固护在里之营阴。桂枝配芍药,一散一收,阴阳相配,刚柔相济,可调和营卫,养阴止汗,还可益阴和阳,温中补虚,和里缓急,使中气强健,阴阳气血生化有源,善通调血脉,缓急止痛。

本药对见于桂枝汤、桂枝加芍药汤等。桂枝汤又名阳旦汤,主治外感风寒、营卫不和之证。桂枝汤中桂枝助卫阳,通经络,发汗解表,祛在表之风寒;白芍酸收,益阴敛营,兼制桂枝之发散;生姜助桂枝辛散表邪,又兼和胃止呕;大枣能助阴补血,强健脾胃,协白芍养血益营,又能益气补中;炙甘草调和药性,合桂枝辛甘化阳以实卫,合白芍酸甘化阴以和营。全方发中有补,散中有收,邪正兼顾,阴阳并调,"为仲景群方之魁,乃滋阴和阳、调和营卫、解肌发汗之总方也"(《伤寒附翼》)。桂枝加芍药汤由桂枝汤倍芍药而成,方中桂枝合生姜温脾通阳,姜、枣合甘草补脾和中,倍芍药与甘草相伍,柔肝缓急止痛,主治太阳病误下伤中,土虚木乘之腹痛,时腹自痛。

临床常用于慢性胃炎、功能性胃肠病、溃疡性结肠炎等证属营卫不和或中焦虚寒者。

22. 茯苓配麦冬

茯苓,甘、淡,平,归心、肺、脾、肾经,有利水渗湿、健脾宁心功效。

麦冬,甘、微苦,微寒,归肺、心、胃经,有养阴生津、润肺清心功效。

茯苓、麦冬皆入心经,茯苓以补心气为主,麦冬以补心阴为要;茯苓、麦冬皆入肺经,茯苓以补益肺气为主,麦冬以补肺阴为要;茯苓、麦冬皆入中焦,茯苓以淡渗健脾为主,麦冬以生津益胃为要。二药伍用,相须相使为用,气阴双补,既可养心安神,增进睡眠,又可补气润肺,止咳化痰,也可健脾和胃,补益中焦。

本药对可见于麦冬茯苓汤(《辨证录》),主治肺燥口渴、中满尿少等。

临床常用于慢性浅表性胃炎、慢性萎缩性胃炎、功能性消化不良、功能性便秘等证属肺胃不足者。

23. 黄柏配砂仁

黄柏,苦,寒,归肾、膀胱经,有清热燥湿、泻火除蒸、解毒疗疮等功效。用于湿热泻痢、黄疸、带下、热淋、脚气、骨蒸劳热、盗汗、遗精、疮疡肿毒、湿疹瘙痒等。

砂仁,辛,温,归脾、胃、肾经,有化湿开胃、温脾止泻、理气安胎等功效。用于湿浊中阻、脘痞不饥、脾胃虚寒、呕吐泄泻、妊娠恶阻、胎动不安等。

黄柏配砂仁相反相成,黄柏泻上炎之相火,砂仁健脾化湿以"补土伏火"。

本药对见于封髓丹。清代吴谦等所著《医宗金鉴》中,封髓丹由黄柏、砂仁、甘草组成,由元代罗天益《卫生宝鉴》三才封髓丹化裁而来。在《医宗金鉴》"遗精总括"中有"胃虚柏草缩砂仁"的记录,减去了三才封髓丹中的天门冬、熟地黄、人参。因为"胃虚食少便软,则不宜生地、知柏,恐苦寒伤胃",故用封髓丹治疗胃虚导致的遗精。

临床可用于口腔溃疡、呃逆等证属脾虚不能伏火者。封髓丹原有封锁精关、固精益肾的功效,而在《蒲辅周医案》中,蒲辅周认为封髓丹为补土伏火之方,有治虚火上炎的功效,用来治疗脾气虚弱兼有虚火证。

第二节　益气升提法

脾宜升则健,若脾阳(气)不足,健运失司,其气无以升清,则虚寒内生,胃失降浊,湿气由之而内生,当遵东垣温燥升运之法。脾胃虚则火邪乘之而生大热,当先于心分补脾之源,以人参、黄芪等益气以补脾胃,柴胡、升麻、羌活助阳益胃以升清气,如黄芪配防风、人参配升麻。

1. 黄芪配防风

黄芪,甘,微温,归脾、肺经,为益气补肺、固表止汗要药。《医学衷中参西录》曰:"黄芪……能补气,兼能升气,善治胸中大气下陷。"

防风,辛、甘,微温,为祛风解表要药。前人因其善祛风邪,故名防风。

两药配伍,一攻一补,功擅补气固表、祛风解表。李杲云:"防风能制黄芪,黄芪得防风其功愈大。"此药对有固表不恋邪,祛邪不伤正之妙,对卫气不足,肌表不固,体虚感冒者尤为适宜。金元医家认为,黄芪、防风相配有升提之功,一方面,针对脾胃清阳虚弱下陷的病机,黄芪具有益气升阳的作用;另外,配伍小剂量风药如防风,可以其升散之性直接升发脾胃阳气。

本药对见于升阳益胃汤、升阳除湿汤等。升阳益胃汤益气升阳,清热除湿,主治脾胃虚弱、湿热滞留中焦证。升阳益胃汤中黄芪补益中土、温养脾胃,"凡中气不振,脾土虚弱,清气下陷者最宜"(《本草正义》),故方中重用,以为君药;人参、甘草补脾,与黄芪相须,则益气补脾之功尤著;白术、茯苓为健脾除湿之要药,化中焦湿浊而助脾胃之健运;半夏、陈皮燥湿行气和胃,畅中焦之气而止胃气之逆;泽泻甘淡利水,助苓、术之除湿;柴胡、防风、独活、羌活皆辛散升浮之品,以其升浮之性协参、芪、术、草助清气之上升;黄连清热燥湿,化湿邪蕴热;白芍养阴补血,防湿邪化燥伤津,又制诸辛散药温燥伤津、升散耗气之偏;煎加姜枣和胃补脾,与甘草同用调和药性,兼作使药。《兰室秘藏·妇人门》升阳除湿汤:"此药乃从权之法,用风胜湿,为胃下陷,而气迫于下,以救其血之暴崩也。并血恶之物住后,必须黄芪、人参、炙甘草、当归之类数服以补之,于补气升阳汤中加以和血药便是也。若经血恶物下之不绝,尤宜究其根源,治其本经,只益脾胃,退心火之亢,乃治其根蒂也。若遇夏月,白带下脱漏不止,宜用此汤,一服立止。"

临床常用于中气不足之慢性胃炎、消化不良、慢性腹泻等证属脾胃清阳下陷者。

2. 黄芪配升麻

黄芪,甘,微温,归脾、肺经,有补气升阳、益卫固表、托毒生肌、利水退肿功效。《长沙药解》谓之"入肺胃而补气,走经络而益营,医黄汗血痹之证,疗皮水风湿之疾,历节肿痛最效,虚劳里急更良,善达皮腠,专通肌表"。

升麻,辛、微甘、微寒,归肺、脾、大肠、胃经,有发表透疹、清热解毒、升阳举陷功效。可提气解肌,引诸药游行四经,升阳气于至阴之下。

黄芪补中益气、升阳固表,升麻升阳举陷,两药配伍,以升提下陷之中气,常用于脾虚气陷证。

本药对见于升陷汤。升陷汤主治胸中大气下陷之症。方中以黄芪为君,既善补气,又善升阳;升麻、柴胡举陷升提,配用知母之凉润,以制黄芪之温性;桔梗为药中之舟楫,能载诸药之力上达胸中。诸药合用,共奏益气升陷之功。

临床常用于胃下垂、功能性便秘、功能性腹泻、功能性消化不良等证属脾虚气陷者。

3. 人参配升麻

人参,甘、微苦,微温,功专益气补虚,一切气虚之证均可用之。

升麻,辛、微甘,微寒,善入脾胃经,长于升阳举陷,李时珍称其为"脾胃引经最要药",李杲谓其可"升胃中清气,又引甘温之药上升"。

人参配升麻,一方面产生引经作用,使人参径入脾胃中焦而疗气虚;另一方面可借升麻升举之性辅助人参发挥升举脾胃阳气的作用,正如《医学启源》所云"人参……善治短气,非升麻为引用,不能补上升之气"。

本药对见于补中益气汤。补中益气汤具有补中益气、升阳举陷的功效,主治脾不升清、气虚发热、中气下陷证。《内外伤辨惑论·饮食劳倦论》曰:"内伤脾胃,乃伤其气……伤内为不足,不足者补之","惟当以甘温之剂,补其中,升其阳"。补中益气汤重用黄芪,一则取其补中益气,升阳举陷,二则用之补肺实卫,固表止汗;人参、白术、甘草甘温补中,与黄芪相辅相成,则补气健脾之功益著;气虚日久,必损其血,故配当归补养阴血;陈皮调理气机,以助升降之复,并可理气和胃,使诸药补而不滞;再入轻清升散之柴胡、升麻,以协诸益气之品助清阳之上升;炙甘草调和诸药。

临床常用于胃下垂、功能性消化不良、慢性泄泻、脱肛等证属气虚下陷者。

4. 防风配白芷

防风有散风解表、胜湿止痛、祛风止痉功效。防风性浮升散,善行全身,因其微温不燥,甘缓不峻,发汗之力不如麻、桂,且辛燥之性不及羌活,药力缓和,所以有"风药中润剂"之称,为治风通用之品,不论风寒、风热皆可配用。由于防风以祛风为长,又能胜湿,故临床常用于外感风邪、风寒湿痹等。

白芷有散寒解表、祛风止痛、解毒疗疮、化湿止带功效。《本草正义》谓其"芳香特甚,最能燥湿……振动阳明之气,固治久泻之良剂",有较强祛湿作用。

防风、白芷合而用之,相须为用,味薄气轻,具有轻扬上升发散之性,且有发散风邪、祛风胜湿功能。"风药多燥,且湿为土病,风为木药,木可胜土,风亦胜湿,所谓下者举之是也。"李中梓将升提列为治泄九法之一。

本药对见于防风散。《备急千金要方》曰:"治头面遍身风肿,防风散方。防风二两,白芷一两,白术三两。上三味治下筛,酒服方寸匕,日三服。"风肿是指发病急骤,漫肿宣浮,或游走不定的表现。防风散中防风"通阳中之阴,即除湿以绝风之源"(《本经疏证》);白芷辛温香燥,行经发表,主散阳明之风,与防风相须为用,共奏祛风胜湿之功;湿源于脾,脾阳不足,则湿从中生,故佐白术健脾祛湿,助防、芷祛风胜湿,以消风肿。

临床常用于慢性泄泻、腹泻型肠易激综合征、溃疡性结肠炎、克罗恩病、肝病等证属湿邪内盛者。彭宁静等研究发现,祛风药组防风、白芷、羌活可行气导滞、祛痰通络,在肝纤维化治疗过程中可畅通气机、祛除痰湿,能改善实验大鼠的一般情况,抑制肝细胞细胞器变性,改善大鼠肝纤维化的病理指标,具有较好的抗肝纤维化作用。实验研究显示,白芷对大鼠溃疡性结肠炎模型有一定治疗作用,能降低血清中促炎细胞因子含量,提高抑炎细胞因子含量,明显上调核因子 κB(NF-κB)蛋白表达。

5. 防风配藁本

防风,辛、甘、微温,归膀胱、肝、脾经,有发表散风、胜湿止痛、止痉、止泻、升举清阳等功效。防风与他药配伍,可扩大主治范围并增强疗效,如与祛湿药配伍可加强除湿利水,与清热泻火药配伍可加强发散郁火等。临床常用于外感风邪、风寒湿痹、关节酸痛、泄泻等。

藁本,辛,温,归膀胱经,有祛风散寒、除湿止痛功效。用于风寒感冒、颠顶头痛、风寒湿痹等。

防风、藁本均为祛风药,具有辛散升浮特性,能升阳散风除湿。脾升胃降,中焦气机之枢纽,清气升而浊气降,湿气随之宣化,故用风药以升清阳,并行化湿之功效。二者合用,以其升清燥湿之性,均具散寒止痛之功,可用于脾虚湿盛、清阳不升所致泄泻,如腹泻型肠易激综合征等。

6. 羌活配独活

羌活,辛、苦,温,有祛寒湿、散表寒、祛风湿、利关节、止痛等功效。用于外感风寒、头痛无汗、寒湿痹、上肢风湿疼痛等。

独活,辛、苦,微温,有祛风除湿、通痹止痛功效。用于风湿痹痛等,尤以下部之痹痛、腰膝酸痛、两足痿痹、屈伸不利等为适宜,常与桑寄生、秦艽、牛膝等同用。

羌活配独活,祛风胜湿、健运升清。李杲在《脾胃论·调理脾胃治验治法用药若不明升降浮沉差互反损论》中提出"用淡渗之剂以除之,病虽即已,是降之又降,是复益其阴而重竭其阳气矣",因此"必用升阳风药即差"。

本药对见于升阳除湿汤。用黄芪、苍术、炙甘草健脾除湿,配柴胡、升麻、羌活、独活等升发阳气。

临床常用于慢性腹泻、腹泻型肠易激综合征等证属湿邪内盛者。陈宝贵认为,祛风药为治疗慢性泄泻的要药,具有胜湿止泻、鼓舞胃气、振奋脾胃、健运升清之效,还可祛肠中之风,使肠腑传化正常。

7. 羌活配葛根

羌活,辛、苦,温,有祛寒湿、散表寒、祛风湿、利关节、止痛等功效。用于外感风寒、头痛无汗、寒湿痹、上肢风湿疼痛等。

葛根,甘、辛,凉,归脾、胃、肺经。葛根气味俱薄,辛甘升散,善散阳明经外邪郁火,亦为升发脾胃清阳之品;具有解肌退热、生津止渴、升阳止泻等功效,用于表证发热、项背强痛、麻疹不透、阴虚消渴、脾虚泄泻等。

羌活、葛根均味薄气厚,性辛散走窜,轻清升浮,既可升发清阳、畅达气机而使浊阴自化,又能直接胜湿,即所谓"地上淖泽,风之即干"。李中梓认为"气属于阳,性本上升,胃气注迫,辄尔下陷,升柴羌葛之类,鼓舞胃气上腾,则注下自止",并将升提列为治泄九法之一。

本药对见于柴葛解肌汤。柴葛解肌汤主治外感风寒,郁而化热证。柴葛解肌汤中葛根、柴胡透散阳明肌腠之郁热以解肌清热,兼顾波及少阳之热邪;羌活、白芷助解肌发表,黄芩、石膏清泄里热;桔梗宣利肺气以助疏泄外邪;白芍敛阴和营防止疏散太过而伤阴;生姜、大枣调和营卫;甘草调和诸药。

临床常用于口腔黏膜溃疡、消化性溃疡、慢性腹泻等证属中焦湿阻或火郁者。两药合用,在治疗脾胃病时有着广泛的应用,取其升阳散火、升举阳气及引药归经之功。

8. 升麻配柴胡

升麻,辛、微甘,微寒,归肺、脾、胃、大肠经。升麻轻清升散,用于齿痛口疮、咽喉肿痛、温毒发斑、气虚下陷等。

柴胡,辛、苦,微寒,归肝、胆、肺经。柴胡气味俱薄,轻清升散,解表退热,解肌透邪,用于肝郁气滞、气虚下陷、脏器脱垂等。

升麻、柴胡二者一升胃气,一升少阳清气,相须为用,对于脾胃内伤所致气陷证最为适宜,正如李时珍所云"升麻同柴胡,引生发之气上行。……升麻引阳明清气上行,柴胡引少阳清气上行。此乃禀赋素弱,元气虚馁及劳役饥饱生冷内伤,脾胃引经最要药也"。李杲认为"清气在阴者,乃人之脾胃气衰,不能生发阳气,故用升麻、柴胡助辛甘之味,以引元气上升",因此"脾胃不足之证,须用升麻、柴胡苦平味之薄者,阴中之阳,引脾胃中清气行于阳道及诸经,生发阴阳之气,以滋春气之和也",同时"又引黄芪、人参、甘草甘温之气味上行,充实腠理,使阳气得卫外而为固也"。

本药对见于普济消毒饮。普济消毒饮清热解毒,疏风散邪,主治大头瘟。普济消毒饮中重用连、芩清热泻火,祛上焦热毒;牛蒡子、连翘、僵蚕辛凉疏散头面风热;玄参、马勃、板蓝根、桔梗、甘草清利咽喉,并加强清热解毒之功;橘红理气而疏通壅滞,有利于肿消散;人参补气扶正,与解毒疏散并用,亦有扶正祛邪之意;升麻、柴胡升阳散火,疏散风热,使郁热时毒之邪宣散透发,此即"火郁发之"之意,并协助诸药上达头面,为舟楫之用。

临床常用于腹泻型肠易激综合征、胃下垂、口腔黏膜溃疡、扁桃体炎等证属中气下陷或火郁者。

9. 葛根配升麻、蔓荆子

葛根,甘、辛,凉,归脾、胃、肺经,有解肌退热、透疹、生津止渴、升阳止泻功效。用于表证发热、麻疹不透、热病口渴、阴虚消渴、湿热泻痢等。

升麻,辛、微甘,微寒,归肺、脾、胃、大肠经,有解表透疹、清热解毒、升举阳陷功效。用于外感表证、麻疹不透、口疮、咽喉肿痛、脏器脱垂、崩漏下血等。

蔓荆子,辛、苦,微寒,归膀胱、肝、胃经,有疏散风热、清利头目功效。用于风热感冒、头昏头痛、目赤肿痛、耳鸣耳聋、风湿痹痛等。

葛根、升麻、蔓荆子都具有补中气、升清阳、散风热之功效。

本药对见于益气聪明汤,为金元时期《东垣试效方》中的著名方剂。葛根、升麻、蔓荆子轻扬升发,入阳明,鼓舞胃气,上行头目,使中气足,清阳升,九窍通利,耳聪而目明矣。

临床常用于慢性胃炎、功能性消化不良等证属中气下陷者。

第三节　疏肝理气法

"肝欲散,急食辛以散之,用辛补之,酸泻之。"肝主疏泄,性喜条达升发,"顺其性为补,反其性为泻。肝木喜辛散而恶酸收"。因此,以辛药疏肝解郁,调畅气机,如柴胡配香附、柴胡配薄荷等;以酸药清肝、敛肝,如柴胡配芍药等。"肝苦急,急食甘以缓之",以当归、白术等补肝养肝,以助肝体,如当归配白术、当归配茴香等。

1. 柴胡配香附

柴胡,辛、苦,微寒,归肝、胆、肺经,有疏肝解郁、升举阳气、清胆退热等功效。用于少阳证、肝郁气滞证等,症见外感发热、胸胁疼痛、气虚下陷、久泻脱肛、胃下垂、子宫下垂等。

香附,辛、微苦、微甘,平,归肝、三焦、脾经,有疏肝理气、活血调经止痛等功效。用于肝郁气滞诸痛证。

柴胡疏肝行气,香附理气活血止痛,柴胡配香附可解肝经之郁滞。

本药对见于柴胡疏肝散,用四逆散去枳实,加陈皮、枳壳、川芎、香附,增强疏肝行气、活血止痛之效,治疗肝气郁结,不得疏泄,气郁导致血滞,而见胁肋疼痛、脉弦等。

临床常用于消化系统多种疾病,如慢性胃炎、消化性溃疡、胃食管反流、功能性消化不良、肠易激综合征、慢性肝病等证属肝郁气滞者。

2. 柴胡配枳实

柴胡,辛、苦,微寒,味薄气升,主阳气下陷,能引清气上行,而平少阳厥阴之邪热,宣畅气血,散结调经,为足少阳表药。

枳实,苦、辛、酸,微寒,有破气消积、化痰散痞等功效,用于积滞内停、痞满胀痛、泻痢后重、痰滞气阻胸痹结胸、胃下垂等。

柴胡配枳实,一升一降。柴胡主散能升,长于扭转气机,疏解郁滞,偏于升举;枳实行气散结而宣通胃络,偏于降泄。柴胡配枳实,既能调理肝胆气机,又能调理脾胃气机壅滞,从而达升举而不助逆、降泄而不戕伐之功。

本药对见于四逆散。四逆散出自《伤寒论·辨少阴病脉证并治》,见于原文318条:"少阴病,四逆,其人或咳,或悸,或小便不利,或腹中痛,或泄利下重者,四逆散主之。"肝脾胃同居中焦,脾胃为气机升降之枢纽,而肝的疏泄功能对脾胃升降功能具有重要作用,如《素问·宝命全形论》说"土得木而达"。肝的疏泄功能正常,则全身气机疏通畅达,而脾升胃降是全身气机的一个组成部分,所以后世大多认为脾胃病变与肝的关系密切。如果肝的疏泄功能失常,则影响脾胃升降功能,形成肝脾(胃)不和,临证统称"木不疏土",而用四逆散则可疏肝解郁,调和肝脾,恢复脾胃升降功能。

临床常用于小儿肠系膜淋巴结炎、溃疡性结肠炎、胃食管反流性咳嗽、肝病、便秘、腹泻型肠易激综合征等证属肝脾不调者。

3. 柴胡配薄荷

柴胡,味薄气升,功善透表泄热,长于疏解半表半里之邪,又能疏肝解郁、宣畅气血、散结调经。《滇南本草》记载:"伤寒发汗解表要药。退六经邪热往来,痹痿,除肝家邪热、劳热,行肝经逆结之气,止左胁肝气疼痛。治妇人血热烧经,能调月经。"

薄荷,轻清芳香,辛凉行散,长于疏散风热、清利咽喉。薄荷性浮而上升,为药中春升之令,故能解郁散气,用于治疗肝气郁滞。《滇南本草》:"上清头目诸风,止头痛、眩晕、发热,祛风痰。治伤风咳嗽、脑漏、鼻流臭涕,退男女虚劳发热。"

柴胡配薄荷同入肝经,共奏疏肝解郁、疏散风热之效。

本药对见于逍遥散。逍遥散主治肝郁血虚脾弱证,见两胁作痛、头痛目眩、口燥咽干、神疲食少,或寒热往来,或月经不调、乳房胀痛,脉弦而细。方中当归、芍药与柴胡同用,补肝体而助肝用,使血和则肝和,血充则肝柔;白术、茯苓与甘草同用健脾益气,非但实土以御木乘,且使营血生化有源;加入薄荷少许,助柴胡疏散郁遏之气,透达肝经郁热。《素问·脏气法时论》有云"肝苦急,急食甘以缓之……肝欲散,急食辛以散之……脾欲缓,急食甘以缓之",本方深合此意,全方配伍,使得肝郁得疏,血虚得养,脾弱得复,气血兼顾,肝脾同调,立法周全,为调肝养血健脾之名方。

临床常用于慢性胃炎、胃食管反流、功能性烧心等证属肝郁不舒者。

4. 柴胡配白芍

柴胡,苦、辛,微寒,归肝、胆、肺经,有和解表里、疏肝、升阳功效。《神农本草经》谓之能"治心腹,去肠胃中结气"。《本草经解》谓:"柴胡轻清,升达胆气,胆气条达,则十一脏从之宣化,故心腹肠胃中,凡有结气,皆能散之也。"

白芍,苦、酸,微寒,归肝、脾经,有养血敛阴、柔肝止痛、平抑肝阳功效。《神农本草经》谓之能"治邪气腹痛,除血痹,破坚积,寒热,疝瘕,止痛,利小便,益气"。

柴胡配白芍可疏肝理脾,和解止痛。肝为"体阴用阳"之脏。柴胡辛散,主入气分;白芍酸收,主入血分。柴胡疏泄肝气,和肝之用;白芍养肝血,补肝之体。二药为伍,一散一收。柴胡得白芍之收,疏肝气不致太过而耗肝阴;白芍得柴胡之散,补肝体不致郁阻气机,碍肝之用。

本药对见于四逆散。四逆散主治阳郁厥逆证及肝脾不和证。四逆散中柴胡入肝、胆经,性轻清升散,既疏肝解郁,又透邪升阳,致使肝气条达,阳郁得伸;白芍敛阴养血,以养肝体,助肝用,又防柴胡"劫肝阴";枳实苦降辛行寒清,具有下气破结泄热之功,既助柴胡调畅气机,又合白芍调理气血;甘草调和诸药,益脾和中,扶土抑木,缓急以助白芍止痛。柴胡配芍药,一散一收,一疏一养;柴胡配枳实,一升一降;柴胡、白芍与枳实、甘草,肝脾并调,气血兼顾,散而不过,疏而无伤。

临床常用于慢性胃炎、功能性腹痛、肠易激综合征等证属血虚肝旺、肝失疏泄,或肝脾失调者。

5. 柴胡配牡蛎

柴胡,苦、辛,微寒,归肝、胆、肺经,有和解表里、疏肝、升阳功效。《神农本草经》谓之能"治心腹,去肠胃中结气"。

牡蛎,咸,微寒,归肝、肾、胆经,有平肝潜阳、软坚散结、收敛固涩功效。

柴胡主疏散,牡蛎咸寒沉降而主收敛,二者配伍,一升一降,一收一散,可和解散寒,生津敛阴,既宣阳气之不达,又展阴气之不舒,能潜浮阳、敛真阴,疏肝郁、软坚癖。

本药对见于柴胡桂枝干姜汤。《伤寒论·辨太阳病脉证并治下》云:"伤寒五六日,已发汗而复下之,胸胁满,微结,小便不利,渴而不呕,但头汗出,往来寒热,心烦者,此为未解也,柴胡桂枝干姜汤主之。"柴胡桂枝干姜汤中柴胡、黄芩同用,能和解少阳;天花粉、牡蛎并用,能逐饮散结;桂枝、干姜、炙甘草合用,能振奋中阳,温化寒饮。

临床常用于慢性胃炎、胆囊炎、胆囊结石、慢性腹泻等证属胆热脾寒者。

6. 柴胡配黄芩

柴胡轻清升散,善于疏肝,既能清少阳胆热,又能疏达少阳气机,同时柴胡能"治心腹,去肠胃中结气"。

黄芩苦寒清降,清肝胆之热,可使肝胆之热从内而彻。《长沙药解》曰:"黄芩苦寒,并入甲乙,泻相火而清风木。肝胆郁热之证,非此不能除也。"

柴胡配黄芩,一升一降,一清一疏,以使少阳胆气得以条达疏畅,邪热得清得泄,可治疗少阳胆热气郁证。

本药对见于小柴胡汤。《医方集解·和解之剂》认为小柴胡汤中"柴胡味苦微寒,少阳主药,以升阳达表为君;黄芩苦寒,以养阴退热为臣。阳不足则阴凑之,故发寒,用黄芩降阴气,使不陷入阳中,则不寒;阴不足则阳凑之,故发热,用柴胡升阳气,使不陷入阴中,则不热"。喻昌认为,小柴胡汤之和法"于人参、甘草、半夏、生姜、大枣助脾之中,但加柴胡一味透表,黄芩一味透里……胃气之升者,带柴胡出表;胃气之降者,带黄芩入里,一和而表里之邪尽服"。柯琴认为,小柴胡汤乃"少阳枢机之剂,和解表里之总方也",有通调三焦的作用。

临床常用于慢性肝炎、肝硬化、急慢性胆囊炎、胆结石、急性胰腺炎、胆汁反流性胃炎、胃溃疡等属少阳证者。

7. 香附配川芎

香附,辛、微苦、微甘,平,归肝、三焦、脾经,有疏肝理气、活血调经止痛等功效。

川芎,辛,温,归肝、胆、心包经,有活血行气、祛风止痛等功效,用于血瘀气滞证。

香附配川芎,既可活血止痛,又能疏肝理气。

本药对见于越鞠丸。越鞠丸出自《丹溪心法》,方中香附行气解郁,川芎行气活血,苍术燥湿运脾,栀子清热泻火,神曲消食和胃,主治气郁所致六郁证,以胸膈痞闷、脘腹胀痛、饮食不消为主症。

临床常用于反流性食管炎、便秘、肠易激综合征、功能性消化不良、急性黄疸性肝炎等证属肝郁不舒、血瘀气滞者。

8. 香附配白芍

香附,辛、微苦、微甘,平,有理气解郁、调经止痛等功效。本品辛能散,苦能降,甘能缓,芳香性平,无寒热偏性,故为理气良药。肝为藏血之脏,气为血之帅,气行则血行,肝气调和则血行通畅。本品通行三焦,尤长于疏肝解郁、理气止痛,且李时珍称其为"气病之总司,女科之主帅"。

白芍,苦、酸,微寒,为补血养阴之品,有柔肝止痛、养阴平肝等功效。本品酸能收敛,苦寒泄热,而有补血敛阴、柔肝止痛、平肝之功,为治疗诸痛之良药。凡肝郁不舒之胸胁胃腹疼痛、肝脾不和、腹中挛急作痛、泻痢腹痛等,皆可应用。

香附配白芍,一理肝气,一养肝血,且香附因禀辛香之气而助白芍以养血和血,白芍以酸柔之味养血柔肝且泻肝气之亢盛。二药合用,气血兼施,动静相宜,共奏疏肝理气、养血调经之功。

本药对见于柴胡疏肝散。柴胡疏肝散疏肝解郁、行气止痛,主治肝气郁结证。柴胡疏肝散中柴胡苦辛微寒,条达肝气而疏郁结;香附苦辛而平,疏肝理气,并有良好止痛作用;川芎味辛气雄,行气血,疏肝郁,止胁痛,合香附助柴胡以解肝经之郁滞,而增行气止痛之效;陈皮、枳壳理气行滞而和胃,且陈皮醋炒以入肝行气;芍药、甘草养血柔肝、缓急止痛;甘草调和药性。

临床常用于功能性消化不良、胆汁反流性胃炎、消化性溃疡、慢性胰腺炎、非酒精性脂肪肝、肝癌等证属肝郁不舒者。

9. 代赭石配白芍

代赭石,寒,归肝、心、肺、胃经,有平肝潜阳、重镇降逆等功效。

白芍,微寒,有养血柔肝、敛阴养营等功效。

代赭石配白芍是张锡纯最为常用的药对之一。代赭石重镇而降肝气之上逆,白芍柔肝而敛肝气之上逆,二药相合,则能降肝气之冲逆。

本药对见于寒降汤、温降汤、参赭培气汤、镇逆汤(《医学衷中参西录》)。寒降汤用于吐血之胃热上逆,症见吐血鲜红、脉洪滑而长;温降汤用于吐血之脾胃虚寒,症见吐血、脉虚濡而迟;参赭培气汤用于噎膈;镇逆汤用于呕吐之胆火冲逆。

临床常用于呕吐、消化道出血、食管癌等证属肝胃不和、气机上逆者。

10. 延胡索配川楝子

延胡索,辛、苦,温,归肝、脾经,有活血、行气、止痛等功效,多用于血瘀气滞诸痛证。

川楝子,寒,有小毒,归肝、小肠、膀胱经,有行气止痛、疏肝泻热等功效,用于肝郁化火、胁肋胀痛等。

延胡索配川楝子,既可疏肝泻热,又能行气活血、理气止痛,使肝火清、气血畅,诸痛自止。

本药对见于金铃子散。金铃子散为治疗肝郁化火诸痛证的常用方剂。肝郁气滞,疏泄失常,血行不畅,故见心腹胁肋诸痛。方中金铃子(川楝子)疏肝气、泻肝火,以治胸腹胁肋疼痛,而为君药;延胡索能行血中气滞以达行气、活血、止痛之功,为臣药。《绛雪园古方选注·内科》认为金铃子散"一泄气分之热,一行血分之滞"。

临床常用于慢性胃炎、胃溃疡、胆囊炎等证属气滞血瘀者。

11. 当归配小茴香

当归,甘、辛,温,归肝、心、脾经,有补血活血、调经止痛、润肠等功效。用于血虚诸证、血虚而兼有瘀滞证、血滞或寒滞,以及跌打损伤,风湿痹阻疼痛、血虚肠燥便秘等。

小茴香,辛,温,归肝、肾、胃经,有暖肝散寒、理气止痛等功效。用于中焦有寒、脾胃气滞之脘腹胀满冷痛、恶心呕吐、疝气疼痛等。

当归配小茴香,温肾暖肝散寒。

本药对见于暖肝煎。暖肝煎出自《景岳全书》,以温肝为主,兼有行气、散寒、利湿作用,以当归、枸杞温补肝肾,肉桂、小茴香温经散寒,乌药、沉香温通理气,茯苓利湿通阳。

12. 陈皮配青皮

陈皮,辛、苦、温,归脾、肺经,有理气调中、燥湿化痰功效。陈皮辛能散,苦能泄,可破瘕清热,苦辛降气,又主逆气;气温,禀春升之木气,气味升多于降,阳也。用于胸脘胀满、食少吐泻、咳嗽痰多等。

青皮,苦、辛、温,归肝、胆、胃经,有疏肝破气、消积化滞功效。用于肝气郁结所致胸胁胀痛、疝气,食滞不化所致胃脘痞胀、食积腹痛等。

青皮偏于疏肝破气,消积化滞;陈皮偏于健脾行气,燥湿化痰。二者配伍,肝脾同治。

临床常用于慢性胃炎、功能性消化不良、慢性腹泻、肠易激综合征、慢性肝病等证属肝胃不和或湿阻脾胃者。

13. 枳实配芍药

枳实,苦、辛、酸、微寒,归脾、胃经,有破气消积、化痰散痞功效。用于治疗饮食积滞、湿热泻痢、胸痹、结胸、胸胁疼痛、产后腹痛等。

芍药,"治邪气腹痛,除血痹,破坚积,寒热,疝瘕,止痛,利小便,益气"。现多用白芍,苦、酸、微寒,归肝、脾经,具有养血敛阴、柔肝止痛、平抑肝阳功效。可用于治疗月经不调、胸胁脘腹疼痛、腹痛泄泻、四肢拘急疼痛、头痛眩晕等。

枳实行气散结,芍药和血止痛,二者合用,气血并调。

本药对见于枳实芍药散。枳实芍药散在《金匮要略》中用于治疗产后气滞血瘀之腹痛。两药相伍,枳实炒黑入血分行血中之气滞,气行则血行,芍药养血柔肝,枳实得芍药行气不伤血,芍药得枳实养血不瘀滞,行气活血治其本,止痛除烦治其标。

临床常用于慢性胃炎、功能性腹痛、肠易激综合征、溃疡性结肠炎、克罗恩病、肝病等证属气滞血瘀者。

14. 白芍配白术

白芍,酸寒而柔润,主入肝经,有养血柔肝功效,能敛肝气、护肝阴、滋肝血,而令肝气不妄行。

白术,甘苦而温燥,主入脾经,有健脾燥湿功效,能助脾胃之健运以促生化之源,使气血充盛。

白术益脾气助脾阳以运之,白芍养肝血敛肝阴以藏之,二药合用,一阳一阴,刚柔相济,具有健脾柔肝之功。

本药对见于当归芍药散(《金匮要略》)、痛泻要方(《丹溪心法》)和四味芍药散(《史载之方》)。当归芍药散主治肝脾不和之妊娠腹痛。痛泻要方主治脾虚肝旺之痛泻、肠鸣腹痛、大便泄泻,或脘胁胀闷、食欲不振等。四味芍药散主治"肺金之胜,寒中鹜溏,少腹痛,中清,肤胁痛,六脉毛而微,不浮";方中白芷解表散寒、祛风止痛,桔梗宣肺升提,白术健脾,配伍白芍止痛。

临床常用于慢性胃炎、功能性消化不良、胃食管反流、消化性溃疡、功能性腹痛、溃疡性结肠炎、克罗恩病、肝病等证属肝脾不和者。

第四节　理气导滞法

"胃宜降则和","胃腑宜疏自清",胃属腑,传化物而不藏,体阳而用阴,当以通降和顺为本。"壅而不行,荡其旧而新之",用理气通降之品以顺其性,如陈皮配大腹皮、木香配槟榔等。气滞不行,反而上逆为患,当以旋覆花配代赭石、丁香配柿蒂等降逆。

1. 陈皮配大腹皮

陈皮,辛、苦、温,归脾、肺经,有理气调中、燥湿化痰功效。因其"同补药则补,同泻药则泻",与利水药同用,具有行气利水之功。

大腹皮,辛,微温,归脾、胃、大肠、小肠经,有行气宽中、利水消肿功效。

陈皮配大腹皮,相须为用,行气通滞,气行则水行,能消气滞湿阻之水肿。

本药对见于五皮饮,具有健脾理气、利水消肿之功,主治脾失健运、水湿外溢肌肤而见头面四肢悉肿、气喘胸闷、小便不利。方中茯苓皮健脾利湿;大腹皮、陈皮行气消胀,利水化浊;桑白皮肃肺降气,通调水道;生姜皮辛散水饮。五药合用,共收健脾理气、利水消肿之功。

临床常用于肝硬化腹水、功能性腹胀、慢性胃炎等证属气滞湿阻者。

2. 陈皮配枳壳

陈皮,辛、苦、温,归脾、肺经,有理气调中、燥湿化痰功效。陈皮辛能散,苦能泄,可破癥清热,苦辛降气,又主逆气。陈皮气温,禀春升之木气,气味升多于降,阳也。用于胸脘胀满、食少吐泻、咳嗽痰多等。

枳壳,苦、辛、酸,微寒,归胃、脾经,有理气宽中、行滞消胀功效。《雷公炮制药性解》谓其"主下胸中至高之气,消心中痞塞之痰,泄腹中滞塞之气,去胃中隔宿之食,削腹内连年之积,疏皮毛胸膈之病,散风气痒麻,通大肠闭结,止霍乱,疗肠风,攻痔疾,消水肿,除风痛"。

陈皮与枳壳配伍,具有理气燥湿健脾、行滞消胀之功。陈皮得枳壳可加强理气健脾之功,增强脾胃运化,使脾胃气机更加通畅。

本药对见于柴胡疏肝散。柴胡疏肝散主治肝气郁滞之证。柴胡疏肝散中柴胡擅条达肝气而疏郁结;香附疏肝理气止痛;川芎行气血,开肝郁,止胁痛;陈皮、枳壳理气行滞和胃,且陈皮醋炒以入肝行气;芍药、甘草养血柔肝,缓急止痛。

临床常用于慢性胃炎、消化性溃疡、胃食管反流、消化不良等证属脾胃气滞、饮食积滞者。

3. 木香配槟榔

木香,辛、苦,温,归脾、胃、大肠、三焦、胆经,有行气止痛、健脾消食功效。

槟榔,辛、苦,温,归胃、大肠经,有杀虫消积、降气行水、截疟功效。

木香偏于温中助运,行气除胀,和胃宽肠,兼能治痢;槟榔偏于杀虫消积,行气导滞,利水消肿,兼能治脚气。木香配槟榔,一升一降,升降相因,相辅而行,不仅可增强行气止痛之功,而且善导滞消胀,燥湿杀虫。《药类法象》曰:"木香……除肺中滞气。若疗中下焦气结滞,须用槟榔为使。"此外,本药对尚具有缓解里急后重的作用。《赤水玄珠》指出,木香得槟榔治后重。

本药对见于木香槟榔丸。木香槟榔丸用于饮食积滞内停、气机壅塞、郁而化热所致脘腹痞满胀痛、赤白痢疾、里急后重、大便不通等。方中木香、槟榔行气化滞,消脘腹胀满,且能除里急后重;牵牛子、大黄攻积导滞、泄热通便;陈皮、青皮行气化积,助木香、槟榔之力;香附、莪术疏肝解郁,破血中之气;黄连、黄柏清热燥湿,且又止痢。全方行气药与攻下药配伍,共奏行气导滞、攻积泄热之效。

临床常用于功能性胃肠病、慢性胃炎、胃溃疡、细菌性痢疾、肠道寄生虫、溃疡性结肠炎等证属中焦气滞者。

4. 木香配砂仁

木香,辛、苦,温,归脾、胃、大肠、三焦、胆经,有行气止痛、健脾消食功效。木香善通行脾胃气滞,并有较好的行气止痛作用,为治脾胃气滞、脘腹胀痛的要药;亦善通大肠气滞而除后重;亦可疏利肝胆气滞,用于肝胆气滞证。《日华子本草》曰:"治心腹一切气,止泻,霍乱,痢疾,安胎,健脾消食。疗羸劣,膀胱冷痛,呕逆反胃。"

砂仁,辛,温,归脾、胃、肾经,有化湿开胃、温脾止泻、理气安胎等功效。善治湿浊中阻,长于温中行气,尤宜用于中焦寒湿气滞者;温中而止呕、止泻,治脾胃虚寒之呕吐、泄泻等;理气安胎,用于妊娠恶阻、胎动不安。

木香配砂仁具有化湿醒脾、行气止痛功效。木香行三焦之滞气,使湿随气行,疏通脾胃之气机;砂仁可化湿醒脾,通脾肾之元气,则气郁可开。

本药对见于香砂六君子汤。香砂六君子汤由四君子汤加木香、砂仁、半夏、陈皮而成,主治脾胃气虚、湿阻气滞之证。香砂六君子汤中木香、砂仁辛温芳香,行气止痛,燥湿健脾;半夏、陈皮燥湿化痰,和胃降逆;四君子汤益气补虚,健脾助运,以复脾胃之本,以杜生痰之源。

临床常用于慢性胃炎、慢性腹泻、功能性消化不良等证属湿浊中阻或脾胃虚寒者。

5. 莱菔子配神曲、山楂

莱菔子,辛、甘、平,归肺、脾、胃经,有消食除胀、降气化痰等功效,用于食积气滞、咳喘痰多等。

神曲,甘、辛、温,归脾、胃经,有消食和胃功效,用于饮食积滞。

山楂,酸、甘、微温,归脾、胃、肝经,有消食化积、行气散瘀功效,用于饮食积滞、泻痢、腹痛、疝气痛、瘀阻胸腹痛、痛经等。

莱菔子、神曲、山楂皆有消食和胃功效。莱菔子能消面食之积,消除胀满;神曲消食和胃,能化酒食陈腐之积;山楂善消肉食油腻之积。三者合用,可以消各种积食。

本药对见于保和丸。保和丸主治食滞中脘之食积证。保和丸中重用山楂以消各种饮食积滞,对肉食油腻之积尤为适宜;神曲消食积,健脾胃,长于酒食陈腐之积;莱菔子下气消积,偏于消谷物之积;半夏和胃降逆止呕,配陈皮理气健脾,既可消胀,又有利于消食化积;茯苓健脾渗湿止泻;连翘清热散结,以制食积生湿化热之弊。

临床常用于慢性胃炎、消化不良、溃疡性结肠炎、急性腹泻等证属饮食积滞者。

6. 旋覆花配代赭石

旋覆花,苦、辛、咸,微温,归肺、胃、脾、大肠经,有降气化痰、降逆止呕功效。用于治疗寒痰、热痰咳喘,顽痰胶结,胸胁痛,噫气呕吐等。

代赭石,苦,寒,归肝、心、肺、胃经,有平肝潜阳、重镇降逆、凉血止血功效。用于治疗肝阳上亢所致头目眩晕、耳鸣,噫气呕吐,气逆喘息,血热吐逆,崩漏等。

旋覆花、代赭石味均苦,能泄降气逆,下气止呕。

本药对见于旋覆代赭汤。旋覆代赭汤出自《伤寒论·辨太阳病脉证并治下》第 161 条:"伤寒发汗,若吐若下,解后心下痞硬,噫气不除者,旋覆代赭汤主之。"伤寒经过发汗或催吐或泻下治疗后,虽然寒邪已解,但由于治疗失当,以致胃气损伤,痰浊内生。胃虚则气结不行,所以心下痞闷硬满;胃虚浊气不降反上逆,所以噫气频作。胃虚当补,痰浊当化,气逆当降。旋覆花性温能下气消痰,降逆止呃,为君药;代赭石质重而沉降,善镇冲逆,为臣药。两者配伍,共奏镇肝和胃、降逆化痰止呃之功。

临床常用于治疗消化性溃疡、神经性呃逆、呕吐、功能性嗳气、功能性消化不良等证属胃气上逆者。焦树德认为:"旋覆花入气分,降肺胃之气,除痰浊,止呕逆;代赭石入血分,镇降肝胃气逆,清热养血,止吐衄。"

7. 枳实配厚朴

枳实,苦、辛、酸,微寒,归脾、胃经,有破气消积、化痰除痞功效。用于治疗饮食积滞、湿热泻痢、胸痹、结胸、胸胁疼痛、产后腹痛等。

厚朴,苦、辛,温,归脾、胃、肺、大肠经,有燥湿消痰、下气除满功效。用于治疗脘腹胀满、食积气滞、腹胀便秘、痰饮喘咳等。

枳实、厚朴均有理气化痰、除痞满之功,其中枳实偏于消积导滞、消有形之满,而厚朴趋向于下,治有形实满之时亦可除无形湿满。

本药对见于大承气汤。大承气汤主治邪热积滞、阻于肠腑之便秘。大承气汤中大黄泄热通便,涤荡肠胃;芒硝润燥软坚,泄热通便,配大黄峻下热结;厚朴、枳实行气散结,消痞除满。本证"燥、实、痞、满"兼见,故四药相合,使塞者通,闭者畅,阳明腑实之证得愈。

临床常用于功能性腹胀、消化不良、便秘等证属气滞痞满者。

8. 枳实配橘皮

枳实,苦、辛、酸,微寒,归脾、胃经,有破气消积、化痰除痞功效。用于治疗饮食积滞、湿热泻痢、胸痹、结胸、胸胁疼痛、产后腹痛等。

橘皮,辛、苦,温,归脾、肺经,有理气调中、燥湿化痰功效。用于治疗泄泻、脘腹胀痛、呕吐呃逆、寒湿痰咳嗽、胸痹等。

枳实与橘皮均具有理气宽胸、调理气机作用,其中枳实理气偏于降泄浊气,而橘皮理气偏于升达清气,二者相互为用,既可使清气以升,又可使浊气以降,从而达到清升浊降,气机得以调理。

本药对见于橘枳姜汤。方中以橘皮为君,行肺胃之气而宣通气机;臣以枳实,行气除满而利五脏;佐以生姜,散结气而降逆化饮。三药合用,行气开郁,和胃化饮,使中上二焦气机宣行,气行痹散,胃气因和,而胸脘气塞之症自除。

临床常用于慢性胃炎、功能性腹胀、功能性消化不良等证属气滞者。

9. 丁香配柿蒂

丁香,辛,温,归脾、胃、肺、肾经,有温中降逆、散寒止痛、温肾助阳等功效,为治胃寒呕逆要药。《本草正》云:"温中快气。治上焦呃逆翻胃……除胃寒泻痢……七情五郁。"

柿蒂,涩,归胃经,有降逆止呃功效,为治呃要药。

柿蒂虽与丁香同为止呕之药,"然一辛热而一苦平,合用深得寒热兼济之妙"(《本草求真》)。

本药对见于丁香柿蒂汤(《妇人大全良方》),主治咳逆。

临床常用于慢性胃炎、化疗后呃逆、反流性食管炎等证属气逆者。

10. 香附配乌药

香附,辛、微苦、微甘、平,归肝、脾、三焦经,有疏肝理气、调经止痛功效。用于肝气郁滞、胸胁胀痛、疝气疼痛、乳房胀痛、脾胃气滞、脘腹痞闷、胀满疼痛、月经不调、经闭痛经等。

乌药,辛,温,归肺、脾、肾、膀胱经,有行气止痛、温肾散寒功效。用于寒凝气滞、胸腹胀痛、气逆喘急、膀胱虚冷、遗尿尿频、疝气疼痛、经寒腹痛等。

香附有"气病之总司,女科之主帅"之谓,芳香理气,为血中气药。乌药温中理气,气行则血行。二药合用,可开郁散结、调经理血。

本药对见于青囊丸。青囊丸原主治妇人头痛有痰,可疏肝行气、调畅全身气血,用于一切气痛。原方香附剂量不拘多少,乌药为香附用量的1/3,随证用引,"痰气姜汤下,血病酒下之类"(《串雅内外编·截药总治门》)。

临床常用于慢性胃炎、功能性消化不良、功能性腹痛等证属气滞者。

11. 桔梗配枳壳

桔梗,苦、辛,平,归肺经,有宣肺祛痰、利咽排脓功效。用于咳嗽痰多、胸闷不畅、或咽喉肿痛、失音或肺痈吐脓。

枳壳,苦、辛、酸,微寒,归脾、胃经,有破气除痞、化痰消积功效。用于胃肠积滞、湿热泻痢、或胸痹、结胸、或气滞胸胁疼痛、或产后腹痛。

桔梗与枳壳合用,一上一下,一升一降,升而复降,降而复升,宣肺下气,宽胸利膈,善治气机升降失调之证。

本药对见于桔梗枳壳汤(《仁斋直指方论》),主治诸气痞结满闷。杨士瀛指出:"营卫二气周流不息……血营气卫常相流通,则于人何病之有?一室碍焉,百病由此而生矣。"他认为,气机升降有序,气血运行正常,则脏腑功能正常,故十分重视调理气机药物的运用。他在论治呕吐时指出:"胃之络脉也,阳明之气下行则顺,今逆而上行,谨不可泄……然呕吐者,每每大便秘结,上下壅遏,气不流行。"他主张治呕吐配合运用理气利导之药。清代唐宗海《血证论》中,小柴胡汤加归、芍、杏仁、桔梗、枳壳,用桔梗与枳壳配伍,治"肺气传送太力,肝气郁而不疏"所致之痢下后重。

临床常用于慢性胃炎、腹泻、便秘等证属气机升降失调者。

12. 槟榔配大腹皮

槟榔,辛、苦、温,归胃、大肠经,具有杀虫消积、降气行水、截疟功效。

大腹皮,辛、微温,归脾、胃、大肠、小肠经,为槟榔果实的干燥果皮,具有行气宽中、利水消肿功效。

槟榔、大腹皮是临床上治疗气滞水壅的同株药对。槟榔辛散苦泄,善行胃肠之气,消积导滞,兼能缓泻通便。大腹皮辛能行散,能行气导滞,为宽中理气之捷药。故二药伍用,辛散相合,相须为用,疏通下泄,利水行气,消积导滞,畅达脏腑。

本药对见于疏凿饮子,具有泻下逐水、疏风发表功效,主治水湿壅盛、泛溢表里所致遍身水肿、喘呼气急、烦躁口渴、二便不利等。疏凿饮子中商陆苦寒有毒,泻下逐水,功同大戟、甘遂,通利二便,为君药;茯苓皮为利水祛湿之要药,泽泻气寒味甘而淡,最善渗泄水道,专能通行小便,椒目"主水,腹胀满,利小便",赤小豆、木通亦通利小便,诸药合用,疏导在里之水湿从二便而出,消退水肿,共为臣药;配以羌活、秦艽、生姜疏风发表,开泄腠理,使表之水湿从肌肤而泄。湿为阴邪,最易阻遏气机,故伍槟榔、大腹皮行气导滞利水,使气畅而水行,共为佐药。诸药合用,上下内外,分消其势,以消其水,共奏疏表攻里、外散内消之功。

临床常用于慢性胃炎、功能性腹胀、消化不良、便秘、水肿、腹水等证属脾胃气滞、饮食积滞者。

第五节　化痰祛湿法

"脾苦湿,急食苦以燥之","病痰饮者,当以温药和之",痰湿为患当以苦温之药燥湿祛湿,如半夏配陈皮、桂枝配茯苓等;健脾以绝生痰之源,如白术配茯苓、白术配泽泻等。湿邪"在上在外者,宜微从汗解;在下在里者,宜分利之",以芳香化湿之品既解表湿又化脾湿,如藿香配佩兰、藿香配砂仁;淡渗以驱除水饮,给邪以出路,如杏仁豆蔻仁配薏苡仁、滑石配甘草等。痰湿之邪与热相合,"湿热之病,宜清宜利,热去湿亦去也",如黄连配瓜蒌、白术配茵陈等。

1. 白术配茯苓

白术,苦、甘、温,归胃、脾经,有益气健脾、燥湿利水、止汗安胎功效。《雷公炮制药性解》谓之能"除湿利水道,进食强脾胃……止泄泻,定呕吐,有汗则止,无汗则发"。

茯苓,甘、淡、平,归心、肺、脾、肾经,有利水渗湿、健脾宁心功效。《雷公炮制药性解》谓之能"补脾气,利小便"。脾恶湿,而小便利则湿自除,所以补脾。既能渗泄燥脾,又色白属金而能培肺,肺金得补,则自能生水。

白术配茯苓,健脾益气,渗利水湿。白术健脾益气,治在本虚,以助脾转运水津;茯苓健脾利水,标本兼治。二者等量配伍,主要体现健脾和利水的协同作用,补虚和泻实并用,增强疗效。

本药对见于苓桂术甘汤。苓桂术甘汤主治中阳不足之痰饮病。苓桂术甘汤中茯苓健脾利水、渗湿化饮,能消已聚之痰饮,且可治生痰之源,又平饮邪之上逆;痰饮为阴邪,得温则散,桂枝开宣腠理、通调水道、温阳化气,配茯苓以平冲降逆;湿源于脾阳不足,白术配茯苓健脾利水,得桂枝之温化使脾运水化;炙甘草得白术则崇土之力倍增,合桂枝则助温补中阳。

临床常用于慢性胃炎、肝硬化等证属脾虚津伤、水气内停者。

2. 白术、黄芪配防己

白术,苦、甘、温,归胃、脾经,有除湿消食、益气强阴功效,尤利腰脐之气。《经方配伍用药指南》曰:"白术补气健脾,行气于肌肤营卫,并燥化水湿之邪,更能断水湿变生之源。"

黄芪,甘、微温,气薄而味浓,可升可降,专补气,入手太阴、足太阴之经,有益气固表、补益营卫、气化水湿、消肿除满功效。《本草汇言》曰:"黄芪补肺健脾……实卫敛汗,驱风运毒之药也。"

防己,苦、寒,能入肾以逐湿、腰以下至足湿热,利大小二便,退膀胱积热,消痈散肿,除中风挛急、风寒湿疟热邪。

白术与黄芪合用,健脾益气,生化气血,充荣营卫,扶正与祛邪兼顾,善于治疗营卫虚弱证。黄芪与防己合用,既能补益肌表营卫,又能行散肌表营卫之水湿,为降中寓补之药对。白术与防己合用,一寒一热,加强利水消肿之效。

本药对见于防己黄芪汤,出自《金匮要略·水气病脉证并治》:"风水,脉浮身重,汗出恶风者,防己黄芪汤主之。腹痛加芍药。"防己黄芪汤是治疗风水、风湿表虚证的常用方剂,以汗出恶风、小便不利、苔白脉浮为证治要点。

临床常用于肝硬化门静脉高压、肝硬化腹水等证属太阳表虚风水或太阳表虚风湿者。

3. 白术配泽泻

白术,健脾益气、培荣营卫、燥湿行水。《经方配伍用药指南》曰:"白术补气健脾,行气于肌肤营卫,并燥化水湿之邪,更能断水湿变生之源。"

泽泻,甘、淡、寒,入足太阳经,能入肾,长于利水、去阴汗、利小便。

白术与泽泻均能治疗水湿病证。白术治湿主要通过健脾燥湿,以使脾能运化水湿,即杜绝水湿变生之源;泽泻治湿主要通过渗利小便,以使水湿从小便而泄。白术配泽泻,既能使湿邪从下而去,又能杜绝湿邪变生,从而达到治疗水湿的目的。

本药对见于泽泻汤,主治"心下有支饮,其人苦冒眩",具有通脉泄热作用。

临床常用于高脂血症、慢性胃炎等证属于水湿内阻者。

4. 白术配茵陈

白术,苦、甘、温,可升可降,入脾、胃经,有除湿消食、益气强阴功效,尤利腰脐之气。《经方配伍用药指南》曰:"白术补气健脾,行气于肌肤营卫,并燥化水湿之邪,更能断水湿变生之源。"

茵陈,苦、辛、微寒,归脾、胃、肝、胆经,为治黄之要药,善清脾胃肝胆湿热,使之从小便出,利黄疸。

白术与茵陈均有祛湿作用。白术主要通过健脾以燥湿,使水湿得以运化;茵陈主要通过利湿以清热,使湿不得内聚而下行。二者相互为用,以治疗湿热黄疸。

本药对见于茵陈五苓散。茵陈五苓散由五苓散加茵陈组成,其中五苓散有利水渗湿、温阳化气功效,同时加倍量茵陈清热退黄,用于治疗湿热壅滞黄疸、湿重于热、小便不利者。

临床常用于病毒性肝炎、新生儿黄疸等证属湿热内停者。

5. 白术配白芷

白术,苦、甘、温,入脾、胃经,有补脾益气、燥湿利水、止汗、安胎功效,为健脾燥湿要药。用于脾气虚证、气虚自汗、脾虚胎动不安等。

白芷,辛、温,归肺、胃、大肠经,有解表散寒、祛风止痛、通鼻窍、燥湿止带、消肿排脓功效。用于风寒感冒、头痛、牙痛、风湿痹痛、鼻渊、带下、疮痈肿毒等。

白术健脾以运化水湿,白芷芳香悦脾以燥湿,二药合用,共奏健脾燥湿、升清化浊之功。

本药对见于白术散(《太平惠民和剂局方》)。白术散主治五劳七伤所致脾胃虚弱诸症,如面色萎黄、饮食不佳、口吐酸水等。方中白术健脾祛湿,山药、茯苓淡渗利湿,白芷芳香燥湿,青皮、香附行气化湿,干姜温化痰湿,桔梗升清,甘草补脾和中。

临床常用于泄泻腹痛证属外感风寒、内伤湿滞者,亦可用于溃疡性结肠炎、慢性腹泻等证属脾虚湿盛者。

6. 茯苓配猪苓

茯苓,甘、淡、平。用于"胸胁逆气,忧恚,惊邪,恐悸,心下结痛,寒热,烦满,咳逆。止口焦,舌干,利小便。久服安魂魄,养神,不饥,延年"。

猪苓,甘、淡、平。用于"痎疟,解毒,蛊疰不祥,利水道。久服轻身,耐老"。

茯苓与猪苓均可治疗水湿,但茯苓健脾以通调水道治湿,而猪苓渗利下行以治湿。茯苓与猪苓相较,猪苓利湿作用较茯苓显著,二者相互为用,既能利上焦水气,又能渗中焦水气,更能泄下焦水气,以治疗水气内停证。

本药对见于五苓散、猪苓汤等。两方均为利水渗湿之常用方,均用茯苓、猪苓、泽泻淡渗利湿,治小便不利、身热口渴。五苓散证乃因水湿内停、膀胱气化不利而致,故配伍桂枝温阳化气兼解太阳未尽之邪,白术健脾燥湿,共成温阳化气利水之剂。猪苓汤证乃因邪气入里化热,水热互结,灼伤阴津而成里热阴虚、水气不利之证,故配伍滑石清热利湿,阿胶滋阴润燥,共成利水清热养阴之方。

临床常用于胃瘫综合征、乙肝肝硬化、小儿腹泻、小儿黄疸等证属水气内停者。

7. 茯苓配薏苡仁

茯苓,甘、淡、平,归心、肺、脾、肾经,有利水渗湿、健脾宁心功效。茯苓"利水而不伤正,补而不助邪",为利水渗湿之要药,无论属寒属热属虚属实,均可应用。茯苓又能健脾,因脾弱则生湿,脾健则湿不内生,实有标本兼顾之效。再者,茯苓先升后降,上行清心火、生津液、开腠理、滋水源,下降则利小便,引热外出。

薏苡仁,甘、淡,性偏寒凉,善清利湿热,又能清热排脓、除痹舒筋、通利关节。

茯苓利水作用重在健脾渗湿,且补益心脾、宁心安神。然薏苡仁利湿作用较茯苓广泛,且性凉而清热,又可排脓消痈,又善除痹。茯苓、薏苡仁配伍使用,相得益彰,共奏利水消肿、健脾渗湿之效。

本药对见于参苓白术散,具有益气健脾、渗湿止泻功效,主治脾虚湿盛证,症见饮食不化、胸脘痞闷、肠鸣泄泻、四肢乏力、形体消瘦、面色萎黄、舌淡苔白腻、脉虚缓。方中人参、白术、茯苓、甘草补气健脾；山药、白扁豆、莲子肉补脾渗湿；砂仁醒脾；桔梗升清，宣肺利气，用以载药上行；薏苡仁、白扁豆助白术、茯苓以健脾渗湿；山药、莲子肉助人参、白术、茯苓健脾益气。诸药合用，共成健脾益气、和胃渗湿之功。

临床常用于慢性腹泻、腹泻型肠易激综合征、溃疡性结肠炎、乙型肝炎等证属脾虚湿盛者。

8. 茯苓配泽泻

茯苓，甘、淡，平，归心、肺、脾、肾经，有利水渗湿、健脾宁心之功。用于水肿尿少、痰饮眩悸、脾虚食少、便溏泄泻、心神不安、惊悸失眠等。

泽泻，甘、淡，寒，归肾、膀胱经，有利小便、清湿热之功。用于小便不利、水肿胀满、泄泻尿少、痰饮眩晕、热淋涩痛等。

茯苓、泽泻均有利水之功。茯苓淡渗利湿，兼有助脾气运化之功；泽泻善逐三焦、膀胱之水。茯苓得泽泻，利水除湿之功倍增；泽泻得茯苓，利水而不伤脾气。茯苓配泽泻，相使相辅，可使中焦得运，水道通调，水湿之气从上顺下，出于膀胱腑。

本药对见于猪苓汤。猪苓汤主治一切水湿停留之证，如水肿、泄泻、小便不利等，对于中下二焦水湿之证最为合适。

临床常用于慢性胃炎、功能性消化不良、腹泻、肝病等证属水湿内停者。

9. 半夏配白术

半夏，辛，温，有毒，归脾、胃、肺经，有燥湿化痰、降逆止呕、消痞散结功效；外用消肿止痛。可用于治疗湿痰、寒痰、呕吐、痞证、梅核气、瘿瘤等。《医学启源》记载半夏"治寒痰及形寒饮冷伤肺而咳，大和胃气，除胃寒，进饮食"。

白术，甘、苦，温，归脾、胃经，有益气健脾、燥湿利水、止汗、安胎功效。用于治疗脾虚泄泻、水肿、胎动不安、带下清稀、气虚自汗等。

半夏与白术皆性温，其中白术健脾益气、燥湿化痰，半夏化痰散结、降逆止呕，共奏健脾化痰、理气散结之功。白术健脾祛湿，能治生痰之源；半夏化痰散结，祛中焦之湿。

本药对见于半夏白术天麻汤、白术半夏汤、六君子汤等。半夏白术天麻汤主治风痰上扰之眩晕，白术半夏汤主治胃虚停饮之证，六君子汤主治脾胃气虚兼痰湿证。半夏白术天麻汤中以半夏、天麻化痰息风，为治风痰眩晕头痛之要药；白术健脾燥湿，治生痰之本，"白术治眩，非治眩也，治痰与水耳"（《本经疏证·术》）；茯苓、橘红健脾渗湿，理气化痰，使气顺痰消；甘草和中健脾。白术半夏汤中白术健脾益气,燥湿化痰;半夏化痰散结,降逆止呕;肉桂温阳化气,升清布津;赤茯苓利湿化浊;丁香行气止痛;陈皮理气和胃。六君子汤中半夏化痰湿,善降逆和胃止呕;陈皮调理气机,气顺则痰消;四君子汤益气补虚,健脾助运以复脾虚之本,以杜生痰之源。

临床常用于慢性胃炎、梅尼埃综合征呕吐、慢性腹泻等证属脾虚湿盛者。

10. 半夏配陈皮

半夏,辛,温,有毒,归脾、胃、肺经,有燥湿化痰、降逆止呕、消痞散结之功。用于咳喘痰多、呕吐反胃、胸脘痞满、头痛眩晕、夜卧不安、瘿瘤痰核、痈疽肿毒等。

陈皮,苦、辛,温,归肺、脾经,有理气调中、燥湿化痰之功。用于胸脘胀满、食少吐泻、咳嗽痰多等。

半夏、陈皮均为味辛、性温之品。半夏得陈皮之助,则气顺而痰自消,化痰湿之力尤胜;陈皮得半夏之辅,则痰除而气自下,理气和胃之功更著。二者相使相助,共奏燥湿化痰、健脾和胃、理气止呕之功。

本药对见于二陈汤等。二陈汤主治痰湿证。二陈汤中半夏燥湿化痰,降逆和胃;橘红燥湿化痰,理气健脾,使气顺痰消,脾运得健,痰湿得除;茯苓健脾渗湿,湿去脾运,痰无由生;生姜辛温,降逆化痰而止呕;少许乌梅以敛肺气,寓收于散,相反相成,使痰去而正不伤,邪气去而正气复;甘草调和药性,兼益肺和中。

临床常用于慢性胃炎、呕吐、慢性腹泻等证属痰湿壅盛者。

11. 半夏配茯苓

半夏,辛,温,有毒,归脾、胃、肺经,有燥湿化痰、降逆止呕、消痞散结之功。用于咳喘痰多、呕吐反胃、胸脘痞满、头痛眩晕、夜卧不安、瘿瘤痰核、痈疽肿毒等。

茯苓,甘、淡,平,归心、肺、脾、肾经,有利水渗湿、健脾宁心之功。用于水肿尿少、痰饮眩悸、脾虚食少、便溏泄泻、心神不安、惊悸失眠等。

半夏、茯苓均可祛湿,均入脾经。半夏辛散水气、温燥化湿,脾湿去则土燥,痰涎无以生;茯苓甘能补脾,淡渗水湿,湿无所聚则痰无由生,且补脾能促使水湿运化。半夏与茯苓,一为温燥化湿,一为淡渗利湿;一为降逆止呕治其标,一为健脾和中治其本。半夏配茯苓,标本兼顾,功可健脾利水、燥湿化痰、利水宁心。

本药对见于温胆汤、小半夏加茯苓汤等。温胆汤主治脾虚湿停、胃失和降所致心下痞满、呃逆呕吐或咳嗽痰多,或下利便溏等。小半夏加茯苓汤主治痰饮内停,用于治疗停饮呕吐、心下痞闷、头眩心悸者。

临床常用于胃轻瘫、化疗后呕吐、小儿腹泻等证属痰湿内蕴者。

12. 半夏配瓜蒌

半夏,辛,温,有毒,归脾、胃、肺经,有燥湿化痰、降逆止呕、消痞散结之功。用于咳喘痰多、呕吐反胃、胸脘痞满、头痛眩晕、夜卧不安、瘿瘤痰核、痈疽肿毒等。《药性本草》言其"消痰下气,开胃健脾,止呕吐,去胸中痰满"。

瓜蒌,甘、微苦,寒,归肺、胃、大肠经,有清热涤痰、宽胸散结、润燥滑肠之功。用于肺热咳嗽、痰浊黄稠、胸痹心痛、结胸痞满、乳痈、肺痈、肠痈肿痛、大便秘结等。

半夏辛温燥烈,化痰降逆,消痞散结;瓜蒌清热化痰,宽胸散结。半夏配瓜蒌,相辅为用,化痰散结、宽胸消痞之功显著。

本药对见于小陷胸汤、半夏丸(《济生方》)、半夏汤(《普济方》)。小陷胸汤主治痰热互结之胸脘痞闷。半夏丸主治肺脏蕴热之痰嗽、胸膈塞满。半夏汤主治胸痹之证。小陷胸汤中瓜蒌清热化痰,理气宽胸,通胸膈之痹;黄连助瓜蒌清热降火,散心下之痞;半夏降逆化痰,助瓜蒌消痰散结,与黄连合用,辛开苦降。半夏丸中半夏燥湿化痰;瓜蒌清热化痰,理气宽胸,以制痰郁化热;以姜汁糊丸,温胃止呕,又制半夏之毒性。半夏汤中半夏化痰,瓜蒌实宽胸理气化痰,生姜化痰饮。

临证用于胃食管反流、慢性胃炎、功能性消化不良等证属痰热互结、气郁不通者。

13. 半夏配生姜

半夏,辛,温,有毒,归脾、胃、肺经,有燥湿化痰、降逆止呕、消痞散结之功。用于咳喘痰多、呕吐反胃、胸脘痞满、头痛眩晕、夜卧不安、瘿瘤痰核、痈疽肿毒等。

生姜,辛,微温,归肺、脾、胃经,有解表散寒、温中止呕、温肺止咳、解毒之功。用于风寒感冒、脾胃寒证、胃寒呕吐、肺寒咳嗽、解鱼蟹毒等。

半夏、生姜性味相同,均辛温燥散,具有降逆止呕、和胃化痰之功。半夏配生姜,半夏降逆止呕为主,生姜化水止呕为辅,且又具温中化饮之功,相互协同而增强和胃止呕之效。另外,半夏为有毒之品,生姜可制半夏之毒,属相畏配对,制其所短,展其所长,可更好地发挥和胃降逆作用。

本药对见于生姜半夏汤(《金匮要略》)和小半夏汤(《金匮要略》)。《金匮要略》曰:"病人胸中似喘不喘,似呕不呕,似哕不哕,彻心中愦愦然无奈者,生姜半夏汤主之。"又曰:"呕家本渴,渴者为欲解,今反不渴,心下有支饮故也,小半夏汤主之。""诸呕吐,谷不得下者,小半夏汤主之。"二方均由半夏和生姜组成,而生姜半夏汤重用生姜汁,意在散结通气。

临床常用于慢性胃炎、呕吐等证属水饮停胃者。

14. 半夏配竹茹

半夏,辛,温,善于和胃降逆、温中止呕。《医学启源》记载:"半夏……治寒痰及形寒饮冷伤肺而咳,大和胃气,除胃寒,进饮食。"《本经逢原》记载:"半夏……同苍术、茯苓治湿痰;同栝蒌、黄芩治热痰;同南星、前胡治风痰;同芥子、姜汁治寒痰。惟燥痰宜栝蒌、贝母,非半夏所能治也。"

竹茹,甘而微寒,善于清胃除热、除烦止呕。《本草汇言》记载:"竹茹,清热化痰……下气止呃之药也……如前古治肺胃热甚,咳逆上气,呕哕寒热及血溢崩中诸证。此药甘寒而降,善除阳明一切火热痰气为疾……用之立安。如诸病非因胃热者勿用。"

半夏配竹茹,一温一寒,相须为用,则化痰和胃、止呕除烦之功备。

本药对见于温胆汤。温胆汤主治胆郁痰扰证,见胆怯易惊、头眩心悸、心烦不眠、夜多异梦,或呕恶呃逆、眩晕、癫痫,苔白腻,脉弦滑。方中半夏降逆和胃,燥湿化痰,为君;竹茹清热化痰、止呕除烦,枳实行气消痰,使痰随气下,为臣;陈皮理气燥湿,茯苓健脾渗湿,为佐;姜、枣、甘草益脾和胃,协调诸药,为使。半夏与竹茹相伍,一温一凉,化痰和胃、止呕除烦之功备;陈皮与枳实相合,亦为一温一凉,而理气化痰之力增。诸药合用,共奏理气化痰、清胆和胃之效。

临床常用于胃溃疡、慢性胆囊炎、肝炎等证属胆郁痰扰者。

15. 半夏配旋覆花

半夏,辛,温,有毒,归脾、胃、肺经,具有降逆止呕、燥湿化痰、消痞散结等功效。

旋覆花,苦、辛、咸,微温,辛能行散,苦能降泻,咸能软坚散结,温可通经散寒。

半夏配旋覆花,一重泻一轻宣,则降泻胃气而不戕伐,燥湿化痰而不损津。二者相互为用,半夏醒脾和胃、燥湿化痰,重镇降泻胃气上逆;旋覆花降逆止呕、消痰散结,轻宣降泻胃气上逆。

本药对见于旋覆代赭汤。旋覆代赭汤主治脾胃虚弱、痰饮内阻证,是借补其虚之中气、降其上逆之胃气,以达恢复脾胃升降功能的目的。

临床常用于急慢性胃炎、梅尼埃综合征呕吐、反流性食管炎等证属痰阻中焦、胃气上逆者。

16. 苍术配神曲

苍术,辛、苦,温,归脾、胃、肝经,性温气香,可升可降,长于燥湿以健运脾气。凡治湿困脾胃,健运失常,胸痞腹胀,食欲不振,恶心呕吐,大便溏泄,肢体倦怠,舌苔浊腻,是为常用之品。《神农本草经疏》谓其乃"除风痹之上药,安脾胃之神品"。

神曲,甘、辛,温,归脾、胃经,味辛气香,能升能降,功善消食健脾和中,导滞之力较胜,可用于治疗夏日外受暑湿秽浊之气,内夹胃肠不化之滞,头昏胸闷,恶心呕吐,大便泄泻,不思饮食等。《药品化义》载:"神曲味甘,炒香,香能醒脾,甘能治胃,以此平胃气,理中焦,用治脾虚难运,霍乱吐逆,寒湿泄泻,孕妇胎动抢心,下血不止。若生用力胜,主消米谷食积,痰滞癥结,胸满疟痞,小儿腹坚,皆能奏绩。"

苍术、神曲,同为辛温之品,共走脾胃二经。神曲芳香辛散、消食导滞,苍术芳香燥烈、除湿健脾,二药参合,同气相求,相辅相成,燥湿健脾、消食和胃之效增。

本药对见于越鞠丸,行气解郁,主治气、血、痰、火、湿、食等郁。方中香附行气解郁,以治气郁;川芎活血行气,以治血郁;苍术燥湿健脾,以治湿郁;栀子清热除烦,以治火郁;神曲消食和中,以治食郁。此方虽无治痰郁之品,然痰郁多由脾湿引起,并与气、火、食郁有关,所以方中不另设治痰药,亦治病求本之意。

临床常用于慢性胃炎、消化性溃疡、自主神经功能紊乱、胆道系统感染和胆石症等证属脾胃食滞湿阻者。

17. 苍术配黄柏

苍术,辛、苦,温,性散能发汗,散多于补,归足阳明、太阴经。有消湿、去胸中冷气、避山岚瘴气功效。

黄柏,苦,寒,阴中之阴。足少阴妙药,又入足太阳。有退火解热、消渴、去肠风、止血痢、逐膀胱结热、治赤带、泻肾中相火功效,亦能平肝明目。

苍术偏于燥湿健脾,黄柏偏于清热燥湿。苍术配黄柏,既有清热燥湿的效果,又走下焦,可治疗湿热诸证,特别是下焦湿热证。

本药对见于二妙散(《丹溪心法》)。二妙散为治疗湿热下注之基本方。二妙散中黄柏为君,取其苦能燥湿、寒能清热,且其性下行,长于清下焦湿热;臣以苍术,辛散苦燥,长于健脾燥湿;入姜汁调服,辛散以助药力。二妙散中加牛膝即成三妙丸,再加薏苡仁称四妙丸。

临床常用于慢性腹泻、溃疡性结肠炎等证属湿热下注者。

18. 苍术配厚朴

苍术,辛、苦,温,归脾、胃、肝经,有燥湿健脾、祛风散寒之功。苍术以辛散温燥为主,温燥之性较强,燥湿健脾力强,为燥湿健脾要药。凡痰饮、水肿、带下等脾湿偏盛者均可使用。

厚朴,苦、辛、温,归脾、胃、肺、大肠经,有行气燥湿、消积平喘之功。厚朴以苦味为重,苦降下气消积除胀满,又下气消痰平喘,既可除无形之湿,又可消有形之实满,为消除胀满要药。

厚朴的燥湿之力虽不及苍术,但长于行气消胀,又能消积平喘,善治食积气滞之脘腹胀满、腹泻、呕吐及咳喘多痰等。《汤液本草》云:"厚朴……若与橘皮、苍术同用,则能除湿满,《本经》谓温中益气者是也。与解利药同用,则治伤寒头痛。与痢药同用,则厚肠胃。大抵苦温,用苦则泄,用温则补。"

本药对见于平胃散,主治脾胃不和,症见不思饮食,心腹胁肋胀满刺痛,口苦无味,胸满短气,呕哕恶心,噫气吞酸,面色萎黄,肌体瘦弱,怠惰嗜卧,体重节痛,常多自利,或发霍乱,及五噎八痞,膈气反胃。方中重用苍术燥湿运脾为君;厚朴行气化湿,消胀除满为臣;苍术与厚朴相伍,行气以除湿,燥湿以运脾,使滞气得行,湿浊得去;陈皮行气化滞为佐;炙甘草健脾和中,调和诸药为使。诸药合用,共成燥湿运脾、行气和胃之功。

临床常用于慢性萎缩性胃炎、反流性食管炎、结肠炎、功能性胃肠病等证属湿阻中焦、脾失健运者。

19. 附子配茵陈

附子,辛、甘、大热,有毒,有温里散寒功效。用于风寒咳逆邪气、寒湿痿、拘挛、膝痛不能行步、积聚血瘕、金疮等。

茵陈,苦、辛、微寒,归脾、胃、肝、胆经,为治黄之要药,善清脾胃肝胆湿热,使之从小便出,利黄疸。《医学衷中参西录》谓:"茵陈……善清肝胆之热,兼理肝胆之郁,热消郁开,胆汁入小肠之路毫无阻隔也。"

附子配茵陈,相反相成,宣散脾胃寒湿之郁滞,宣运中焦阳气之不畅。

本药对见于茵陈四逆汤、茵陈术附汤等。茵陈四逆汤证的基本病机是寒湿阻遏气机,且寒盛于湿,治疗当"于寒湿中求之"。茵陈四逆汤中用茵陈除湿利胆退黄,附子、干姜温里散寒,如此则寒湿尽去,气机通畅。

临床常用于肝病、黄疸证属阴黄寒湿阻滞者。

20. 干姜配茯苓

干姜,辛、热,归脾、胃、肾、心、肺经,有温中散寒、回阳通脉、燥湿消痰之功。用于脘腹冷痛、呕吐泄泻、肢冷脉微、痰饮喘咳等。

茯苓,甘、淡、平,归心、肺、脾、肾经,有利水渗湿、健脾宁心之功。用于水肿尿少、痰饮眩悸、脾虚食少、便溏泄泻、心神不安、惊悸失眠等。

干姜、茯苓均入脾、肾经。干姜性热,能温中祛寒;茯苓健脾、淡渗利湿。干姜配茯苓,一温一利,温以逐寒,利以渗湿,则寒祛湿消。

本药对可见于甘草干姜茯苓白术汤。甘草干姜茯苓白术汤主治寒湿之邪外袭,痹阻于腰部之肾着。甘草干姜茯苓白术汤中重用干姜,味辛能行能散以散寒除湿通痹,温热之性以通阳化气;茯苓健脾利水,使水湿之邪从小便而去,配干姜一温一利,祛湿而不伤正;白术益气补脾燥湿,配干姜一温一补,使脾胃健而寒湿祛;甘草和中健脾。

临床常用于慢性胃炎、呕吐、腹泻等证属寒湿困脾者。

21. 桂枝配茯苓

桂枝,辛、甘、温,归心、肺、膀胱经,有发汗解肌、温通经脉、助阳化气等功效。用于风寒感冒、寒凝血滞诸痛证、痰饮、蓄水证、心悸等。

茯苓,甘、淡、平,归心、肺、脾、肾经,有利水渗湿、健脾宁心等功效。用于水肿、痰饮、脾虚泄泻、心悸、失眠等。

桂枝助阳化气,茯苓健脾利水渗湿,两者相伍,治疗水饮内停、胃阳被阻之证。水饮内停之证,皆为中焦阳虚,脾运失职,水饮内生所致。茯苓健脾利水,祛痰化饮;桂枝助阳化气,布行津液。两者共奏健脾利湿、温阳化饮功效。

本药对见于苓桂术甘汤。苓桂术甘汤主治中阳不足、水饮内停之痰饮。张仲景曰:"病痰饮者,当以温药和之。"苓桂术甘汤中茯苓健脾利水,渗湿化饮,不但能消已聚之痰饮,又可治生痰之源;桂枝温中州之阳气,苓、桂相伍,一利一温,既可温肺以助化饮,止咳逆,又可暖脾化气以资利水,且能平冲降逆,通阳化饮;湿源于脾,脾阳不足则湿从中生,故以白术健脾燥湿,又得桂枝则温运之力更宏,助脾运化,使脾气健运,水湿自除;炙甘草,甘温和中。四药合用,温阳健脾以治其本,祛湿化饮以治其标,标本兼顾。

临床常用于慢性胃炎、腹泻、肝硬化等证属中焦阳虚、水饮内生者。

22. 赤小豆配当归

赤小豆,甘、酸,平,阴中之阳,有渗湿清热、解毒排脓、通利水道、凉血止血功效。《日华子本草》记载,赤小豆治烦,解热毒,排脓,补血脉。《药性论》记载,赤小豆能消热毒痈肿,散恶血不尽。

当归,甘、辛,温,可升可降,阳中之阴,有活血补血、祛瘀生新、通达经脉功效。

赤小豆配当归,以赤小豆"消热毒、散恶血、除烦排脓",以当归"补血、生新去陈",共奏清热利湿、活血解毒之功。

本药对见于赤豆当归散。《金匮要略·百合狐惑阴阳毒病脉证治》主治伤寒狐惑,"脉数,无热微烦,默默但欲卧,汗出,初得之三四日,目赤如鸠眼;七八日,目四眦黄黑。若能食者,脓已成也。"《张氏医通》卷十四主治"小肠热毒,流于大肠,先便后血,及狐惑蓄血,肠痈便脓"。

临床常用于口腔溃疡、痔疮、白塞综合征等证属湿热下注者。

23. 薤白配瓜蒌

薤白,辛、苦,温,入肺、心、胃、大肠经,有温达阳气、行气散结、通阳止痛功效。《本草纲目》载薤白治"胸痹刺痛,下气散血"。《本草思辨录》曰:"药之辛温而滑泽者,唯薤白为然。最能通胸中之阳与散大肠之结。"

瓜蒌,甘、微苦,寒,入肺、胃、大肠经,有宽胸散结、化痰通阳、降泄浊气功效。《本草思辨录》曰:"栝蒌实之长,在导痰浊下行,故结胸、胸痹,非此不治。"

薤白配瓜蒌为治气郁痰阻胸痹之要药。薤白行气偏于辛散,瓜蒌行气偏于降泄,一散一降,以调理胸中气机,从而使胸中气机既能升达,又能降泄,更能通阳止痛,以治疗胸中气郁痰阻证。

本药对见于栝蒌薤白白酒汤、栝蒌薤白半夏汤。《王旭高医书六种·退思集类方歌注》曰:"薤白滑利通阳,栝蒌润下通阴,佐以白酒熟谷之气,上行药性,助其通经活络,而痹自开。胸中阳也,而反痹,则阳不用矣。阳不用则气上下不相顺接,其津液必凝滞而为痰,故喘息咳唾、胸背痛、短气等证见矣,脉紧沉迟为阳虚之验,故主以通阳。"

临床常用于慢性胃炎、胃溃疡、结肠炎、肝炎、肝硬化等证属痰盛瘀阻者。

24. 黄连配瓜蒌

黄连,苦,寒,归心、脾、胃、肝、胆、大肠经,有清热燥湿、泻火解毒功效。用于治疗湿热痞满、泻痢、高热神昏、心烦不寐、血热吐衄、呕吐吞酸、牙痛、消渴、痈肿疔疮、湿疹等,长于清中焦湿火郁结。

瓜蒌,甘、微苦,寒,归肺、胃、大肠经,有清热化痰、宽胸散结、润肠通便功效。用于治疗痰热咳嗽、胸痹、结胸、痈病、便秘等。

黄连清泄湿热,瓜蒌清热导痰下行。黄连配瓜蒌,奏清热化痰、散结开痞之功。

本药对见于《伤寒论》中的小陷胸汤,主治"小结胸病,正在心下,按之则痛,脉浮滑者"。方中黄连能泄心下之热结,瓜蒌助黄连清热泻火,同时有润下作用,共同形成痰热下趋之势,使有形之邪出之有道,达到治病祛邪的目的。

临床常用于胃食管反流、消化性溃疡、功能性消化不良等证属痰热内蕴者。

25. 苏叶、厚朴配半夏、生姜

苏叶,辛,温,入肺、脾经,有行气宽胸、解郁散结、调理情志、化痰利咽功效。《本草正义》曰:"开胸膈,醒脾胃,宣化痰饮,解郁结而利气滞。"《本草汇言》曰苏叶"下结气……化痰气,乃治气之神药也"。

厚朴,苦、辛,温,归脾、胃、肺、大肠经,有下气行气、化湿化痰、醒脾开胃功效。

生姜,辛,微温,有通畅神明、辟疫功效,且助生发之气,能祛风邪。

半夏,辛,温,有毒,"治伤寒,寒热,心下坚,下气,咽喉肿痛,头眩,胸胀,咳逆,肠鸣,止汗"。

苏叶理气,偏于升达胸中气机;厚朴理气,偏于降泄胸中气机。苏叶与厚朴相用,一升一降,以开胸解郁,降泄浊气,化瘀化湿,化湿醒脾,治疗痰阻气郁证。半夏与生姜相用,既能调理胸中气机,又能调理脾胃气机,更能利咽祛痰,还能燥湿化痰降逆。半夏、生姜与苏叶相用,既能升发,又能下行,升发则清气以升,下行则浊气得降。药对相互为用,善于调理气机,燥湿降逆,利咽祛痰,以治疗痰阻气逆证。

本药对见于半夏厚朴汤。《金匮方歌括》卷六曰:"方中以半夏降逆气,厚朴解结气,茯苓消痰;尤妙以生姜通神明,助正祛邪;以紫苏之辛香,散其郁气。郁散气调,而凝结焉有不化者哉。"《医宗金鉴·订正仲景全书金匮要略注》曰:"此病得于七情郁气,凝涎而生,故用半夏、厚朴、生姜辛以散结,苦以降逆,茯苓佐半夏,以利饮行涎,紫苏芳香,以宣通郁气,俾气舒涎去,病自愈矣。"

临床常用于胃神经症、食管痉挛、胃食管反流等证属气滞痰阻者。

26. 葛根配厚朴

葛根,辛、甘,凉,入脾、胃、肺经,轻扬升发,鼓舞胃气上行,有生津止渴、开腠发汗、解肌退热、升举中气功效,助脾之升清之性。

厚朴,苦、辛,温,入脾、肺、胃、大肠经,有降逆和胃、理气化湿功效,助胃之降浊之性,主治痰湿积滞在胃。

葛根性偏凉,质轻而散;厚朴性偏温,质轻而降。葛根配厚朴,相反相成,形成不寒不热、不燥不湿、不温不凉的升降和平之药,是调理脾胃升降失常的常用药对。

本药对见于白术厚朴汤(《黄帝素问宣明论方》)。白术厚朴汤主治痰呕不散之病证。脾失健运,痰从中生,阻塞气机,升降失司。白术厚朴汤中白术健脾利湿;甘草补脾和中;葛根升举清阳,脾阳升则胃气降;厚朴降气化痰除满,合生姜以止呕。

临床常用于功能性腹胀、慢性腹泻、肠易激综合征等证属脾胃升降失调者。

27. 枳实配竹茹

枳实,苦、辛、酸,微寒,归脾、胃经。辛行苦降,善破气除痞、降气除痰、消积导滞,且其性微寒,辛而不燥,长于破脾胃肠间积滞。《药品化义》曰:"枳实……专泄胃实……开导坚结……故主中脘以治血分,疗脐腹间实满,消痰癖,祛停水,逐宿食,破结胸,通便闭,非此不能也。"

竹茹,甘、微寒,归肺、胃、心、胆经,善清热化痰,归胃经而和胃降逆,且其质轻而中空,可宁神开郁。《药品化义》曰:"竹茹……轻可去实……凉可去热……苦能降下,专清热痰,为宁神开郁佳品。"

枳实配竹茹,枳实消导积滞而通,竹茹甘寒而降,枳实得竹茹则苦降清热之性强而和胃降逆之效速;竹茹化痰热和胃而清,枳实辛苦善行,竹茹得枳实则破气行痰之力增而开郁止呕之功显。合而为用,同气相求,相辅相成,畅中焦而逐痰郁,宽中除痞,和胃降逆,清热止呕。

本药对见于温胆汤,具有理气化痰、和胃利胆之功,主治胆郁痰扰证。

临床常用于胃溃疡、慢性胆囊炎、肝炎等证属痰阻气滞者。

28. 藿香配佩兰

藿香,辛,微温,可升可降,入肺、胃、脾经,芳香而不嫌其燥烈,温煦而不偏于燥热,既能散表邪,又能化里湿而醒脾开胃。

佩兰,辛,平,归脾、胃、肺经,气香醒脾化湿之功较强,并有一定利水作用,历来被推为治脾瘅口甘要药。

藿香与佩兰,气味均芳香,可解暑辟秽除不正之气。藿香配佩兰是临床常用的暑湿时令要药,相须为用,使芳香化浊、清热祛暑、和胃止呕、醒脾增食之功益彰。

本药对见于《时病论》芳香化浊法,治五月霉湿,并治秽浊之气。

临床常用于慢性胃炎、消化不良、慢性腹泻等证属暑湿犯脾或湿浊困脾者。施今墨每见湿浊困脾、脘腹胀满、恶心呕吐等,惯用二者之鲜品,屡收良效。

29. 藿香配砂仁

藿香,辛,微温,归脾、胃、肺经,有芳香化浊、开胃止呕、发表解暑之功。用于湿浊中阻、脘痞呕吐、暑湿倦怠、胸闷不舒、寒湿闭暑、腹痛吐泻、鼻渊头痛等。

砂仁,辛,温,归脾、胃、肾经,有化湿开胃、温脾止泻、理气安胎之功。用于湿浊中阻、脘痞不饥、脾胃虚寒、呕吐泄泻、妊娠恶阻、胎动不安等。

藿香、砂仁性味相同,均具有化湿功效。藿香化浊止呕;砂仁温中行气、安胎。二药合用,有温中理气、止呕安胎之功。

本药对见于六和汤(《太平惠民和剂局方》)。六和汤中,藿香、砂仁、杏仁、厚朴香能舒脾,辛能行气,而砂仁、厚朴兼能化食。木瓜酸能平肝舒筋。白扁豆、赤茯苓淡能渗湿清热,而白扁豆又能散暑和脾。半夏辛温,散逆而止呕。人参甘温,补正以匡邪。甘草补中,协和诸药。姜枣发散而调荣卫。皆所以和之也。或加香薷者,用以祛暑。

临床常用于慢性胃炎、消化不良、慢性腹泻等证属气滞湿阻者。

30. 藿香配紫苏

藿香,辛,微温,归脾、胃、肺经,有芳香化浊、开胃止呕、发表解暑之功。用于湿浊中阻、脘痞呕吐、暑湿倦怠、胸闷不舒、寒湿闭暑、腹痛吐泻、鼻渊头痛等。

紫苏,辛,温,归肺、脾经,有散寒解表、理气宽中之功。用于风寒感冒、头痛、咳嗽、胸腹胀满等。

藿香、紫苏性味相同,均具有芳香辛散特点,同时具有芳香辛散而不峻烈、微温化湿而不燥热的优点,散邪辟恶、理气化湿,常相须为用。

本药对见于藿香正气散,治暑月外感风寒、内伤生冷,而见恶寒发热、头痛身痛、脘腹痞满、呕恶泄泻等。

临床常用于慢性胃炎、消化不良、慢性腹泻等证属暑湿犯脾或湿浊困脾者。

31. 杏仁配滑石

杏仁,苦,微温,有小毒,归肺、大肠经,有宣肺降气、止咳平喘、润肠通便功效。

滑石,甘、淡,寒,性沉重,无毒,归膀胱、肺、胃经,有利水通淋、清热解暑、祛湿敛疮功效。

杏仁能宣肺利气、清肃上焦,使暑湿热邪从上焦而解,而肺气得以宣发则能通调水道、引三焦之水湿下输膀胱;滑石能清热利湿、开通下焦,使膀胱气化功能正常,导湿浊之邪从小便而出。杏仁配滑石能宣化渗利、化湿清热,可以宣上畅下,使暑湿热邪上下分消而解,则脘痞、呕利等症自除。

本药对见于杏仁滑石汤(《温病条辨》)、三仁汤、三石汤等。杏仁滑石汤原方于暑湿内伏三焦,症见胸脘痞闷、潮热呕吐、便溏下利、心烦口渴、汗出溺短等。

临床常用于慢性胃炎、消化不良、慢性腹泻等证属湿热内阻者。

32. 杏仁、豆蔻仁配薏苡仁

杏仁,苦,微温,有小毒,归肺、大肠经,有祛痰止咳、平喘润肠之功。用于外感咳嗽、喘满、喉痹、肠燥便秘等。

豆蔻仁,辛,温,归肺、脾、胃经,有理气宽中、燥寒湿、解酒毒之功。用于胃痛腹胀、噫气反胃等。

薏苡仁,甘、淡,凉,归脾、胃、肺经,有健脾渗湿、除痹止泻、清热排脓之功。用于水肿、脚气、小便不利、湿痹拘挛、脾虚泄泻、肺痈、肠痈、扁平疣等。

杏仁宣利上焦肺气,气行则湿化;豆蔻仁芳香化湿,行气宽中,畅中焦之脾气;薏苡仁渗湿利水而健脾,使湿热从下焦而去。三仁合用,宣上、畅中、渗下,三焦分消。

本药对见于三仁汤。三仁汤具有宣畅气机、清利湿热之功,主治湿温初起及暑温夹湿之湿重于热证。三仁合用,三焦分消,是为君药;滑石、通草、竹叶甘寒淡渗,加强君药利湿清热之功,是为臣药;半夏、厚朴行气化湿、散结除满,是为佐药。

临床常用于功能性消化不良、肠易激综合征、胃食管反流等证属中焦湿阻者。

33. 滑石配甘草

滑石,甘、淡,寒,质重而滑,淡能渗湿,寒可清热,质重能降,滑可利窍。

甘草,甘,平,能调和攻补之药。用于消痈疽疮毒,尤善止诸痛,除阴虚火热、止渴生津。但其性又缓,急病最宜用之。

甘草可助滑石清热祛湿,并可调和滑石寒滑之性,使滑石之功"得以彻表彻里",有清暑利湿而不伤正、安和中焦又不致留邪的特点。

本药对见于益元散(《黄帝内经宣明论方》)。益元散,又名天一散,后人通称六一散。

临床常用于慢性胃炎、消化不良、慢性腹泻等证属中焦湿热阻滞者。"治湿之法,不利小便,非其治也","渗湿于热下,不与热相搏,势必孤矣"。叶桂、薛雪常用于湿热痞证。

34. 草果配茵陈

草果,辛,温,归脾、胃经,有温中燥湿、化痰截疟功效。

茵陈,苦、辛,微寒,归脾、胃、肝、胆经,有清热利湿、利胆退黄功效。

草果,能"温通而兼开窍"(《温病条辨》),对于湿滞痞结最有良效,如《本草蒙筌》谓之能"消宿食立除胀满,去邪气且却冷疼"。茵陈,利湿之中又兼有生发之意。因中焦湿滞、生发之力不顺,且吴瑭谓茵陈"生新,生发阳气之机最速",故茵陈又能助草果温化湿浊之功,阳气得以生发则湿浊自能消退。

本药对见于草果茵陈汤(《温病条辨》)。草果茵陈汤主治脾胃寒湿、中焦滞痞,症见脘腹痞满、舌苔灰滑等。草果配茵陈能增强化湿退黄之功,大腹皮、厚朴、陈皮泻痞,猪苓、泽泻使湿外出。

临床常用于黄疸性肝炎、肝硬化等证属阴黄者。

35. 草果配羌活

草果,辛,温,归脾、胃经,有燥湿温中、截疟除痰功效。用于寒湿内阻、脘腹胀痛、痞满呕吐、疟疾寒热、瘟疫发热等。

羌活,辛、苦,温,入膀胱、肾经,有解表散寒、祛风胜湿、止痛功效。用于风寒感冒、风寒湿痹、项强筋急、骨节酸痛、风水浮肿、痈疽疮毒等。

草果配羌活,相须为用,燥湿力雄,适用于湿盛者。

本药对见于三消饮。三消饮主治邪伏膜原,表里分传。《温疫论·表里分传》云:"温疫舌上白苔者,邪在膜原也。舌根渐黄至中央,乃邪渐入胃。设有三阳现证,用达原饮三阳加法。因有里证,复加大黄,名三消饮。三消者,消内消外消不内外也。此治疫之全剂,以毒邪表里分传,膜原尚有余结者宜之。"

临床常用于慢性胃炎、消化不良、慢性泄泻、肠易激综合征等证属中焦湿盛者。

36. 苏梗配佩兰

苏梗,辛,温,归肺、脾经,有理气宽中、止痛、安胎功效。用于胸膈痞闷、胃脘疼痛、嗳气呕吐、胎动不安等。

佩兰,辛,平,归脾、胃、肺经,有芳香化湿、醒脾开胃、发表解暑功效。用于湿浊中阻、脘痞呕恶、口中甜腻、口臭、多涎、暑湿表证、头胀胸闷等。

佩兰芳香化湿醒脾,苏梗理脾胃气滞。苏梗配佩兰,调脾胃之湿浊气滞,使脾胃运化有权。

本药对见于夺郁汤。夺郁汤主治湿滞土郁,心腹胀满,呕吐泄泻,胕肿身重。方中陈皮、苏梗理气和胃,藿香、佩兰芳香化湿,苍术、草豆蔻健脾燥湿,香附、砂仁通畅气机,生姜止呕。

临床常用于慢性胃炎、胃食管反流等证属脾胃湿浊气滞者。葛琳仪常将此药对用于治疗脾胃气滞、湿浊中阻之脘腹胀满疼痛、大便黏腻等。

37. 石菖蒲配远志

石菖蒲,辛、苦,温,归心、胃经,有化湿开胃、开窍豁痰、醒神益智之功。用于健忘、耳鸣、失眠、神昏、脘痞腹满等。

远志,辛、苦,温,归心、肺、肾经,有宁心安神、祛痰开窍、消肿散结之功。用于心神不安、惊悸失眠、健忘、惊痫、咳嗽痰多、疮痈肿痛等。

石菖蒲配远志,既能芳香化湿、醒脾健胃,且能升降气机以交通心肾,又能化痰开窍以安神益智。

　　本药对于见《备急千金要方》孔子大圣智枕中方、《万病回春》天王补心丹等方,用于交通心肾、化痰开窍、安神益智,治疗痰阻闭窍之失眠、健忘、神昏。如《备急千金要方·小肠腑·好忘》谓其"常服令人大聪",《万病回春·健忘》谓其"宁心保神,益血固精,壮力强志,令人不忘。除怔忡,定惊悸,清三焦,化痰涎,祛烦热,疗咽干"。

　　临床常用于功能性胃肠病合并焦虑、郁闷等证属痰湿蒙蔽者。

第六节　寒热并用法

　　脾为阴脏、易虚易寒、宜补宜温宜燥,胃为阳腑、易实易热,二者又可相互影响,容易形成脾热胃寒、上热下寒等寒热错杂之证。"治肠胃相兼之疾,必寒非凄凄,热非灼灼始可",治当寒热并用,辛开苦降,如干姜配黄连、吴茱萸配黄连等。

1. 干姜配黄连

　　干姜,辛,热,归脾、胃、肾、心、肺经。《本草求真》谓其"大热无毒,守而不走",是温中散寒之主药。

　　黄连,苦,寒,归心、脾、胃、肝、胆、大肠经,长于清中焦湿火郁结。

　　干姜配黄连,能寒热平调。

　　本药对见于半夏泻心汤、生姜泻心汤、甘草泻心汤、黄连汤、乌梅丸等。《药治通义·攻补寒热同用》曰:"半夏、生姜、甘草三泻心汤,治中焦冷热不调……此皆所病之证,本属错杂,故药之攻补寒热各有相对者也。"黄连汤证乃胸热胃寒而致升降失司,其中胸中烦热、欲呕吐、苔黄乃胸中有热之象,腹中痛、肠鸣泄泻、脉弦紧系胃中有寒之象。故黄连汤中用黄连苦寒以清胸中之热,配伍干姜辛温以祛胃中之寒,二者合奏清上温下、平调寒热之功。

　　临床常用于慢性胃炎、功能性消化不良、功能性腹痛、肠易激综合征等证属脾胃寒热错杂者。临证可根据具体寒热程度调节二者比例,灵活运用。

2. 干姜配黄芩

　　干姜,辛,热,能温脾散寒。

　　黄芩,苦,寒,归肺、胆、脾、大肠、小肠经,具有清热燥湿、泻火解毒、止血、安胎等功效。

　　干姜配黄芩,上热下寒并治,能通其阴阳,且其立法与干姜配黄连药对类似,只是黄芩尤长于清泻肺与大肠之火,性寒而不燥,且善清肝胆之热。

　　本药对见于柴胡桂枝干姜汤。历代医家均认为,本方是治疗少阳病兼水饮的方剂。刘渡舟在《伤寒论十四讲》中论述用本方和解少阳兼治脾寒,用于少阳病见阴证机转之"胆热脾寒证",症见口苦、心烦、胁痛、腹胀、大便溏泻、小便不利、脉弦而缓、舌淡苔白等。但清热则脾阳更伤,温脾阳则又恐助热生毒,故用柴胡、黄芩和解少阳,桂枝、干姜温脾散寒,天花粉、牡蛎滋阴散结,则诸症悉除。

临床常用于慢性肝炎腹泻、糖尿病胃轻瘫、胆汁反流性胃炎等证属胆热脾寒者。

3. 干姜配栀子

干姜,辛,热,上可达肺而温肺化饮,下可通大肠而止肠澼,中可温脾胃而温中散寒,外可达皮肤腠理而散寒除湿。

栀子,苦,寒,归心、肺、三焦经,以清胸膈之热。

干姜温中阳,散寒气,配伍苦寒清透之栀子,寒热并用,寒而不滞,热而不散,一寒一热,一清一温,一上一下,相互监制,既不伤阳,又不增热。

本药对见于栀子干姜汤。栀子干姜汤主治身热心烦、大便溏泻。因伤寒误下,徒伤中阳,在表之邪内陷化热而郁于胸膈,证属热郁胸膈兼中焦虚寒,方简效宏。

临床常用于慢性胃炎、胆石症急性发作、胆道蛔虫病、功能性胃肠病重叠综合征等证属上热下寒者。

4. 半夏配黄连

半夏,辛,温,归脾、胃、肺经,能降逆化痰、散心下之结。

黄连,苦,寒,能清热降火、开心下之痞。

半夏配黄连,一辛一苦、辛开苦降,共奏除热散结开痞之功。方如小陷胸汤之治疗小结胸证,《医宗金鉴·订正仲景全书伤寒论注》认为"黄连涤热,半夏导饮,瓜蒌润燥下行,合之以涤胸膈痰热,开胸膈气结"。

临床常用于急慢性胃炎等证属痰热者。

5. 半夏配黄芩

半夏,辛,温,性燥,和胃降逆止呕。

黄芩,苦,寒,能解少阳之热。

半夏配黄芩,清热止呕,可用于邪热与湿浊互结之痞满、恶心、呕吐。

本药对见于小柴胡汤、黄芩加半夏生姜汤等。小柴胡汤用柴胡解少阳之邪,黄芩清泄少阳之热;半夏、生姜和胃降逆止呕;佐以人参、大枣、炙甘草益气健脾,扶正祛邪。

临床常用于慢性肝炎、肝硬化、急慢性胆囊炎、胆结石、急慢性胰腺炎、胆汁反流性胃炎、胃溃疡等证属邪热湿阻互结者。

6. 半夏、干姜配黄芩、黄连

半夏，辛，温，归脾、胃、肺经。《本草备要》云："能走能散，能燥能润。和胃健脾，补肝润肾，除湿化痰，发表开郁，下逆气，止烦呕，发音声，利水道，救暴卒。"

干姜，辛，热，归脾、胃、肾、心、肺经，温中散寒，回阳通脉，温肺化饮。

黄芩，苦入胃，寒胜热，能泻中焦实火，除脾家湿热。

黄连，苦，寒，入心泻火，燥湿开郁，解渴除烦，厚肠胃。

以半夏、干姜之辛温，黄芩、黄连之苦寒配伍使用，辛可通阳助脾气之升，苦可降浊、畅胃气，辛开苦降则脾升胃降，各得其所。

本药对见于半夏泻心汤。半夏泻心汤主治因误下而致邪气乘虚而入，出现寒热互结，虚实夹杂，气机痞塞，阴阳失和之痞。成无己曰："半夏味辛温，干姜味辛热。《内经》曰：辛走气，辛以散之。散痞者，必以辛为助，故以半夏、干姜为佐，以分阴而行阳也。"

临床常用于急慢性胃肠炎、胃及十二指肠溃疡、慢性肠炎、早期肝硬化、口腔溃疡等证属寒热错杂、升降失常、肠胃不和者。

7. 吴茱萸配黄连

吴茱萸，辛、苦，热，归肝、脾、胃、肾经，有温中散寒、下气止痛、降逆止呕功效。《神农本草经》谓其"主温中，下气，止痛"。本品辛散苦降，开郁力强，能下三阴逆气。

黄连，苦，寒，归心、脾、胃、大肠、肝、胆经，有清热燥湿、泻火解毒、清心除烦功效。

吴茱萸配黄连，使"肝火得清自不横逆犯胃，胃火得降则其气自和"，肝气条达，郁结得开，则肝火犯胃之吞酸嘈杂悉除。

本药对见于左金丸。左金丸即由此二药组成，一寒一热，相反相成，肝胃同治，泻火而不致凉遏，降逆而不碍火郁，其中吴茱萸与黄连用量的比例为1∶6，此处少量吴茱萸与寒药同用，可起到反佐、从治和引经的作用。《医宗金鉴·删补名医方论·左金丸》曰："左金丸独用黄连为君，从实则泻子之法，以直折其上炎之势；吴茱萸从类相求，引热下行，并以辛燥开其肝郁，惩其扞格，故以为佐。"

临床常用于反流性食管炎、胆汁反流性胃炎等证属肝胃不和者。

8. 黄连配肉桂

黄连，苦，寒，归心、脾、胃、肝、胆、大肠经，有泻火解毒、清热燥湿功效，能泻心火,制亢阳,驱心中之阳下降至肾而不盛于上。

肉桂,辛、甘、热,归肾、脾、心、肝经,有补火助阳、散寒止痛、温经通脉、引火归原功效,能温肾阳,致肾中之阴得以气化而上济于心。

黄连配肉桂,一寒一热、一阴一阳,辛开苦降,可使肾水和心火升降协调、彼此交通。李时珍评价说:"一冷一热,一阴一阳……阴阳相济,最得制方之妙,所以有成功而无偏胜之害也。"

本药对见于交泰丸。交泰丸有交通心肾、清火安神功效,主治心火偏亢、肾阳虚衰、心肾不交、上热下寒、心悸怔忡、失眠多梦等。上焦心阴偏胜,心阴偏虚,阴不济阳而生热,"阴虚者,阳(邪气)必凑之",阳邪并于阳,导致心火上炎,是阳实证。"实则泻之",故以苦寒泻火之黄连为主药以直折其上炎之势,导引心气下行。下焦则肾阴偏胜,肾阳偏虚,阳不运阴,导致阴凝不化,应治其虚。"虚则补之",故佐以辛甘大热之肉桂以温肾阳,鼓舞、促进肾气上升。如此一泻一补,一清一温,平衡其阴阳,调理其升降,则心肾相交,水火既济。此外,黄连清热燥湿,为治痢要药,肉桂能振奋脾阳、通利血脉,又可防苦寒伤中,二药配对,寒温并用,相反相成,具有燥湿解毒、通阳止痢作用。

临床常用于慢性胃炎、口腔溃疡、脂肪肝、痢疾等证属心肾不交者。

9. 附子配败酱草

附子,辛、甘、大热,有毒,归心、脾、肾经,为纯阳燥烈之品,长于温阳散寒湿,乃"命门主药""回阳救逆第一品药"。

败酱草,辛、苦、微寒,归胃、大肠、肝经,有清热解毒、消痈排脓、祛瘀止痛功效。《本草正义》言败酱草"能清热泄结,利水消肿,破瘀排脓";《本草纲目》谓"仲景治痈及古方妇人科皆用之"。

败酱草清热解毒、消痈排脓,佐以附子辛热以行郁滞之气。败酱草可缓和附子辛烈之性,而附子可加强败酱草化瘀、散结之力。

本药对见于薏苡附子败酱散,主治肠痈内已成脓,症见身无热、肌肤甲错、腹皮急、如肿状、按之软、脉数。方中用"附子辛散以逐结,败酱苦寒以祛毒而排脓,务令脓化为水,仍从水道而出,将血病解而气亦开"(《金匮玉函经二注·疮痈肠痈浸淫病脉证并治》)。

临床常用于阑尾炎、溃疡性结肠炎、克罗恩病、大肠癌等证属寒湿瘀血互结者。

第七节 理血化瘀法

血温则行,血寒则凝,血热之证当清热凉血,如桃仁配大黄;阳虚血证当温阳散寒,如附子配黄芩等。气能行血,故配以行气之药以消瘀血,如丹参配檀香等。"初病在经,久痛入络",当以活血之药配以通络之品,如桃仁配桂枝等。"瘀血不去,新血不生",当活血与补血并用,"去者去,生者生",如当归配大黄,川芎配地黄、芍药、当归等。

1. 附子配黄芩

附子,辛、甘,大热,有毒,归心、肾、脾经,有回阳救逆、补火助阳、散寒止痛功效。用于阴盛格阳、大汗亡阳、吐利厥逆、心腹冷痛、脾泄冷痢及一切沉寒痼冷之疾。

黄芩,苦寒坚阴,既能清热燥湿,又能凉血止血,能佐制附子温热以免动血。

黄芩既可制约附子温热,又可止血,而黄芩受附子之温热制约,止血而不寒凝,以治阳虚出血证。附子配黄芩,能温阳而不动血。

本药对见于黄土汤。黄土汤主治阳虚便血,症见大便下血,先便后血,或吐血、衄血,及妇人崩漏,血色暗淡,四肢不温,面色萎黄,舌淡苔白,脉沉细无力。方中用灶心土温中止血;附子、白术、甘草温中健脾;地黄、阿胶养血止血;黄芩苦寒反佐,以免热药动血。《成方便读·理血之剂》分析此配伍:"因脾脏虚寒不能统血……故以……附子,以复健行之气……而又虑辛温之品,转为血病之灾,故又以黄芩之苦寒防其太过。"

临床常用于胃及十二指肠溃疡、肝硬化、痔疮等证属阳虚不统血者。

2. 桃仁配桂枝

桃仁,苦、甘,平,有小毒,归心、肝、大肠经,有活血祛瘀、润肠通便、止咳平喘功效。用于多种血瘀证。

桂枝,辛、甘,温,归肺、心、膀胱经,有发汗解肌、温经通脉、助阳化气功效。用于外感风寒表证、寒凝血滞痹证、脘腹冷痛、胸痹、痰饮、水肿及心动悸、脉结代等。

桂枝能入血分行血、温通血脉,助桃仁活血行瘀。

本药对见于桃核承气汤。桃核承气汤用于下焦蓄血证,伤寒外证不解,热结膀胱,少腹胀满,大便黑,小便自利,谵语烦渴,发热如狂,以及血瘀经闭或产后恶露不下,少腹胀满疼痛或蓄血痢疾等。方中桃仁活血祛瘀,大黄下瘀泄热,二药配伍,以逐下焦瘀热,是为君药;桂枝活血通络,芒硝泄热软坚,是为臣药;炙甘草甘平和中,缓和芒硝、大黄峻攻之性,为佐使药。诸药相配,共奏活血下瘀之效。《医门棒喝·伤寒论本旨》对桃核承气汤有深刻阐述,认为:"此即调胃承气汤加桂枝、桃仁,引入血脉以破瘀结也。硝、黄、桃仁咸苦下降,佐桂枝、甘草辛温甘缓载之,使徐行入于血脉,导瘀血邪热由肠腑而去,故桂枝非为解太阳之余邪也。所以《论》言,其外不解者,未可攻;外解已,乃可攻之,宜桃核承气。而不以桂枝名汤,见得太阳表邪已解,直从阳明主治,借桂枝引入膀胱血脉以破瘀结也。良以大黄倍于桂枝,则桂枝乃得从大黄下行,而不能升散走表;大黄得桂枝辛甘而不直下,庶使随入血脉以攻邪也。盖胃为脏腑之海,故各脏腑之邪皆能归胃,则各脏腑之病皆可从胃主治,但佐导引之药,如此方之用桂枝者,自可取效也。诸家多谓桂枝以解太阳余邪,恐非其义。若使桂枝走表,则调胃承气焉能入膀胱破瘀结,而仲景亦不言外已解乃可攻之也。"

临床常用于老年顽固性便秘、急性胰腺炎、术后早期肠梗阻等证属瘀血阻滞者。

3. 桃仁配大黄

桃仁,苦、甘、平,有小毒,归心、肝、大肠经,有活血祛瘀、润肠通便、止咳平喘功效。用于多种血瘀证。

大黄,苦、寒,归脾、胃、大肠、肝、心包经,有泻下攻积、清热泻火、止血、解毒、活血祛瘀、清泻湿热功效。用于胃肠积滞、大便秘结、血热妄行之出血证、瘀血诸证等。

桃仁活血破瘀,大黄破瘀泄热。桃仁配大黄,瘀热并治。

本药对见于桃核承气汤、下瘀血汤。桃核承气汤中桃仁活血祛瘀,大黄下瘀泄热,二药配伍,以逐下焦瘀热,是为君药;桂枝活血通络,芒硝泄热软坚,是为臣药;炙甘草甘平和中,缓和硝、黄峻攻之性,为佐使药。诸药相配,共奏活血下瘀之效,用于下焦蓄血证。下瘀血汤中桃仁配大黄破血下瘀,配蟅虫增强破血下瘀的作用,用蜜"补不足,止血,和药,缓大黄之急"。

临床常用于消化道出血、肝硬化、溃疡性结肠炎等证属瘀热互结者。

4. 桃仁配红花

桃仁,苦、甘、平,有小毒,归心、肝、大肠经,有活血祛瘀、润肠通便、止咳平喘功效。用于多种血瘀证。

红花,辛、温,归心、肝经,有活血通经、祛瘀止痛功效。用于血瘀痛经、经闭、产后瘀滞腹痛、癥瘕积聚、心腹瘀阻疼痛等。

桃仁配红花,活血通经,祛瘀生新,消肿止痛。

本药对见于血府逐瘀汤。血府逐瘀汤由桃红四物汤合四逆散加桔梗、牛膝而成,方中当归、川芎、赤芍、桃仁、红花活血化瘀;牛膝祛瘀血,通血脉,引瘀血下行;柴胡疏肝解郁,升达清阳;桔梗开宣肺气,载药上行,又可合枳壳一升一降,开胸行气,使气行则血行;生地黄凉血清热,合当归又能养阴润燥,使祛瘀而不伤阴血;甘草调和诸药。全方配伍特点是既行血分瘀滞,又解气分郁结,活血而不耗血,祛瘀又能生新。合而用之,使瘀去气行,则诸症可愈。

临床常用于肝硬化、顽固性呃逆、慢性萎缩性胃炎等证属瘀血者。

5. 桃仁配薏苡仁

桃仁,苦、甘、平,有小毒,归心、肝、大肠经,有活血祛瘀、润肠通便、止咳平喘功效。常用于经闭痛经、癥瘕痞块、肺痈肠痈、肠燥便秘等。李杲谓桃仁"苦重于甘,气薄味厚,沉而降……苦以泻滞血,甘以生新血"。

薏苡仁,甘、淡、凉,归脾、胃、肺经,有利水渗湿、健脾止泻、解毒散结等功效。用于水肿、脾虚泄泻、肠痈等。

桃仁祛瘀而不伤正,得薏苡仁之助以消肿散结,且薏苡仁健脾祛湿,两药配伍能泻热逐瘀、排脓止痛,有消痈排脓不伤血、散结祛瘀不伤正之特点。

本药对见于薏苡仁汤(《外科发挥》)。方中薏苡仁利水渗湿、消肿排脓,瓜蒌仁下气润燥通便,桃仁配牡丹皮活血、凉血、化瘀,具有清热散结、活血消肿功效。

临床常用于阑尾炎、炎症性肠病等证属瘀热内结者。

6. 蒲黄配五灵脂

蒲黄,甘、平,归肝、心包经,有化瘀、止血、利尿功效。用于各种内外出血证、瘀滞心腹疼痛、血淋等。

五灵脂,苦、甘、温,归肝、脾经,有化瘀止血、活血止痛功效。用于瘀血内阻之出血证、瘀血内阻诸痛证、小儿疳积等。

蒲黄配五灵脂,相须为用,活血散结,祛瘀止痛。

本药对见于失笑散。方中蒲黄、五灵脂配伍,不仅能活血,且又能止血,相反相成,相得益彰。五灵脂甘温走肝,生用则行血;蒲黄甘平入肝,生用则破血。佐以酒煎而行其力,直扶厥阴之滞,推陈致新,甘不伤脾,辛能逐瘀。《医宗金鉴·删补名医方论》曰:"心主血,脾统血,肝藏血,故产后瘀血停滞,三经皆受其病,以致心腹瘀痛,恶寒发热,神迷眩运,胞膈满闷。凡兹者,由寒凝不消散,气滞不流行,恶露停留,小腹结痛,迷闷欲绝,非纯用甘温破血行血之剂,不能攻逐荡平也。"

临床常用于慢性萎缩性胃炎、反流性食管炎、消化性溃疡等证属瘀血内阻者。

7. 当归配大黄

当归,甘、辛、温,为补血活血要药,《日华子本草》载其"破恶血,养新血"。

大黄,苦、寒,归脾、胃、大肠、肝、心包经,有较好的活血逐瘀通经功效,有

"将军"之称。

当归配大黄,功擅养血祛瘀,适用于血虚血瘀证。因瘀血阻滞,新血不生而致血虚,或本为血虚,又遭外邪侵入,血络瘀痹;或跌打损伤,以致血瘀;或因各种出血后,离经之血积于体内而成血瘀,用此药对一攻一补,甚为合拍。

本药对见于复元活血汤(《医学发明》)。方中柴胡、当归疏肝行气、和血止痛;大黄活血祛瘀、引瘀血下行;桃仁、红花、穿山甲、天花粉行血润燥;甘草和血缓急。诸药同用,使瘀去新生,气行血活,肝络疏通。张秉成云:"去者去,生者生,痛自舒而元自复矣。"故方以"复元"为名。

临床常用于急性胰腺炎、肝纤维化等证属瘀血内阻者。

8. 川芎配地黄、芍药、当归

川芎,辛,温,归肝、胆、心包经,有活血行气、祛风止痛功效。用于血瘀气滞证。川芎能养血而行血中之气滞,调畅气血。

地黄,甘,寒,归心、肝、肾经。生地黄清热凉血,养阴生津。熟地黄滋阴补血,益精填髓。生地黄用于热入营血证,热病口渴,内伤消渴,肠燥便秘等。熟地黄用于肝肾阴虚,腰膝酸软,内热消渴,血虚萎黄等。

芍药,苦,酸,微寒,归肝、脾经。白芍养血调经、平肝止痛、敛阴止汗。赤芍清热凉血、活血祛瘀。白芍用于血虚或阴虚有热证,肝阴不足,肝气不舒或肝阳偏亢证,阴虚盗汗,以及营卫不和的表虚自汗证。赤芍用于热入营血,吐血衄血,肝郁胁痛,癥瘕腹痛等。

当归,甘、辛,温,归肝、心、脾经,有补血、活血、调经、止痛、润肠功效。

当归以补血养肝、和血调经为主,熟地黄滋阴补血,芍药养血柔肝,川芎活血行气,四味合用,补而不滞,滋而不腻,养血活血。

本药对见于血府逐瘀汤。血府逐瘀汤主治胸部瘀血证。方中除桔梗引药上引、牛膝引邪下行、甘草和中调药外,其余药物均入肝经。当归、生地黄、柴胡养血活血;桃仁、赤芍、红花逐瘀活血;血不得气不活,气不得血不行,川芎为血分气药,枳壳擅长理气疏肝,二者合用,助本方理气活血,并有调理肝脾作用。诸药配伍,共成活血逐瘀、理气疏肝之剂。《成方便读·补养之剂》曰:"夫人之所赖以生者,血与气耳……故一切补气诸方,皆从四君化出;一切补血诸方,又当从此四物而化也。补气者,当求之脾肺;补血者,当求之肝肾。地黄入肾,壮水补阴,白芍入肝,敛阴益血,二味为补血之正药。然血虚多滞,经脉隧道不能滑利通畅,又恐地、芍纯阴之性,无温养流动之机,故必加以当归、川芎辛香温润,能养血而行血中之气者以流动之。总之,此方乃调理一切血证是其所长,若纯属阴虚血少,宜静不宜动者,则归、芎之走窜行散,又非所宜也。"

临床常用于便秘、慢性肝病、溃疡性结肠炎、克罗恩病等证属血瘀血虚者。

9. 丹参配檀香

丹参,苦,微寒,归心、肝经,有活血调经、凉血消痈、清心安神等功效。用于产后瘀滞腹痛、心腹疼痛、癥瘕积聚、疮疡痈肿等。

檀香,辛,温,归脾、胃、肺、心经,有理气调中、散寒止痛等功效。用于寒凝气滞、胃脘冷痛、呕吐食少等。

丹参配檀香,气血并治而重在化瘀,使瘀化气畅而疼痛自止。

本药对见于丹参饮。丹参饮是化瘀行气止痛良方,其中丹参活血化瘀止痛而不伤气血,佐檀香、砂仁以行气止痛,行气而不伤阴,主治血瘀气滞、心胃诸痛。

临床常用于慢性胃炎、食管源性胸痛、消化性溃疡等证属气滞血瘀者。

10. 三棱配莪术

三棱,辛、苦、平,归肝、脾经,有破血行气、消积止痛功效。用于治疗癥瘕积聚、闭经、心腹瘀痛、食积胀痛等。《神农本草经疏》曰:"三棱……从血药则治血,从气药则治气……能治一切凝结停滞有形之坚积也。"

莪术,辛、苦、温,归肝、脾经,有破血行气、消积止痛功效。

三棱与莪术均辛、苦,有破血行气、消积止痛的功效。三棱活血之力优于莪术,莪术理气之功胜于三棱,祛瘀消积用三棱,行气止痛用莪术。三棱配莪术,能加强破血行气作用,治癥瘕积聚。

本药对见于莪术散。莪术散可逐去瘀血。方中三棱、莪术、川芎、红花、干漆活血化瘀,熟地黄、赤芍、当归滋补阴血,香附、延胡索、枳壳、青皮、小茴香、砂仁行气止痛,白术、甘草健脾,黄芩清热。原方主治妇人"经血断早,瘀血未尽,不时攻痛成疾,经水不行,腹中有块痛,头晕眼花,不思饮食"。

临床常用于慢性萎缩性胃炎、肝硬化等证属瘀血内阻者。

11. 白及配血竭

白及,苦、涩、凉,归肝、肺、胃经,有凉血收敛止血、清热解毒功效。常用于咳血吐血、外伤出血、疮疡肿毒、溃疡病出血等。

血竭,甘、咸、平,归心、肝经,有活血定痛、化瘀止血、敛疮生肌等功效。常用于心腹瘀痛、外伤出血、疮疡不敛等。

白及得血竭止血定痛功效更彰,血竭得白及敛疮生肌功效更显,常相须为用。

本药对见于九仙丹。方中三七、刘寄奴、乳香、没药、血竭、儿茶活血化瘀定痛,白及、白蔹敛疮生肌,骨碎补补肾强骨、续伤止痛,具有活血化瘀、续筋接骨功效。

临床常用于溃疡性结肠炎等证属血瘀内结、疮口不敛者。

12. 白及配白蒺藜

白及,苦、涩、凉,归肝、肺、胃经,有凉血收敛止血、清热解毒功效。用于咳血吐血、外伤出血、疮疡肿毒、皮肤皲裂、肺结核咳血、溃疡病出血。

白蒺藜,辛、苦,微温,有小毒,归肝经,有平肝解郁、活血祛风、明目止痒功效。用于头痛眩晕、胸胁胀痛、乳闭乳痈、目赤翳障、风疹瘙痒等。

白及、白蒺藜走血分,可止血消肿,敛疮生肌,既可止血散瘀、通络止痛,又能促进胃黏膜溃疡愈合,具有修膜止痛之功。

临床常用于糜烂性胃炎、胃溃疡、十二指肠溃疡等证属血分有热者。

13. 莪术配黄芪

莪术,苦、辛,温,归肝、脾经,有破血行气、消积止痛功效。用于癥瘕积聚、经闭、心腹瘀痛或食积脘腹胀痛等。

黄芪,甘,微温,归脾、肺经,有健脾补中、升阳举陷、益气固表、利尿、托毒生肌功效。用于脾气虚证、或肺气虚证、或气虚自汗、或气血亏虚、疮疡难溃难腐、或溃久难敛。

莪术配黄芪,消补结合,益气活血,化瘀生新,适用于久病耗气损精而致气衰无力,血必因之瘀阻,而呈现气虚血瘀之证候。

本药对出自张锡纯《医学衷中参西录》理冲汤。《本草汇言·草部》谓:"黄芪补肺健脾……实卫敛汗,驱风运毒之药也。"王执中《针灸资生经》载:"予尝久患脾疼,服治脾药反膨胀不得已……用面裹火炮蓬莪茂末,水与酒醋煎服,立愈。"张锡纯《医学衷中参西录·医方·治女科方》指出:"参、芪能补气,得三棱、莪术以流通之,则补而不滞,而元气愈旺。元气既旺,愈能鼓舞三棱、莪术之力以消癥瘕,此其所以效也。"

本药对见于国医大师朱良春舒胃散,治疗气虚血瘀之慢性胃疾,消癥瘕积聚。朱良春指出:"黄芪能补五脏之虚,莪术善于行气、破瘀、消积。莪术与黄芪同用,可奏益气化瘀之功。黄芪得莪术补气而不壅中,攻破并不伤正。两药相伍,破中有补,补中有行,相得益彰。再细深究,《本经》首言生黄芪善医痈疽久散,能排脓止痛;次言大风癞疾,五痔鼠瘘,皆可用之。性虽温补,而能疏调血脉,通行经络,驱风运毒,生肌长肉,以其伍蓬莪术,恒收祛瘀生新之功。"朱良春深究张锡纯"理冲汤、理冲丸"之意,合二为一,加减创新,拟"舒胃散",药用:生黄芪 120g,莪术 45g,潞党参、怀山药各 90g,鸡内金、刺猬皮、生蒲黄、五灵脂、徐长卿各 60g,炮穿山甲、玉蝴蝶、凤凰衣各 45g,甘草 30g。

临床常用于慢性萎缩性胃炎、消化性溃疡、肝脾肿大等证属气虚血瘀者。

14. 赤芍配牡丹皮

赤芍,苦,微寒,归肝经,有清热凉血、活血祛瘀功效。用于温毒发斑、吐血衄血、目赤肿痛、肝郁胁痛、经闭痛经、癥瘕腹痛、跌仆损伤、痈肿疮疡等。

牡丹皮,苦、辛,微寒,归心、肝、肾经,有清热凉血、活血化瘀功效。用于温毒发斑、吐血衄血、夜热早凉、无汗骨蒸、经闭痛经、痈肿疮毒、跌仆伤痛等。

赤芍配牡丹皮,疏肝清热以顺肝喜条达、恶抑郁之性,凉血化瘀以治肝热犯胃、血热瘀阻之证。

本药对见于《景岳全书》化肝煎治疗肝郁化热之胁痛、《内科摘要》加味逍遥散(后世又名丹栀逍遥散)。《景岳全书》谓化肝煎"治怒气伤肝,因而气逆动火,致为烦热胁痛","若怒气伤肝,因而动火,胁痛、胀满、烦热,或动血者,宜化肝煎"。《内科摘要·各症方药》记载,加味逍遥散"治肝脾血虚发热,或潮热,晡热,或自汗盗汗,或头痛,目涩,或怔忡不宁,或颊赤口干,或月经不调,肚腹作痛,或小腹重坠,水道涩痛,或肿痛出脓,内热作渴等症"。《删补名医方论·逍遥散》引赵羽皇曰:"《经》云:'木郁则达之。'遂其曲直之性,故名曰逍遥。若内热、外热盛者,加丹皮解肌热,炒栀清内热,此加味逍遥散之义也。"

临床常用于胃食管反流、反流性食管炎、胃溃疡、功能性消化不良等证属肝胃郁热、血热瘀阻者。

15. 旋覆花配茜草

旋覆花,苦、辛、咸,微温,归肺、胃、脾、大肠经。性温可通经散寒,味辛能行散,味苦能降泄,味咸能软坚散结,故有降气化痰、降逆止呕功效。用于治疗寒痰、热痰咳喘,顽痰胶结,胸胁痛,嗳气呕吐等。

茜草,苦,寒,归肝经,有凉血止血、活血化瘀之功。主治各种血热出血,以及跌打损伤、瘀滞作痛、血滞闭经、痹病关节痛等。

旋覆花味咸以软痞硬,开胸胁结气,又有下气通血脉之功,茜草专于行血活血,两药配伍,行气活血,通络止痛,以疗气滞血瘀诸痛症。

本药对见于旋覆花汤,用治肝著,亦治妇人半产漏下,可攻补兼施。方中旋覆花下气活血,开胸散结,搜通肝经,使肝血归经,瘀血化散;茜草活血化瘀,通经脉瘀塞,止营血流溢;葱白散寒。三药合用,共治肝著之气血郁结而胸中痞满者。

临床常用于肝硬化、慢性胃炎、萎缩性胃炎、消化性溃疡等证属气滞血瘀者。

第八节 清热泻火法

脾胃病热证中有热在气血之分、热在肝胆胃肠之分,以及虚实热之分。热在气分,如黄连配木香、竹叶配石膏。热在血分,如槐花配黄芩。热在肠道,如白头翁配黄连、黄柏。热在胃腑,如知母配石膏。热在肝胆,如茵陈配栀子。虚热宜潜,如秦艽配鳖甲。阴火宜散,如升麻配黄连。

1. 黄连配木香

黄连,苦,寒,有清热燥湿、泻火解毒功效,为治痢要药。

木香,辛、苦,温,有行气止痛、健脾消食功效。

黄连配木香,一寒一温,一苦一辛,辛开苦降,调畅气机。且黄连得木香行而不滞,木香得黄连温而不燥,寒热并用,相反相成,共奏清热燥湿、行气止痛之效。

本药对见于大香连丸(《太平惠民和剂局方》)。大香连丸主治湿热痢疾,腹痛里急后重。黄连苦寒,具有清热燥湿之功,尤善清中焦湿热,为治疗湿热痢疾、湿热呕吐的首选药。木香辛散苦降而温通,芳香性燥,可升可降,调中而统理三焦诸气,尤善通行肠胃气滞,为行气止痛常用药,凡肠胃气滞之证皆可应用。《素问病机气宜保命集》芍药汤、《儒门事亲》木香槟榔丸中也有此药对。

临床常用于急慢性腹泻、溃疡性结肠炎、痢疾等证属湿热者。

2. 黄连配苏叶

黄连,苦,寒,归心、脾、肝、胆、胃、大肠经,有清热燥湿、泻火解毒功效。

苏叶,辛,温,归肺、脾经,有发汗解表、行气宽中功效。

黄连之寒肃得苏叶之温芳,则清热而不败胃;苏叶之宣发得黄连之苦降,虽疏气而不助逆。黄连配苏叶,能清热泻火、理气和中。

本药对见于苏叶黄连汤(《湿热病篇》)。原方用于湿热证,肺胃不和、胃热移肺、肺不受邪,症见呕恶不止、昼夜不瘥欲死者。黄连能清泻湿热,降肺胃上逆之火;苏叶能理气宽中,通肺胃郁滞之气。

临床常用于急慢性胃炎、功能性消化不良、胃食管反流、溃疡性结肠炎、反流性喉炎等证属中焦湿热气滞者。

3. 黄连配芍药

黄连,苦,寒,归心、脾、胃、肝、胆、大肠经,有清热燥湿、泻火解毒功效。用于治疗湿热痞满、泻痢、高热神昏、心烦不寐、血热吐衄、呕吐吞酸、牙痛、消渴、痈肿疖疮、湿疹等,长于清中焦湿火郁结。

芍药"治邪气腹痛,除血痹,破坚积,寒热,疝瘕,止痛,利小便,益气"。现多用白芍、苦、酸、微寒,归肝、脾经,具有养血敛阴、柔肝止痛、平抑肝阳功效。可用于治疗月经不调、胸胁脘腹疼痛、腹痛泄泻、四肢挛急疼痛、头痛眩晕等。

黄连配芍药,黄连得芍药燥湿而不伤阴血,芍药得黄连养血而不滞湿。

本药对见于芍药汤。芍药汤中黄芩、黄连功擅清热燥湿解毒;重用芍药养血和营、缓急止痛,配以当归养血活血,"行血则便脓自愈",且可防湿热邪毒熏灼肠络、伤耗阴血;木香、槟榔行气导滞,"调气则后重自除";大黄助芩、连以清热燥湿,助归、芍以活血行气,同时通导湿热积滞从大便而去;肉桂辛热温通,助归、芍行血和营,防呕逆拒药;炙甘草配芍药,缓急止痛。

临床常用于溃疡性结肠炎、痢疾、腹泻等证属胃肠湿热者。

4. 黄连配黄芩、黄柏

黄连,苦,寒,归心、脾、胃、肝、胆、大肠经,有清热燥湿、泻火解毒功效。用于治疗湿热痞满、泻痢、高热神昏、心烦不寐、血热吐衄、呕吐吞酸、牙痛、消渴、痈肿疖疮、湿疹等。

黄芩,苦,寒,归肺、脾、胆、大肠、小肠经,有清热燥湿、泻火解毒、止血、安胎功效。用于治疗湿温、暑湿、湿热痞满、黄疸泻痢、肺热咳嗽、高热烦渴、血热吐衄、痈肿疮毒、胎动不安等。

黄柏,苦,寒,归肾、膀胱经,有清热燥湿、泻火解毒、除骨蒸功效。用于治疗湿热泻痢、黄疸、湿热带下、热涩淋痛、骨蒸潮热、盗汗、湿疹等。

黄连、黄芩、黄柏均有清热燥湿、泻火解毒之功,其中黄连偏于清中焦湿火郁结,黄芩偏于清中上焦湿热,黄柏偏于清下焦湿热。三者配对使用,苦寒直折,去三焦火邪而解热毒,清热燥湿之功尤佳,属八法中"清法"。

本药对见于黄连解毒汤。黄连解毒汤中黄连清泻心火,兼泻中焦之火;黄芩泻上焦之火;黄柏泻下焦之火;栀子泻三焦之火,导热下行,引邪热从小便而出。

临床常用于慢性胃炎、腹泻等证属三焦火毒者。现代研究显示,本药对具有抗幽门螺杆菌、抑制胃酸分泌、促进消化系统溃疡愈合的功效。

5. 黄芩配仙鹤草

黄芩,苦,寒,归肺、胆、脾、大肠、小肠经,有清热燥湿、泻火解毒、止血、安胎功效。用于湿温暑温胸闷呕恶、湿热痞满、泻痢、黄疸、肺热咳嗽、高热烦渴、血热吐衄、痈肿疮毒、胎动不安等。

仙鹤草,苦,涩,平,归心、肝经,有收敛止血、截疟、止痢、解毒功效。用于咳血、吐血、崩漏下血、疟疾、血痢、脱力劳伤、痈肿疮毒、阴痒带下等。

本药对见于清热止血法(《谦斋医学讲稿》)。本方主治心肝肺胃有热所引起的吐血、衄血。方中生地黄、赤芍、牡丹皮清热凉血,黑山栀、黄芩、黄连、银花炭清热解毒,藕节、侧柏叶、茜草、茅花、山茶花凉血化瘀止血,仙鹤草收敛止血。

临床常用于慢性萎缩性胃炎、幽门螺杆菌感染等证属湿热者。单兆伟认为,黄芩苦寒清热燥湿,现代药理研究显示具有抗炎作用;仙鹤草有健胃补虚、清热止血作用,现代药理研究表明有保护细胞免疫功能及免疫调节作用。因此,本药对具有清热泻胃、修复黏膜且不伤正的特点。

6. 知母配石膏

知母,质润,苦寒而不燥,沉中有浮,降中有升,上行能肃肺气;入中善清胃火,除烦渴;下行能泻相火,滋肾燥。知母虽寒而苦,但清胃热"守而不走"。

石膏,辛、甘、大寒,质重气浮,入于肺经,既能清泄肺热而平喘,又能清泄气分实热以解肌,入于胃经则能清泄胃火。石膏虽寒而辛,但清胃热"走而不守"。

知母配石膏,相须为用,清解阳明胃热之力大为增强,且滋胃润燥不伤阴。对于邪热弥漫,无须承气一类攻下,或热邪化燥,苦寒直折不可施的温热病,尤为适用。

本药对见于白虎汤。白虎汤主治阳明气分热盛证。生石膏甘寒清热、除烦止渴,知母苦寒坚阴、滋阴润燥,合而用之,清热滋阴益胃;甘草、粳米既可益胃护津,又可防止石膏大寒伤中。

临床常用于慢性胃炎、功能性消化不良等证属胃阴不足者。

7. 石膏配栀子

石膏,辛能解肌退热,寒能清热泻火,甘能除烦止渴,为清泄肺胃二经气分实热要药。本品质重气浮,入于肺经,解肌肤邪热,清气分实热,兼有止咳平喘之功,生用解肌清热、除烦止渴。《珍珠囊》:"止阳明头痛,止消渴、中暑、潮热。"《用药心法》:"胃经大寒药,润肺除热,发散阴邪,缓脾益气。"

栀子,苦寒降泄,清轻上行,既入气分而泻火,又入血分而凉血,尤长于泄肺之实热而除胸膈之烦。《医学启源》:"栀子……(去)心经客热一也,除烦(躁)二也,去上焦虚热三也,治风(热)四也。"

石膏配栀子,心脾两清,可使内郁之火得解,上炎之火得散。

本药对见于泻黄散。泻黄散功善泻脾胃伏火,主治脾胃伏火证,症见口疮口臭、烦渴易饥、口燥唇干、舌红脉数,以及脾热弄舌。方中石膏、栀子泻脾胃积热为君;防风疏散脾经伏火为臣;藿香叶芳香醒脾为佐;甘草泻火和中为使。诸药配合成方,共奏泻脾胃伏火之功。

临床常用于口臭、口腔溃疡、消化不良等证属心脾火旺者。

8. 竹叶配石膏

竹叶,甘、淡,寒,归心、胃、小肠经,有清热泻火、除烦、生津、利尿功效。可用于治疗外感风热、热病烦渴、口疮、尿赤等。

石膏,甘、辛,大寒,归肺、胃经,有清热泻火、除烦止渴(生用),敛疮生肌、收湿、止血(煅用)功效。用于治疗气分实热证、肺热咳喘、牙痛、头痛、消渴、湿疹瘙痒、水火烫伤等。

竹叶与石膏均有清热除烦、生津止渴之功,相须使用。

本药对见于竹叶石膏汤。竹叶石膏汤主治"伤寒解后,虚羸少气,气逆欲吐"。方中竹叶配石膏,清透气分余热,除烦止渴,适用于热病后余热未清、气津两伤之证。竹叶引热下行,使心火由小便排出;石膏清肺胃之热,使热去不伤阴。《医宗金鉴·订正仲景全书伤寒论注·辨差后劳复食复阴阳易病脉证并治篇》云:"以大寒之剂,易为清补之方。"

临床常用于慢性萎缩性胃炎、口疮等证属气分实热者。

9. 升麻配黄连

升麻,微甘、辛,微寒,轻清升散,既能清热解毒透表,又能泻阳明胃火,还可升脾胃清阳之气。

黄连,苦,寒,清热解毒,长于泻心胃之火。

升麻配黄连,一主辛散,一主沉降,泻火解毒之功尤著。升麻载黄连上行,驱除头面之火热,同时又引黄连入脾胃之经,使上炎之火得散,内郁之热得降,具有"火郁发之"之义。此药对的特点为升散清火,对于火热郁结不解之证,尤为适用。两药配伍,泻火而无凉遏之弊,散火而无升焰之虞。

本药对见于清胃散(《脾胃论》)。清胃散主治胃热循足阳明经脉上攻所致牙痛腮肿等。方用苦寒之黄连直泻胃府之火;升麻清热解毒,升而能散,宣达郁遏之伏火;胃热伤阴血,以生地黄凉血滋阴,牡丹皮凉血清热,当归养血和血。

临床常用于口舌生疮、口腔溃烂、牙龈肿痛及喉痹乳蛾等证属胃内积热者。

10. 瓜蒌配海蛤壳

瓜蒌,甘、微苦,寒,归肺、胃、大肠经,善于宽胸理气散结,有清热化痰、散结消痈功效。

海蛤壳,苦、咸,能清热软坚,有清肺热、化稠痰、消瘿结功效。用于肺热引起的痰热喘嗽、胸痹胁痛,以及由痰核引起的瘿瘤、瘰疬等。

瓜蒌与海蛤壳同为清热化痰之品,既可增强清肺化痰之力,又具有宽胸散结之功,二者相须相济,使气行痰降,郁解热消,化痰散结作用增强。

本药对见于海蛤丸(《医学纲目》引丹溪方)。海蛤丸主治痰饮心痛,见痰热郁结、肺失宣肃、气滞胸胁之咳嗽、咳痰黄稠、胸胁满闷或隐隐胀痛等。

临床常用于胃食管反流、慢性胃炎、功能性胸痛等证属痰热郁于上焦者。

11. 郁金配淡豆豉

郁金,苦、辛,寒,归肝、心、肺经,有活血行气、清心解郁、利胆退黄功效。

淡豆豉,辛、苦,凉,归肺、胃经,有解表除烦、健胃消食功效。

郁金配淡豆豉,能芳香化浊、清热和中。

本药对见于黄连黄芩汤(《温病条辨》)。原方用于热邪夹秽浊之气扰乱中宫,症见干呕、口苦、口渴。此二药能“芳香蒸变化其浊”(《温病条辨·中焦篇》)。叶桂亦用此药对治疗湿热内蕴之脘痞、肠痹、噎膈等,且常与栀子同用,即栀子豉汤加郁金之意。

临床常用于慢性胃炎、消化不良等证属中焦湿热郁结者。

12. 白头翁配黄连、黄柏

白头翁,苦、寒,归胃、大肠经,有清热解毒、凉血止痢、燥湿杀虫功效。用于热毒痢疾、鼻衄、血痔、带下、阴痒、痈疮、瘰疬等。

黄连,苦、寒,归心、肝、胆、脾、胃、大肠经,有清热燥湿、泻火解毒功效。用于湿热中阻、脘痞呕恶、泻痢腹痛、热病高热、心烦失眠、痈肿疮毒、血热出血等。

黄柏,苦、寒,归肾、膀胱经,有清热燥湿、泻火解毒功效。用于湿热带下、热淋、足膝肿痛、泻痢、黄疸、疮疡肿毒、湿疹湿疮、阴虚发热、遗精盗汗等。

三药配伍,既可疏调肝胆之气机,又能清泻内蕴之湿热,以清解气分热结为妙。

本药对见于白头翁汤。白头翁汤主治热毒血痢。因热毒深陷血分,下迫大肠,熏灼肠胃气血,化为脓血,而见下痢脓血、赤多白少;热毒阻滞气机,则腹痛里急后重。治宜清热解毒、凉血止痢,使热退毒解,则痢止而后重自除。白头翁汤用苦寒而入血分的白头翁为君,清热解毒,凉血止痢;黄连泻火解毒,燥湿厚肠,为治痢要药,加之黄柏清下焦湿热,共助君药清热解毒,尤能燥湿治痢,而为臣药;秦皮苦涩而寒,清热解毒而兼收涩止痢,为佐使药。四药合用,共奏清热解毒、凉血止痢之功。

临床常用于急性腹泻、痢疾、溃疡性结肠炎等证属大肠湿热者。

13. 葛根配黄芩、黄连

葛根为治脾胃虚弱泄泻之圣药。《黄帝内经》曰:“清气在下,则生飧泄。”

葛根能升阳明清气,既能清热止利以治下利,又能疏散风热以治表证。

黄连、黄芩清热燥湿,止利。

葛根清热止利而偏于升举,黄连、黄芩止利则偏于降泄。葛根配黄连、黄芩,一清一散,一降一升,调理气机,和调内外,以使清者以升,浊者以降,而清升浊降,则邪气得去,病证得除,病乃向愈。

本药对见于葛根芩连汤。葛根芩连汤主治"太阳病,桂枝证,医反下之,利遂不止,脉促者,表未解也,喘而汗出者"。葛根芩连汤证乃太阳表邪未解,邪陷阳明,大肠湿热壅滞,里热蒸肺迫肠,升降失调,津液外泄。《医方集解·表里之剂》:"表证尚在,医反误下,邪入阳明之腑,其汗外越,气上奔则喘,下陷则利。故舍桂枝而用葛根,专治阳明之表(葛根能升阳明清气,又为治泻圣药),加芩、连以清里热,甘草以调胃气。不治利而利自止,不治喘而喘自止矣。又太阳表里两解之变法也。"

临床常用于急性腹泻、急性胃肠炎等证属表邪未解、大肠湿热者。

14. 栀子配淡豆豉

栀子,苦,寒,归心、肺、三焦经,有清热解郁、泻火除烦功效,偏于降泄,善于治疗心胸脘腹郁热。朱震亨指出,栀子"治热厥心痛,解热郁,行结气"。

淡豆豉,辛、苦,凉,归肺、胃经,有解表、除烦功效,辛散透邪而偏于升发。淡豆豉"主治伤寒头痛寒热,瘴气恶毒,烦躁满闷,虚劳喘吸,两脚疼冷"(《名医别录》),"下气调中,治伤寒温毒,发斑,呕逆"(《本草纲目》)。

栀子与淡豆豉配伍,既可使邪热从下而泄,又可使邪热从外而散,且淡豆豉还可减栀子苦寒清泻而不寒凝。栀子清心热、除心烦,淡豆豉透散发越,与栀子相用,入于上焦、中焦而泄热,善于治疗心胸热扰及胸中郁热证。

本药对见于栀子豉汤。栀子豉汤主治伤寒"发汗吐下后,虚烦不得眠,若剧者,必反复颠倒,心中懊侬",以及伤寒汗吐下后出现烦热而"胸中窒""心中结痛""心下濡"等。李时珍曰:"黑豆性平,作豉则温。既经蒸罯,故能升能散。"仲景用栀子豉汤治心烦懊侬不眠。王好古曰:"烦者,气也;燥者,血也。故用栀子治肺烦,香豉治肾燥。亦用作吐药,以邪在上焦,吐之则邪散。"

临床常用于食管炎、慢性胃炎等证属胸中火郁者。

15. 僵蚕、蝉蜕配姜黄、大黄

僵蚕,咸、辛,平,归肝、肺、胃经。辛平气轻且浮而升阳,出以从化,有清热解郁、活络通经、祛风开痹、化痰散结、解毒定惊功效。

蝉蜕,甘,寒,气轻平,归肝、肺经。性寒气轻,擅于宣肺开窍、散热透疹、定惊解痉。

姜黄,辛、苦,温,归脾、肝经。辛苦而温,有辛散、苦泄、温通之能,行升出之机,有行气、散瘀、祛痰伐恶、破血通络功效。

大黄,苦,寒,归胃、脾、大肠、肝、心包经。气味俱厚,沉而降,有攻积滞、清湿热、泻火、凉血、祛瘀、解毒功效。

僵蚕、蝉蜕升阳中之清阳,姜黄、大黄降阴中之浊阴。杨栗山谓:"一升一降,内外通和,而杂气之流毒顿消矣……名曰升降,亦双解之别名也。"四药配伍,有升降相因、表里双解、寒温并调之妙。此药对即升降散,集宣、清、下、和于一方,升清降浊,功大效宏。

本药对见于升降散。升降散能宣畅卫气营血,调气血,和内外,平寒热,匀虚实,行气解郁,宣上导下,通利三焦,既升清阳也降浊邪,既宣肺气也散郁火,去邪热、通腑气,解邪毒、活血络。气血并治而通表里、畅气血,使气血调和;开达气机,使气机升降畅通正常。清代医家杨栗山推崇此方,运用升降散"救大证、怪证、坏证、危证"而活人无数,并以该方为总方而著《伤寒瘟疫条辨》,从而使升降散广为后世医家所知。多用于"表里三焦大热",以三焦火郁、气机失畅为病机特点。众多病证均可以古方升降散为基础,而经辨证施治得效。

临床常用于急性扁桃体炎、溃疡性结肠炎、急性肝炎等证属温热火郁者。

16. 槐花配黄芩

槐花,苦,微寒,归肝、大肠经,有清热平肝、凉血止血功效。《日华子本草》称其:"治五痔,心痛,眼赤,杀腹藏虫及热,治皮肤风,并肠风泻血、赤白痢。"

黄芩,苦,寒,归肺、胆、脾、大肠、小肠经,有清热燥湿、泻火解毒功效。《药品化义》云:"黄芩中枯者名枯芩,条细者名条芩,一品宜分两用。盖枯芩体轻主浮,专泻肺胃上焦之火……条芩体重主降,专泻大肠下焦之火。"

两药皆能清上泻下,其中槐花功偏凉血止血,黄芩功偏燥湿解毒。槐花配黄芩,相须相助,功效增加,既可收清利头目、凉血降压之效,又可达清热止痢、解毒消痔之功。

本药对见于槐花散(《医级》),有清肠凉血、疏风行气功效,主治五种肠风、血泄或痔漏脱肛。方中槐花清大肠湿热,凉血止血,为君;黄芩、地榆助槐花凉血止血,防风、当归祛风理血,为臣;枳壳宽肠理气,为佐、使。

临床常用于溃疡性结肠炎、痔疮等肛肠出血性疾病证属大肠火热者。

17. 茵陈配大黄

茵陈,苦、辛,微寒,归脾、胃、肝、胆经,有清利湿热、利胆退黄功效。用于治疗黄疸、瘾疹、湿疮瘙痒等。

大黄,苦,寒,归脾、胃、大肠、肝、心包经,有泻下攻积、清热泻火、凉血解毒、逐瘀通经功效。用于治疗便秘、血热吐衄、热毒创伤、瘀血、湿热痢疾、黄疸等。

茵陈苦泄下降,清热利湿,为治黄疸要药。大黄泄热逐瘀,通利大便,导瘀热从大便而下。茵陈配大黄,相须使用,清热、利湿、退黄。

本药对见于茵陈蒿汤。茵陈蒿汤主治"伤寒七八日,身黄如橘子色,小便不利,腹微满者"。

临床常用于急性黄疸性肝炎、胆囊炎、肝癌等证属阳黄者。

18. 茵陈配栀子

茵陈,苦、辛,微寒,归脾、胃、肝、胆经,有清利湿热、利胆退黄功效。用于治疗黄疸、瘾疹、湿疮瘙痒等。

栀子,苦,寒,归心、肺、三焦经,有泻火除烦、清热利湿、凉血解毒功效。用于治疗热病心烦、湿热黄疸、血淋涩痛、血热吐衄、目赤肿痛、火毒疮疡等。

茵陈苦泄下降,清热利湿,为治黄疸要药。栀子清热降火,通利三焦,使湿热从小便而出;与茵陈配伍,可增强茵陈清热、利湿、退黄的功效。

本药对见于茵陈蒿汤。茵陈蒿汤中重用茵陈为君药,苦泄下降,清热利湿;臣以栀子清热降火,通利三焦,助茵陈引湿热从小便而去;佐以大黄泄热逐瘀,通利大便,导瘀热从大便而下。

临床常用于急性黄疸性肝炎、胆囊炎、肝癌等证属阳黄者。

19. 橘皮配竹茹

橘皮理中焦脾胃之气,既能使脾气以升,又能使胃气以降,且偏于升。《本草汇言》曰:"夫人以脾胃为主,而治病以调气为先。如欲调气健脾者,橘皮之功居其首焉。"

竹茹清热和胃,并降泄胃中浊气,善治胃热浊气上逆。《本经逢原》曰:"竹茹,专清胃府之热,为虚烦烦渴、胃虚呕逆之要药。"

橘皮配竹茹,理中有降,降中有升,升中有泄,以治疗胃中浊气上逆证。

本药对见于橘皮竹茹汤(《金匮要略》)。橘皮竹茹汤主治哕逆,即呕逆吐利后,胃虚膈热所致。《成方切用·治气门》认为:"此胃虚而冲逆为哕,然非真元衰弱之比。故以参、甘培胃中元气,而以橘皮、竹茹,一寒一温,下其上逆之气,以姜、枣宣其上焦,使胸中之阳渐畅而下达。谓上焦固受气于中焦,而中焦亦禀承于上焦,上焦既宣,则中气自调也"。《金匮要略》橘皮竹茹汤再加半夏、麦冬、赤茯苓、枇杷叶,是为《济生方》橘皮竹茹汤,治久病虚羸、呕逆不已,亦治吐利后胃虚呃逆。

临床常用于胆汁反流性胃炎、化疗消化道反应、反流性食管炎等证属胃虚上逆者。

20. 秦艽配鳖甲

秦艽,苦辛而平,祛风止痛,清热退蒸。本品性平而润,辛散而不燥,苦泄而不伤阴,为风药中之润剂。既能祛风除湿,又能通络舒筋,以搜除营血中风湿之邪而见长。用于外感风邪、肢体酸痛、风湿痹痛、关节不利等。取其凉血活血、清热除蒸之效,以治虚劳骨蒸潮热、小儿疳热等。另外,兼有利二便、导湿热之效,可治湿热黄疸。

鳖甲,禀至阴之性,入肝、肾经,统主厥阴血分之病,能益阴除热而滋阴退蒸,软坚散结。本品味咸入血,既能滋阴清热,又能潜降浮阳,且可软坚散结。用于阴虚劳热、骨蒸盗汗、温热病后期阴液耗伤、夜热早凉、血瘀癥瘕、瘰疬等。

秦艽配鳖甲,有良好的透肌退热之功,善治虚劳骨蒸,是治疗各种骨蒸虚热的基础药对,尤为风劳病所宜。

本药对见于秦艽鳖甲散(《卫生宝鉴》)。秦艽鳖甲散中鳖甲、知母滋阴清热,当归滋阴养血,秦艽、柴胡、地骨皮、青蒿清热除蒸,乌梅敛阴止汗。

临床常用于肝硬化等证属阴虚内热者。

21. 百合配知母

百合宁心安神,润肺止咳,甘寒清润而不腻。

知母清热泻火,滋阴润燥,苦寒降火而不燥。

百合与知母均具有滋阴清热作用,其中百合偏于补、滋阴,知母偏于泻、清热。二药配伍,一润一清,一补一泻,相互为用,既能增强滋阴作用,又能增强清热作用,共奏润肺胃之阴、清肺胃之热的功效。

本药对见于百合知母汤。百合知母汤主治百合病误汗后,津液受伤,虚热加重,心烦口渴者。

临床常用于慢性萎缩性胃炎等证属胃阴不足者。

22. 浙贝母配海螵蛸

浙贝母,苦,寒,归肺、心经,有清热化痰、散结消痈功效。用于风热、痰热咳嗽、瘰疬、瘿瘤、乳痈疮毒、肺痈等。

海螵蛸,咸、涩,温,归脾、肾经,有固精止带、收敛止血、制酸止痛、收湿敛疮功效。用于遗精、带下、崩漏、吐血、便血及外伤出血、胃痛吐酸、湿疮、湿疹、溃疡不敛等。

浙贝母以清散为要,海螵蛸以收敛为主。二药为对,一收一散,一温一寒,降泻肝火,清热制酸,和胃止痛之力益彰。

本药对见于乌贝散。乌贝散主治胃脘疼痛、泛吐酸水等。方中海螵蛸味涩咸、性温,入脾、肾经,取其收敛制酸、止痛止血之功;浙贝母味苦、性寒,归肺、心经,取其清热散结、软坚化痰之功。

临床常用于慢性胃炎、功能性烧心、胃溃疡、十二指肠溃疡等证属肝胃不和者。

23. 凤凰衣配木蝴蝶

凤凰衣,甘、淡、平,归脾、胃、肺经,有养阴清肺、敛疮、消翳、接骨功效。用于外咳气喘、咽痛失音、淋巴结核、溃疡不敛、目生翳障、头目眩晕、创伤骨折等。

木蝴蝶,苦、甘、凉,归肺、肝、胃经,有清肺利咽、疏肝和胃功效。用于肺热咳嗽、喉痹、音哑、肝胃气痛等。

章次公最早运用本药对治疗溃疡,在临证中以"护膜医疡"为基本治则,运用凤凰衣、木蝴蝶等加减促使局部病灶修复。凤凰衣养阴清肺,愈溃疡。木蝴蝶润肺疏肝,和胃生肌。两者以膜入膜,疏肝不伤阴,养阴不郁滞,相辅相成,共奏疏肝养肺和胃之功。

临床常用于消化性溃疡、慢性胃炎、反流性食管炎等证属胃热内盛者。

24. 白鲜皮配茵陈

白鲜皮,苦,寒,归脾、胃、膀胱经,有清热燥湿、祛风解毒功效。主治湿热疮毒、黄水淋漓、湿疹、风疹、疥癣疮癞、风湿热痹等。《雷公炮制药性解》认为其"入肺经,故能去风;入小肠,故能去湿。夫风湿既除,则血气自活,而热亦从此逝矣",治"一切疥癞、恶风、疥癣、杨梅诸疮、热毒……"《神农本草经》谓其治"黄疸"。甄权谓其"解热黄、酒黄、急黄、谷黄、劳黄"。《本草纲目》认为其"气寒善行,味苦性燥……为诸黄风痹要药。世医止施之疮科,浅矣"。

茵陈,苦、辛,微寒,归脾、胃、肝、胆经,有清热利湿、退黄功效。主治黄疸尿少、湿温暑湿、湿疮瘙痒等。《神农本草经》谓其善治黄疸。《医学衷中参西录》认为茵陈"禀少阳初生之气,是以善清肝胆之热,兼理肝胆之郁,热消郁开,胆汁入小肠之路毫无阻隔也"。

白鲜皮配茵陈,相须为用,清热燥湿、利胆退黄功效更甚,热毒黄疸或湿热黄疸之热势炽胜者最为相宜,同时针对黄疸日久而致皮肤瘙痒之症尤佳。

本药对见于白鲜皮汤(《沈氏尊生书》)。白鲜皮汤即由白鲜皮与茵陈两味组成,可配伍黄连、土瓜根、芍药、大青叶、栀子、天花粉、柴胡、白茅根、芒硝等,以治诸黄。

临床常用于各类肝病所致黄疸证属热毒或湿热者。

25. 金银花配连翘

金银花，甘，寒，归肺、心、胃经，有清热解毒、凉散风热等功效。常用于痈肿疔疮、热毒血痢、温病发热等。《本草拾遗》谓其治"热毒，血痢，水痢"。《本经逢原》谓其"主下痢脓血，为内外痈肿之要药"。

连翘，苦，微寒，归肺、心、小肠经，有清热解毒、散结消痈功效。常用于痈肿疮毒、瘰疬痰核、湿热黄疸等。李杲谓："连翘，于十二经疮药中，不可无此。谓表里上下气血之分，咸需之耳。"

金银花与连翘相配，清热解毒，排脓散结，相须为用。

本药对见于托里消毒散。方中人参、黄芪、白术、茯苓、甘草、陈皮健脾补气；当归、川芎、白芍补血养血，气血并补；金银花、连翘、白芷清热解毒散结，具有消肿、溃脓、生肌功效。

临床常用于阑尾炎、炎症性肠病等证属热毒内结者。

第九节　泻下通便法

"阳结者，邪有余，宜攻宜泻者也；阴结者，正不足，宜补宜滋者也"，故"燥则润之"，如杏仁配火麻仁；"秘则通之"，如大黄配芒硝；"寒则温利之"，如大黄配附子；气不足者，补泻兼施，如大黄配人参。

1. 大黄配附子

大黄，苦寒攻下要药，有泻下通便、消除积滞功效。

附子，辛、甘、大热，有回阳救逆、温肾助阳、祛寒止痛功效。

附子辛热，温阳气散阴寒，并以阳热之气制约大黄苦寒之性，而仅取走泄之力，苦辛通降，共下寒实。大黄配附子，温通并行，主治里寒积滞内结、阳气不运而致的寒积腹痛。

本药对见于大黄附子汤、附子泻心汤等。大黄附子汤出自《金匮要略》。《成方便读·攻里之剂》谓大黄附子汤寒热并用，"非温不能散其寒，非下不能去其积"。《备急千金要方》在此方基础上制温脾汤，即大黄附子汤去细辛，加芒硝、当归、干姜、人参、甘草。同属温下之剂，温脾汤兼能益气，更适用于久利气虚之证。大黄与附子相用，治疗既有阳虚内寒，又有邪热内蕴证，如《伤寒论·辨太阳病脉证并治下》155条"心下痞，而复恶寒汗出者，附子泻心汤主之"。此乃热痞兼阳虚之候，治热痞当用苦寒药，但有碍于阳气之复，而扶阳徒用辛热药，则痞满愈增；故取大黄（及黄连、黄芩）泄热消痞，附子温经扶阳，且三黄得附子,苦寒不致留滞阴邪,附子得三黄,燥热不致劫阴伤津。《金匮要略·腹满寒疝宿食病脉证治》:"胁下偏痛,发热,其脉紧弦,此寒也,以温药下之,宜大黄附子汤。"寒疝之寒实积滞之候,取附子温经祛寒,大黄泻下通便之用。

临床常用于便秘、慢性结肠炎、肠梗阻、疝气等证属寒实内结或阳虚兼有邪热内蕴者。

2. 大黄配干姜

大黄,苦,寒,归脾、胃、大肠、肝、心包经,《药品化义》谓其"气味重浊,直降下行,走而不守,有斩关夺门之力",有清热泻下、攻逐积滞功效。

干姜,辛,热,有温中散寒、回阳通脉之功,《本草纲目》谓其"去脏腑沉寒痼冷……发诸经之寒气",性守而不走。

大黄配干姜,温中散寒,泻下除积。苦寒之大黄与辛热之干姜配伍,其寒性被制而泻下之用仍存,有"去性存用"之意。

本药对见于温脾汤。温脾汤主治脾阳不足、寒积中阻所致寒积腹痛,见腹痛或绕脐痛、便秘、四肢不温、脉沉弦迟等。寒邪非温不化,积结非下不除。方用附子、干姜温阳祛寒,芒硝、大黄荡涤积滞,人参、当归、甘草补脾益气养血,诸药合用,使寒邪去、积滞行、脾阳复,则诸症悉除。

临床常用于急性单纯性肠梗阻或不全梗阻等证属中阳虚寒、冷积内阻者。

3. 大黄配甘草

大黄,有通便泄热、解毒疗疮、活血祛瘀、清胃降逆功效。

甘草,有润燥缓急、益胃气、和补中焦、调和药性功效。

大黄清胃偏于泻,甘草清胃偏于补,助大黄通滞泻下而不伤正,一泻一补,泻不伤胃,补不留邪,以治疗胃热气逆证。又,甘草与大黄相用,大黄受甘草所制泻而不峻,甘草受大黄所制补不恋邪,以增强治疗效果。

本药对见于大黄甘草汤。《金匮要略》原治实热积滞胃肠、食已即吐、大便秘结者,沿用至今,主治便秘。古人谓其为"治胃热上冲食入即吐"之妙方。

临床常用于便秘、急性胃炎、食管炎、胰腺炎等证属胃热气逆者。

4. 大黄配荆芥

大黄,气味俱厚,沉而降,阴也,有攻积导滞、泻火凉血、行瘀通经功效。

荆芥,辛味薄,浮而升,阳也,有解表宣肺功效。

荆芥能开上宣通肺气,大黄能导下通腑,两药相配,一升一降,相互制约,相互促进,使气化能下及,腑气能通畅,气机升降有序,出入有节,则瘀滞自除。

本药对见于倒换散(《黄帝素问宣明论方》)。倒换散主治二便不通之症。

大黄入血分,有化瘀生新之力,配以荆芥,能倍增其力,且将其引入气分,既能温以化瘀活血以通络,又能避免其攻之过猛,故有表里合用、气血双调之功。《医方考·小便不通门》曰:"用荆芥之轻清者,以升其阳;用大黄之重浊者,以降其阴。清阳既出上窍,则浊阴自归下窍,而小便随泄矣。方名倒换者,小便不通倍用荆芥,大便不通倍用大黄,颠倒而用,故曰倒换。"

临床常用于痔疮出血等证属腑气不通、郁热内阻者。

5. 大黄配甘遂

大黄,苦,寒,归脾、胃、大肠、肝、心包经,有泻下攻积、清热泻火、凉血解毒、逐瘀通经功效。用于积滞便秘、血热吐衄、目赤咽肿、热毒疮疡、瘀血诸证、湿热痢疾、黄疸、淋证等。

甘遂,苦,寒,有毒,归肺、肾、大肠经,有泻水逐饮、消肿散结等功效。用于水肿、臌胀、胸胁停饮、风痰癫痫、疮痈肿毒等。

大黄泄热逐瘀,能使瘀血从下而去;甘遂泻水逐饮,性较峻猛。二药同用,既泻瘀血,又泻水饮。

本药对见于大黄甘遂汤、大陷胸汤等。大黄甘遂汤主治"妇人少腹满如敦状,小便微难而不渴,生后者,此为水与血并结在血室也"(《金匮要略·妇人杂病脉证并治》)。大黄甘遂汤中大黄荡涤胞中瘀血;甘遂攻逐胞中水气;阿胶补血,佐制大黄、甘遂攻逐太过,以达峻药攻而不猛之效。大陷胸汤主治水饮与热邪结聚所致水饮结胸证,故在大黄配甘遂基础上,加芒硝荡涤肠胃、泻结泄热、润燥软坚。

临床常用于肝硬化腹水、癌性腹水、急性胰腺炎等证属水饮痰热瘀血互结者。

6. 大黄配芒硝

大黄,苦,寒,归脾、胃、大肠、肝、心包经,有泻下攻积、清热泻火、凉血解毒、逐瘀通经功效。用于积滞便秘、血热吐衄、目赤咽肿、热毒疮疡、瘀血诸证、湿热痢疾、黄疸、淋证等。

芒硝,咸、苦,寒,归胃、大肠经,有泻下攻积、润燥软坚、清热消肿功效。用于积滞便秘、咽痛、口疮、目赤、痈疮肿痛等。

大黄苦寒,偏于荡涤胃肠;芒硝咸寒,偏于软坚润燥。二药皆为苦寒,同走手足阳明经,同气相求,相须为用。

本药对见于桃核承气汤(《伤寒论》)。桃核承气汤中桃仁活血破瘀,合大黄下瘀泄热,配芒硝泄热软坚并助大黄下瘀泄热;桂枝助桃仁活血祛瘀,防芒硝、大黄寒凉凝血之弊;炙甘草护胃安中。

临床常用于便秘、肝硬化腹水、急性胰腺炎等证属邪热积滞、燥屎内结者。

7. 大黄配人参

大黄,苦、寒,归脾、胃、大肠、肝、心包经,有泄热通肠、凉血解毒、逐瘀通经功效。用于实热便秘、积滞腹痛、泻痢不爽、湿热黄疸、血热吐衄、目赤、咽肿、肠痈腹痛、痈肿疔疮、瘀血经闭、跌打损伤、外治水火烫伤等。

人参,甘、微苦,微温,归脾、肺、心、肾经,有大补元气、复脉固脱、补脾益肺、生津、安神功效。用于体虚欲脱、肢冷脉微、脾虚食少、肺虚喘咳、津伤口渴、内热消渴、久病虚羸、惊悸失眠、阳痿宫冷等。

人参补虚,大黄泻实,二者攻补兼施,既能益气又能泻实,治疗虚实兼证。

本药对见于柴胡加龙骨牡蛎汤、鳖甲煎丸、黄龙汤等。柴胡加龙骨牡蛎汤和解少阳,通阳泻热,重镇安神,使表里错杂之邪速解。气虚不能帅血而为瘀,瘀血久而不去则为癥瘕,其治只有益气才能有利于帅血以行,只有泻瘀才能有利于正气恢复。鳖甲煎丸中人参配伍大黄,攻补兼施,为消癥之良剂。又如主治阳明腑实兼气血不足证之黄龙汤中,人参益气补虚,加大承气汤攻下热结,为攻补兼施法应用的范例。

临床常用于肝大、脾大、肝硬化等证属正虚邪实者。

8. 大黄配升麻

大黄,苦、寒,归脾、胃、大肠、肝、心包经,有泻热毒、破积滞、行瘀血功效。用于实热便秘、积滞腹痛、泻痢不爽、湿热黄疸、瘀停经闭、癥瘕积聚、时行热疫、暴眼赤痛、吐血、衄血、阳黄等。

升麻,辛、微甘,微寒,归肺、脾、大肠、胃经,有发表透疹、清热解毒、升阳举陷功效。用于时气疫疠、头痛寒热、喉痛、口疮、斑疹不透;中气下陷、久泻久痢、脱肛、妇女崩漏带下、子宫下坠、痈肿疮毒。

大黄涤荡肠胃积滞,升麻升举脾胃清阳之气,两药合用,调理中焦脾胃气机,用于治疗实热积滞便秘。

本药对见于升麻汤(《备急千金要方》),治疗小儿伤寒、变热毒病、身热、面赤、口燥、心腹坚急、大小便不利。升麻汤以麻黄、升麻透表,黄芩泻热,葳蕤、甘草润燥,白薇散坚,柴胡退热,朴硝、大黄荡实,钩藤舒挛,表里兼治。

临床常用于功能性便秘、功能性消化不良、慢性结肠炎等证属中焦气滞兼有里热积滞者。

9. 芒硝配甘遂

芒硝,咸、苦,寒,归胃、大肠经,有泻下攻积、润燥软坚、清热消肿功效。用于积滞便秘、咽痛、口疮、目赤、痈疮肿痛等。

甘遂,苦,寒,有毒,归肺、肾、大肠经,有泻水逐饮、消肿散结等功效。用于水肿、臌胀、胸胁停饮、风痰癫痫、疮痈肿毒等。

芒硝咸寒,泄热通便,软坚润燥;甘遂苦寒,泄热逐饮破结。两药配伍,能破固结、逐水饮、泄实热。

本药对见于大陷胸汤、大陷胸丸。张仲景用大陷胸汤治水热互结于心下的大结胸证。若水热互结偏于胸部,则用大陷胸丸。大陷胸丸中大黄泄热,芒硝软坚,杏仁降气,葶苈子、甘遂行水而直达,白蜜为丸取润滑而甘缓。

临床常用于腹腔积液等证属水热互结者。

10. 杏仁配火麻仁

杏仁,苦,微温,有小毒,归肺、大肠经,有止咳平喘、润肠通便功效。常用于咳嗽气喘、肠燥便秘等。

火麻仁,甘,平,归脾、胃、大肠经,有润肠通便功效。常用于肠燥便秘。

杏仁降气,润肠通便。火麻仁质润多脂,润肠通便,又兼有滋养补虚作用。杏仁配火麻仁,具有降气通便、润肠补虚作用。

本药对见于脾约丸。脾约丸主治胃肠燥热、脾津不足之脾约便秘。脾约丸中火麻仁润肠通便,配杏仁降气润肠;大黄、枳壳、厚朴通便泄热、下气破结;白芍养阴通便,蜂蜜润燥滑肠。

临床常用于便秘等证属肠燥者。

第十节 育阴增液法

"若脾阳不亏,胃有燥火,则当遵叶氏养胃阴之法。"若胃阴不足,其腑失于润泽,其气失于和降,则燥火内生,此时当遵叶桂滋阴养胃之法,采用甘凉濡润之品,如沙参配麦冬、生地黄配玄参。胃阴不足,兼有湿邪困脾,当"润燥"并用,如玄参配苍术、半夏配麦冬等。

1. 玄参配苍术

玄参,甘、苦、咸,微寒,归肺、胃、肾经,有滋阴清热凉血、泻火解毒功效。

苍术,辛、苦,温,归脾、胃、肝经,有燥湿健脾、祛风散寒功效。

玄参配苍术,有寒温润燥相济之妙。"太阴湿土,得阳始运;阳明阳土,得阴自安。"苍术化脾家之湿,兼雄壮之气而鼓动脾气升生;玄参撤胃家之热,兼苦之性而降泻阳明之浊。

本药对见于降糖药对(施今墨验方)。施今墨认为,滋肾阴则可降妄炎之火,补脾气则助运化之功,水升火降,中焦健旺。降糖药对中,玄参配苍术,黄芪伍山药,一阴一阳,一脾一肾。

临床常用于慢性胃炎、功能性消化不良、慢性咽炎、复发性口腔溃疡等证属阴虚兼湿留者。近代名医施今墨善用此药对,以恢复脾胃气机的升降。

2. 生地黄配玄参

生地黄,甘,寒,归心、肝、肾经,有清热凉血、养阴生津功效。《神农本草经》谓其能"逐血痹,填骨髓,长肌肉……除寒热积聚"。

玄参,甘、苦、咸,微寒,归肺、胃、肾经,有清热凉血、养阴生津、解毒散结、润肠通便功效。《神农本草经》谓其能"治腹中寒热积聚,女子产乳余疾,补肾气"。

生地黄配玄参,有较强的养阴生津、清热散结、润燥通便之功。

本药对见于增液汤、增液承气汤、清燥汤、新加黄龙汤等。增液汤用于阳明温病、阴虚便秘。吴瑭谓玄参"壮水制火,通二便,启肾水上潮于天,其能治液干",并引《神农本草经》"治腹中寒热积聚"而谓之能"解热结";论生地黄则意引《神农本草经》"主寒热积聚,逐血痹",谓其"补而不腻"(《温病条辨·中焦篇》)。故二药合用,有"增水行舟"之功,能增肠中之津液、解肠腑之热结而除阴虚之便秘。

临床常用于慢性胃炎、功能性烧心、功能性消化不良、便秘、肝硬化等证属阴虚燥结者。

3. 半夏配麦冬

半夏,辛,温,有毒,归脾、胃、肺经,有燥湿醒脾、调理中气、降逆下气、消痞散结功效。

麦冬,甘、微苦,微寒,归肺、胃、心经,有养阴润肺、益胃生津、清心除烦功效。既养肺胃之阴,又清肺胃之虚热。

半夏配麦冬,一燥一滋,相互制约,并相互促进,以增强治疗效果。半夏辛温而燥,麦冬甘寒而滋,一温一寒,辛温调理中气而不燥化,甘寒滋养而不壅滞,相互为用,相互协调。

本药对见于麦门冬汤。麦门冬汤以麦冬为君药,养肺胃之阴,清肺胃之虚热;人参益气生津为臣;佐以甘草、粳米、大枣益气养胃,合人参益胃生津;又佐以半夏降逆下气,化其痰涎,但用量宜轻,可开胃行津以润肺,使麦冬不滋腻;甘草并能润肺利咽,调和诸药,兼作使药。诸药润燥相配,为治疗肺胃阴虚、气机上逆所致呕吐的常用方。

临床常用于慢性胃炎、胃食管反流、妊娠呕吐、胃下垂等证属胃阴不足、气逆呕吐者。

4. 熟地黄配砂仁

熟地黄,甘,微温,归肝、肾经,有补血养阴、填精益髓功效。《本草纲目》曰:"填骨髓,长肌肉,生精血。补五脏内伤不足,通血脉,利耳目,黑须发,男子五劳七伤,女子伤中胞漏,经候不调,胎产百病。"

砂仁,辛,温,归脾、胃、肾经,有化湿行气、温中止泻、安胎功效。

熟地黄配砂仁适用于胃阴不足、气滞不行证,同时又适合胃阴不足、中焦湿阻不化的复杂病证,既得熟地黄之滋补,又得砂仁行气而不碍胃。

本药对见于泰山磐石散。泰山磐石散主治气血虚弱、胎元不固证,乃八珍汤去茯苓加黄芪、黄芩、续断、砂仁、糯米而成。泰山磐石散中八珍汤去渗利之茯苓,加黄芪,以补气血、安胎元;续断、黄芩补肾清热安胎;砂仁理气安胎,且醒脾气,以防诸益气补血药滋腻碍胃;糯米补脾养胃以助安胎。

临床常用于慢性萎缩性胃炎、功能性腹痛等证属胃阴不足、中焦气滞者。

5. 沙参配麦冬

沙参,甘,凉,归肺、胃经,有养阴清热、益胃生津功效。

麦冬,甘,微苦,微寒,归肺、胃、心经,有养阴生津、清心润肺功效。

沙参配麦冬,能加强养阴润燥之功,治疗肺胃阴虚燥热之证。

本药对见于益胃汤。益胃汤原方主治阳明温病、汗下伤阴之证。吴瑭谓:"盖十二经皆禀气于胃,胃阴复而气降得食,则十二经之阴皆可复矣。"(《温病条辨·中焦篇》)故非专为胃阴虚证而设,而是通过滋养胃阴以复一身之阴液。

临床常用于慢性胃炎、功能性烧心、功能性消化不良、便秘、肝硬化等证属胃阴虚者。

6. 沙参配桑叶

沙参,甘,凉,归肺、胃经,有养阴清肺、益胃生津功效。用于肺热燥咳、虚痨久咳、阴伤咽干、口渴等。

桑叶,苦、甘,寒,归肺、肝经,有清肝养肝、疏散风热、清肺、明目功效。用于风热感冒、风温初起、发热头痛、汗出恶风、咳嗽胸痛、或肺燥干咳无痰、咽干口渴、风热及肝阳上扰、目赤肿痛等。

沙参能养肺胃之阴,且益肺气,益气生津;桑叶善于散风热而泄肺热。北沙参配桑叶,润降肺胃,滋养肺胃,清退虚热。

常用方如沙参麦冬汤。沙参麦冬汤主治燥伤肺胃或肺胃阴津不足。沙参麦冬汤中沙参、麦冬清养肺胃,配桑叶轻宣燥热;玉竹、天花粉生津解渴;生扁豆、生甘草益气培中,甘缓和胃。

临床常用于慢性胃炎、功能性烧心、功能性消化不良、便秘、肝硬化等证属肺胃阴虚者。

7. 白芍配甘草

白芍,苦、酸、微寒,归肝、脾经,有养血敛阴、柔肝止痛、平抑肝阳功效。《神农本草经》谓之能"治邪气腹痛,除血痹,破坚积,寒热,疝瘕,止痛,利小便,益气"。

甘草,甘、平,归心、肺、脾、胃经,有补脾益气、润肺止咳、缓急止痛、缓和药性功效。《神农本草经》谓之能"治五脏六腑寒热邪气,坚筋骨,长肌肉,倍力,金创尰,解毒。久服轻身延年"。

白芍味酸,既能平肝缓急,柔肝止痛,又能养血柔肝,敛阴益脾;甘草味甘,补脾缓急。二者配伍,有平肝缓急、柔肝止痛、酸甘化阴之效。

本药对见于四逆散、芍药甘草汤等。四逆散中柴胡疏肝解郁;白芍敛阴养血,以养肝体,助肝用,又防柴胡"劫肝阴";枳实下气破结泄热;甘草调和诸药,益脾和中,扶土抑木,缓急以助白芍止痛。芍药甘草汤中芍药养血敛阴,柔肝止痛;甘草健脾益气,缓急止痛;二药相伍,酸甘化阴,调和肝脾,有柔筋止痛之效。

临床常用于功能性腹痛、慢性胃炎、肠易激综合征、便秘、肝病等证属肝阴不足、肝木乘脾者。

8. 百合配黄芪、薏苡仁

百合,甘、寒,归肺、心经,有养肺阴、治虚咳、清心安神之功。《神农本草经》谓其"治邪气腹胀,心痛,利大小便,补中益气"。

黄芪,甘、微温,归脾、肺经,气薄而味浓,可升可降,有补气升阳、益卫固表、托毒生肌、利水退肿功效。用于治疗气虚乏力、中气下陷、久泻脱肛、便血崩漏、表虚自汗、痈疽难溃、久溃不敛、血虚萎黄、内热消渴等。《本草汇言》曰:"黄芪补肺健脾……实卫敛汗,驱风运毒之药也。"

薏苡仁,甘、淡,性偏寒凉,善清利湿热健脾,又能清热排脓、除痹舒筋、通利关节。《本草新编》曰:"薏仁最善利水,又不损耗真阴之气。"

百合与黄芪、薏苡仁相配,治疗气阴两虚之证,症见肢软乏力、口干等。三药相配,一则黄芪、薏苡仁健脾益气,补生化之源,养气以助阴生;二则百合之养阴益津,阳得阴助则生化无穷,助黄芪、薏苡仁健脾益气;三则百合、薏苡仁兼制黄芪之温,温寒相佐,阴阳平衡。三药联用,益气为主,养阴为辅,性味相合,阴阳相生相佐,故临床可用于气阴两虚之候。

本药对见于桔梗汤(《丹溪心法》)。桔梗汤主治肺痈,咳嗽脓血,咽干多渴,大小便赤涩；由桔梗、贝母、当归、瓜蒌仁、枳壳、桑白皮、薏苡仁、防己、甘草、杏仁、百合、黄芪组成。

临床常用于慢性萎缩性胃炎、胃溃疡、胃癌等证属气阴两虚者。

第十一节　温阳散寒法

脾属太阴湿土，主气，其为病多脾虚寒湿，故"调脾当暖"，使脾气通调，中枢得运，如干姜配桂枝、高良姜配香附等。"肾阳自下涵蒸，脾阳始得运变"，肾阳充足，蒸腾上温脾土，如附子配干姜、沉香配乌药等。

1. 附子配干姜

附子，辛、甘，大热，有毒，归心、肾、脾经，有回阳救逆、补火助阳、逐风寒湿邪功效。用于亡阳虚脱、肢冷脉微、阳痿、宫冷、心腹冷痛、虚寒吐泻、阴寒水肿、阳虚外感、寒湿痹痛等。

干姜，辛、热，归脾、胃、肾、心、肺经，有温中散寒、回阳通脉、燥湿消痰功效。用于脘腹冷痛、呕吐泄泻、肢冷脉微、痰饮喘咳等。

附子、干姜均味辛性热，具有温中之效。附子长于回阳救逆，走而不守，能通彻内外上下；干姜具有回阳通脉之功，守而不走，温中回阳。附子配干姜，相须并用，干姜能增强附子回阳救逆的作用，正所谓"附子无姜不热"；附子有毒，配伍干姜后，干姜能降低附子毒性，有增效减毒之功。

本药对见于乌梅丸、乌头赤石脂丸（《金匮要略》）等。乌梅丸缓肝调中、清上温下，主治蛔厥、久痢。乌梅丸中乌梅酸以安蛔，涩肠止痢；蜀椒、细辛性味辛温，辛可伏蛔，温能祛寒；附子、干姜、蜀椒、桂枝温脏祛寒；黄连、黄柏苦能下蛔，清泄胃热；人参、当归养气血。乌头赤石脂丸中乌头、附子、干姜、蜀椒等辛热之品回阳逐阴，宣痹逐寒，配赤石脂载药直入血分，温经活血，逐瘀止痛。

临床常用于急性腹泻等证属亡阳者，亦可用于慢性胃炎、慢性腹泻等证属脾肾阳虚者。

2. 附子配细辛

附子，辛、甘，大热，有毒，归心、肾、脾经，有回阳救逆、补火助阳、散寒止痛等功效。用于亡阳证、虚寒证、寒痹证等。

细辛，辛，温，有小毒，归肺、肾、心经，有解表散寒、祛风止痛、通窍、温肺化饮功效。用于风寒感冒、头痛、牙痛、风湿痹痛、鼻渊、肺寒喘咳等。

附子性善走，故为通行十二经纯阳之要药；三焦经络，诸脏腑真寒，皆可治。细辛辛温芳香最烈,善开结气,宣泄郁滞,旁达百骸,无所不至。附子配细辛,内外兼顾,温阳气,散寒凝,蠲痰饮。

本药对见于麻黄细辛附子汤(《伤寒论》)、附子细辛汤(《杏苑生春》)。麻黄细辛附子汤中细辛配麻黄外解太阳之表,温散寒邪;配附子内散少阴之寒,温经散寒。附子细辛汤中附子、细辛温散少阴之寒,合生姜暖脾散寒;白术健脾补气;川芎活血止痛;炙甘草调和药性,合白术健脾。

临床常用于慢性胃炎、功能性腹痛、溃疡性结肠炎、克罗恩病、肠粘连等证属阳虚寒凝者。

3. 附子、桂枝配干姜、蜀椒

附子,辛、甘,大热,有毒,归心、肾、脾经,有回阳救逆、补火助阳、逐风寒湿邪功效。用于亡阳虚脱、肢冷脉微、阳痿、宫冷、心腹冷痛、虚寒吐泻、阴寒水肿、阳虚外感、寒湿痹痛等。

桂枝,辛、甘,温,归心、肺、膀胱经,有发汗解肌、温通经脉、助阳化气、平冲降气功效。用于风寒感冒、脘腹冷痛、血寒经闭、关节痹痛、痰饮、水肿、心悸、奔豚等。

干姜,辛,热,归脾、胃、肾、心、肺经,有温中散寒、回阳通脉、燥湿消痰功效。用于脘腹冷痛、呕吐泄泻、肢冷脉微、痰饮喘咳等。

蜀椒,辛,温,有毒,归胃、脾、肾经,有温中止痛、杀虫功效。用于"治邪气,咳逆,温中,逐骨节皮肤死肌,寒湿痹痛",下除六腑寒冷,治疗伤寒温疟、大风、汗不出、心腹留饮、宿食、肠澼、下痢,散风邪,治疗癥结、水肿、黄疸、鬼疰、蛊毒,杀虫鱼毒等。

附子回阳救逆,配干姜增强回阳救逆的作用;配桂枝温通之力由内达外;配蜀椒加强温中散寒功效。四药相须为用。

本药对见于乌梅丸。乌梅丸中乌梅酸以安蛔;干姜、蜀椒、附子、桂枝温脏祛寒;蜀椒、细辛驱虫,且治脏寒;黄连、黄柏苦能下蛔,清泄胃热;人参、当归补养气血。全方寒热并用,邪正兼顾。

临床常用于结肠炎、胆囊炎等证属寒热错杂而正气虚者。

4. 桂枝配附子

桂枝,辛、甘,温,归心、肺、膀胱经,有发汗解肌、温通经脉、助阳化气等功效。用于风寒感冒、寒凝血滞诸痛证、痰饮、蓄水证、心悸等。

附子,辛、甘,大热,有毒,归心、肾、脾经,有回阳救逆、补火助阳、散寒止痛等功效。用于亡阳证、虚寒证、寒痹证等。

桂枝、附子皆属温热助阳之品。桂枝配附子,擅于温补肾阳,助阳化气,兼可温化痰饮。

本药对见于肾气丸(《金匮要略》)。肾气丸中附子温壮元阳,桂枝温通阳气,合用则温肾助阳化气;山茱萸、山药、地黄兼顾肝脾肾,与附子、桂枝成一阳一阴,阳得阴生则温而不燥,阴得阳化则滋而不腻,以达"微微生火""少火生气"之功效;泽泻通调水道,茯苓健脾渗湿,牡丹皮清泻肝火,寓泻于补,使邪去而补药得力,并制诸滋阴药可能助湿敛邪之虞。

临床常用于慢性腹泻、肝硬化等证属脾肾阳虚者。

5. 桂枝配甘草

桂枝,辛、甘、温,归心、肺、膀胱经,有发汗解肌、温通经脉、助阳化气等功效。用于风寒感冒、寒凝血滞诸痛证、痰饮、蓄水证、心悸等。

甘草,甘、平,归心、肺、脾、胃经,有补脾益气、祛痰止咳、缓急止痛、清热解毒、调和诸药等功效。用于心气不足、脉结代、心动悸、脾气虚证、咳喘、四肢挛急疼痛、热毒疮疡、咽喉肿痛、药食中毒、调和药性等。

桂枝温阳化气,甘草补中益气。桂枝配甘草,温阳益气,作用于中焦,温土化阳除寒凝,温振脾胃阳气,缓急止痛。

本药对见于小建中汤。小建中汤主治中焦虚寒、肝脾失和。小建中汤中饴糖温补中焦、缓急止痛,桂枝温阳气、祛寒邪,炙甘草益气和中,三药辛甘化阳、温中焦而补脾虚;白芍养营阴、缓肝急、止腹痛,配炙甘草酸甘化阴、缓肝急而止腹痛;生姜温胃散寒;大枣补脾益气。

临床常用于慢性胃炎、功能性胃肠病等证属中焦阳虚者。

6. 干姜配桂枝

干姜,辛、热,归脾、胃、肾、心、肺经,有温中散寒、回阳通脉、燥湿消痰功效。用于脘腹冷痛、呕吐泄泻、肢冷脉微、痰饮喘咳等。

桂枝,辛、甘、温,归心、肺、膀胱经,有发汗解肌、温通经脉、助阳化气、平冲降气功效。用于风寒感冒、脘腹冷痛、血寒经闭、关节痹痛、痰饮、水肿、心悸、奔豚等。

干姜、桂枝均有温中之效。桂枝辛甘温,功专解肌祛寒、温经通阳、调和营卫;干姜辛热,以温阳散寒、蠲除水饮为主。干姜配桂枝,温肺化饮、止咳平喘之力增强。

本药对见于桂枝人参汤。桂枝人参汤解表温里、益气消痞,主治太阳病外证未除而数下,使脾胃阳气误伤之证。《伤寒论·辨太阳病脉证并治下》:"太阳病,外证未除,而数下之,遂协热而利,利下不止,心下痞鞕,表里不解者,桂枝人参汤主之。"桂枝人参汤中人参大补元气,助运化而正升降,与桂枝共为君药;以辛热之干姜为臣,温中焦脾胃而祛里寒;佐以白术,健脾燥湿止利;《素问·至真要大论》有云"五味入胃……甘先入脾",脾不足者,以甘补之,补中助脾,必以甘剂,故方中重用甘草,益气健脾和中。

临床常用于慢性胃炎、功能性消化不良、慢性腹泻、克罗恩病等证属脾虚寒凝者。

7. 赤石脂配干姜

赤石脂,甘、酸、涩,温,归胃、大肠经,有涩肠、止血、生肌敛疮功效。用于久泻久痢、大便出血、崩漏带下等。

干姜,辛,热,归脾、胃、肾、心、肺经,有温中散寒、回阳通脉、燥湿消痰功效。用于脘腹冷痛、呕吐泄泻、肢冷脉微、痰饮喘咳等。

赤石脂性温味涩,能涩肠固脱、收敛止血;干姜辛热,温中祛寒功宏。赤石脂配干姜,既能温脾散寒,又可涩肠止泻。

本药对见于桃花汤(《伤寒论》)。桃花汤中赤石脂温涩固脱以止痢,配辛热之干姜以温中祛寒;粳米养胃和中,助赤石脂、干姜以厚肠胃。

临床常用于急慢性腹泻、腹泻型肠易激综合征、痢疾、克罗恩病、溃疡性结肠炎、胆囊切除后综合征等证属阳虚失于固摄者。

8. 沉香配乌药

沉香,辛、苦,微温,归脾、胃、肾经,有行气止痛、降逆止呕、温肾纳气等功效。用于寒凝气滞之胸腹胀痛证。

乌药,辛,温,归肺、脾、肾、膀胱经,有行气止痛、温肾散寒等功效。用于寒凝气滞所致胸腹诸痛证。

沉香配乌药,共奏行气散寒止痛之功。《本草通玄》云:"沉香温而不燥,行而不泄,扶脾而运行不倦,达肾而导火归元,有降气之功,无破气之害,洵为良品。"《本草衍义》云:"乌药和来气少,走泄多,但不甚刚猛,与沉香同磨作汤点,治胸腹冷气,甚稳当。"

本药对见于暖肝煎。暖肝煎主治肝肾不足、寒滞肝脉。暖肝煎中肉桂、小茴香温肾暖肝,祛寒理气止痛;乌药、沉香散寒行气;当归、枸杞养血补肝益肾;茯苓渗湿健脾;生姜散寒和胃。

临床常用于慢性胃炎、功能性腹胀、慢性腹泻等证属脾肾阳虚气滞者。

9. 高良姜配香附

高良姜,辛,热,归脾、胃经,有温中散寒、降逆止痛功效。

香附,辛、微苦、微甘,平,归肝、脾、三焦经。辛散苦降性平,能通行三焦,行血中之气,善理气开郁,而理血活血、调经止痛。

高良姜配香附,香附得高良姜辛热之助则散寒行气,高良姜得香附行气之助则可散寒除郁,使温中散寒、理气止痛效力显著。《本草求真》云:"良姜……同姜、附则能入胃散寒,同香附则能除寒祛郁。"

本药对见于良附丸。良附丸用于恼怒伤肝,复感风寒,肝郁气滞,气滞寒凝,不通则痛所致胃痛、胁痛、腹胀等。良附丸中高良姜辛热纯阳,温中暖胃,散寒止痛,为主药;香附辛香走窜,行气止痛,疏肝解郁。二药合用,共奏温中祛寒、行气止痛、疏肝解郁之功。

临床常用于慢性胃炎、胃溃疡等证属肝郁气滞或寒凝气滞者。

10. 补骨脂配肉豆蔻

补骨脂,辛、苦,温,归肾、脾经,有温肾助阳、纳气、止泻功效。用于阳痿遗精、遗尿尿频、腰膝冷痛、肾虚作喘、五更泄泻等;外用治白癜风、斑秃等。

肉豆蔻,辛,温,归脾、胃、大肠经,有温中行气、涩肠止泻功效。用于脾胃虚寒、久泻不止、脘腹胀痛、食少呕吐等。

补骨脂、肉豆蔻均为性温之药。肉豆蔻温中散寒,行气消胀,收敛涩肠止泻;补骨脂补肾壮阳,补脾止泻,固精缩尿。肉豆蔻以补脾为主,补骨脂以补肾为要,合用则脾肾双补,补肾阳、温下元以除下焦阴寒,温中土、运脾阳以化湿止泻。

本药对可见于四神丸(《内科摘要》)。四神丸中补骨脂补命火,散寒邪;肉豆蔻温暖脾胃,涩肠止泻;吴茱萸温中散寒;五味子收敛固涩;生姜暖胃散寒,大枣补益脾胃。

临床常用于慢性腹泻、腹泻型肠易激综合征、克罗恩病、溃疡性结肠炎、胆囊切除后综合征等证属脾肾阳虚者。

11. 吴茱萸配生姜

吴茱萸,辛、苦,热,归肝、脾、胃、肾经,有散寒止痛、降逆止呕、助阳止泻功效。用于寒凝疼痛、胃寒呕吐、虚寒泄泻等。

生姜,辛,微温,归肺、脾、胃经,有解表散寒、温中止呕、温肺止咳等功效。用于风寒感冒、脾胃寒证、胃寒呕吐、肺寒咳嗽等。

吴茱萸偏于暖肝;生姜偏于温中;生姜能制约吴茱萸的峻猛作用,又能增强温散降逆等功效。

本药对见于吴茱萸汤。吴茱萸汤主治肝胃虚寒、浊阴上逆证。吴茱萸汤中吴茱萸温胃暖肝祛寒,和胃降逆止呕;配生姜温胃散寒、降逆止呕;人参、大枣益气健脾。

临床常用于慢性胃炎、功能性腹痛、胃下垂等证属阴寒内盛、胃气不降、浊阴上逆者。

12. 吴茱萸配五味子

吴茱萸,辛、苦、热,归肝、脾、胃、肾经,有散寒止痛、降逆止呕、助阳止泻功效。用于寒凝疼痛、胃寒呕吐、虚寒泄泻等。

五味子,酸、甘、温,归肺、心、肾经,有收敛固涩、益气生津、补肾宁心功效。用于久咳虚喘、自汗盗汗、遗精滑精、久泻不止、心悸失眠多梦等。

吴茱萸配五味子,共奏温补脾肾、固涩止泻之功。

本药对见于五味子散(《普济本事方》)。五味子散主治肾泄。方中五味子酸甘温,固肾益气,涩精止泻,以强肾水,补养五脏;吴茱萸辛苦热,温暖肝脾肾以散阴寒,除脾中之湿,湿去则脾健。

临床常用于急慢性腹泻、腹泻型肠易激综合征、克罗恩病、溃疡性结肠炎、胆囊切除后综合征等证属肾阳不足失于固摄者。

第十二节　收敛固涩法

脾胃气虚下陷,中气不升,不能固摄大便,导致大便便次频多,甚至滑脱不禁,当用固涩之品以涩肠止泻,如赤石脂配禹余粮、石榴皮配秦皮等。气虚、血热等导致血液不循常道,从而出现便血、黑便、呕血等,当在辨证基础上,加用收敛止血之药,如白及配藕节、棕榈炭配血余炭等。

1. 赤石脂配禹余粮

赤石脂,甘、酸、涩,温,归胃、大肠经,有涩肠、止血、生肌敛疮功效。用于久泻久痢、大便出血、崩漏带下等。

禹余粮,甘、涩,微寒,归胃、大肠经,有涩肠止泻、收敛止血功效。用于久泻、久痢、崩漏、白带等。

赤石脂、禹余粮均味涩,具有涩肠止泻之功。赤石脂甘酸温涩,厚肠胃而收脱肛;禹余粮甘寒重涩,固下焦,治肠泻而止下痢。两药相辅相成,乃温可固脱法。

本药对见于赤石脂禹余粮汤。赤石脂禹余粮汤主治下利不止、滑脱不禁。"涩可以固脱,故用赤石脂;重可以镇固,故用禹余粮。然惟病在下焦者可以用之。"(《医方考·伤寒门》)

临床常用于急慢性腹泻、腹泻型肠易激综合征、克罗恩病、溃疡性结肠炎、胆囊切除后综合征、放射性肠炎等证属肾阳不足失于固摄者。

2. 煨诃子配生诃子

煨诃子,苦、酸、涩,温,归肺、大肠经,具有涩肠止泻、敛肺止咳、利咽开音功效。用于久泻久痢、便血脱肛、肺虚喘咳、久嗽不止、咽痛音哑等。

生诃子,苦、酸、涩,平,归肺、大肠经。功效和主治同煨诃子,但偏于上行于肺。

煨诃子配生诃子,肺肠兼顾,煨诃子偏于涩肠止泻,生诃子偏于敛肺下气。

本药对见于诃子散(《素问病机气宜保命集》)。诃子散主治久病滑泻不禁、气虚欲脱。方中煨生诃子酸苦收涩,合芍药补敛肺金以敛大肠之气;木香行下焦无形之气,降上焦有形之物;黄连合木香行气清火、止痢厚肠;甘草培土生金;白术、甘草以补土生金,补气而输之肺。

临床常用于慢性腹泻、功能性腹泻、肠易激综合征等证属气虚滑泻者。

3. 石榴皮配秦皮

石榴皮,酸、涩,温,归大肠经,具有涩肠止泻、止血、驱虫功效。用于久泻、久痢、便血、脱肛、崩漏、带下、虫积腹痛等。

秦皮,苦、涩,寒,归肝、胆、大肠经,具有清热燥湿、收涩止痛、止带、明目功效。用于湿热泻痢、赤白带下、目赤肿痛、目生翳膜等。

《本草汇言》认为秦皮"能收敛走散之精气"。《太平圣惠方》认为石榴皮"治赤白痢"。两药相须为用,涩肠止痢功效彰显。

本药对见于白头翁汤(《外台秘要》)。《外台秘要》白头翁汤乃由《伤寒论》白头翁汤化裁而来,去黄柏,加干姜、炙甘草、当归、石榴皮,能清热解毒、温中涩肠,主治寒急下及滞下。

临床常用于治疗阿米巴痢疾、细菌性痢疾等证属湿热积滞、下痢不止者。

4. 白及配藕节

白及,苦、涩,凉,归肺、胃、肝经,具有收敛止血、消肿生肌功效。用于咳血、吐血、外伤出血、痈肿疮疡、手足皲裂、水火烫伤等。

藕节,甘、涩,平,归肝、肺、胃经,既能收敛止血,又能化瘀,有止血而不留瘀的特点。多用于吐血、咳血、咯血等上部出血病证。

《本草汇言》认为白及"质极黏腻,性极收涩,味苦气寒,善入肺经……有托旧生新之妙用也"。《本草纲目拾遗》认为藕节"散一切瘀血,生一切新血"。两药相须为用,收敛止血之功益彰。

本药对见于白及枇杷丸(《证治准绳》)。白及枇杷丸中白及配藕节收敛止血,阿胶养血止血,枇杷叶清润肺胃,生地黄养阴清热,蛤粉清热化痰护胃。

临床常用于胃底食管静脉曲张破裂、消化性溃疡、胃癌、急性胃黏膜病变等证属血热妄行引起的吐血、黑便。

5. 棕榈炭配血余炭

棕榈炭,苦、涩、平,归肝、肺、大肠经,具有收敛止血功效。主治各种出血证,如崩漏、吐血、咳血、便血,又能止泻止带,用于久泻久利、妇人带下。

血余炭,苦、平,归肝、胃经,具有收敛止血、化瘀利尿功效。亦用于各种出血证,如咳血、衄血、吐血、血淋、尿血等,又能化瘀通窍,通利水道,用于小便不利。

《本草纲目》认为棕榈炭"涩可去脱也。与乱发同用更良。年久败棕入药尤妙"。《医学衷中参西录》认为血余炭"能化瘀血、生新血,使血管流通故有斯效"。两药相配,相须为用,有止血消瘀之功。

本药对见于三灰散(《类证治裁》)。方中棕榈炭配血余炭化瘀止血,与绢灰相配,加强止血之功。

临床常用于消化性溃疡、溃疡性结肠炎等证属血瘀阻络引起的便血。

附1 代表性流派简介

1. 寒凉学派

寒凉学派又称河间学派。金元大家刘完素主攻火热病机,提出"六气皆从火化"之说,创"火热论",多用寒凉药物。寒凉学派不仅对中医病机理论的提高有很大贡献,而且对后世创立温病学说大有启迪。寒凉学派在学术上以倡言"火热论"著称,从表里两方面提出治疗火热病的方法;根据人的体质及热性病流行特点,总结治疗经验,反对套用古方,力排用药燥热之偏,善用寒凉药,收效甚佳,对后世治疗温热病有很大启发。寒凉学派明确指出阴中有阳,阳中有阴,在临床上必须分别水火多少,辨证施治。寒凉学派在脾胃病的治疗上仍强调顺从脾喜温喜燥的特征,同时也强调胃喜滋润的特性,提出"土为万物之母,故胃为一身之本"。寒凉学派强调胃中润泽,务必"常令滋泽,无使干涸","常令滋泽"则湿而不滥,"无使干涸"则润而不枯,故用药偏寒凉而兼顾后天之本,提出脾胃病的治疗是燥湿为泻、润燥为补,善用养阴退阳、开发郁结、辛开苦降的方法来治疗脾胃疾病,为后世医家提供了珍贵的临床研究和学术参考价值。

2. 易水学派

易水学派创建于金代,因其创始人张元素为金代易州(今河北易县)人而得名。易水学派在总结前人学术成就的基础上,创立了较为系统的脏腑寒热虚实辨证体系,在脏腑病机和辨证治疗方面取得了巨大成就。张元素之学,先后传于李杲与王好古,李杲之学传于罗天益。私淑李杲的医家有薛己、张介宾、李中梓诸家。赵献可私淑薛己。传赵献可的学者,据传有高鼓峰、董废翁、吕晚村诸家。张璐对薛己和张介宾二家之学均有所研究。李中梓之学一传沈朗仲,再传马元仪,三传尤怡。对于脾胃病发病的认识,张元素、李杲、王好古等均认为饮食所伤是致病的主要病因,脾胃气虚或脾胃虚寒、脾胃气滞、风湿热蕴结是发病的主要病机。用药偏重温补健运脾胃之气、渗利燥化脾胃之湿,始终将治脾胃作为治疗脾胃病的重心。

3. 攻邪学派

攻邪学派以攻击病邪作为治病的首要任务,强调邪留则正伤、邪去则正

148

安之理,善于运用汗、吐、下三法。攻邪学派理论学说的产生,远则取法于《黄帝内经》《伤寒论》,近则受刘完素火热论及其治病经验的影响。张从正为该学派代表人物,入室弟子有麻九畴、常德,私淑的有李子范。攻邪学派对后世医学的发展及学派的创立有一定影响。攻邪学派为明清温病学派开了先河,奠定了理论基础,指出了治疗方向。吴有性《温疫论》首要达邪、强调下法,其后叶桂、薛雪、吴瑭、王士雄等温病学家又有所发展和创新,均具攻邪学派之余绪。张从正提倡攻邪保护胃气,通过去陈莝、洁肠胃,达到保护胃气的目的,且在论病治病中十分重视胃气的作用及饮食疗法,提倡"温存而养"和食补"以胃气为本"。

4. 补土派

补土派也称脾胃派,由"金元四大家"李杲创立。李杲认为,脾胃是水谷气血之海,后天之本,虚则百病丛生,主张疾病从脾胃着手论治。他认为各种致病因素最易耗伤人体元气,提出了"内伤学说",认为"内伤脾胃,百病由生"。他根据《黄帝内经》关于四时皆以养胃气为本的理论,治疗上强调调理脾胃、升提中气,自制补中益气汤等方剂。由于他善于用温补方法调理脾胃,后世称以他为代表的学术流派为补土派。

5. 滋阴学派

滋阴学派,由朱震亨所创。他研究《黄帝内经》以来各家学说关于"相火"的见解,在此基础上,深入探讨内在火热病机,并进一步作了理论上的发挥,创造性地阐明了相火的常变规律,认为相火有"生生不息"功能,"人非此火不能有生",而相火妄动,即属邪火,能煎熬真阴,从而得出"阳有余,阴不足"的结论。滋阴学派倡导"滋阴降火",临证处方处处顾护脾胃,并不以滋阴厚味之药物妨碍脾胃之运化。滋阴学派认为,脾胃为人体一切生化之源,而脾胃有病则百病丛生,故非常注重患者饮食调养、守禁忌,以使脾胃不受损害。

6. 温补学派

温补学派形成于明代,薛己(薛立斋)是此派的先导,主要人物有孙一奎、赵献可、张介宾、李中梓等。这一学派在继承李杲脾胃学说的基础上,研究脾肾及命门水火的生理特性及其病理变化(为中心内容),从阴阳水火不足的角度探讨脏腑虚损的病机与辨证治疗,建立了以温养补虚为临床特色的辨治虚损病证的系列方法,强调脾胃和肾命阳气对生命的主宰作用,在辨证论治方面,立足于先后天,或侧重脾胃,或侧重肾命,而善用甘温之味,进一步发展了易水学派的脏腑病机学说,后世称之为温补学派。温补学派主要强调脾胃、肾、命门对生命的主导作用,使脾胃学说有了进一步发展。代表人物薛己除了接受李杲脾胃内伤中热观点外,对脾胃虚而寒中证作了颇多阐述,对脾胃病治疗强调"补火生土",即肾、命门对脾胃的温煦作用。李中梓创立先天后天根本论,阐明先天之本在肾、后天之本在脾,既反对滥用苦寒,又反对滥用桂附,主张补脾益肾兼行。

7. 温病学派

温病学派又称"瘟疫学派",创始人吴有性,为吴门医派主流;它由伤寒学派与河间学派所派生,以研究和治疗温热病而著称。清代,叶桂、吴瑭、薛雪、王士雄等温热学派的代表人物创建了卫气营血辨证和三焦辨证的理论,为中医学理论的丰富作出了重要贡献。主要典籍有吴有性的《温疫论》,叶桂的《温热论》《临证指南医案》《未刻本叶氏医案》,吴瑭的《温病条辨》,薛雪的《湿热条辨》。

8. 孟河医派

孟河医派的形成可追溯至东汉三国时期,可谓为葛洪医药余绪。孟河地区历代名医辈出,宋代许叔微著《普济本事方》而开医案类著作之先河,明代王肯堂著《证治准绳》以求"宗学术之规矩""求醇疵互辨"。清代,孟河地区聚集了一批理论学识和临证经验深厚的医界人物,为孟河医派的崛起奠定了坚实基础。最具代表性医家是费伯雄、马培之、巢渭芳、丁甘仁四大家,他们具有高深的学术造诣,丰富的临床经验。中华人民共和国成立前后,许多著名中医专家传承于孟河医派,对中医学的发展作出了卓越贡献。孟河医派形成了"和法缓治"的医疗风格,用药平淡轻灵,实践中多用"轻药重投""轻可去实"等法,在治疗脾胃病上形成完整的理论体系,而且治疗脾胃病的方法很多,如燥湿健脾法、健脾化湿法、健脾和胃法、疏肝和胃法、温中健脾法等。孟河四家中的领军人物从费伯雄、马培之到丁甘仁、费绳甫等,他们的脾胃理论都是一脉相承而有所创新。"脾胃中焦如衡,疏导为本"理论在脾胃学说发展上具有深远影响。

9. 中西医汇通派

明末清初开始,中医学因受西医学影响而出现的融合中、西两种医学的流派,即中西医汇通派。代表人物有汪昂、金正希、王学权、朱沛文、唐宗海、张锡纯等。这一学派开启了现代中西医结合的先声。中西医汇通派认为,中西医各有所长,必须吸取西医之长,为中医所用。主要典籍有唐宗海的《中西汇通医书五种》,邓玉函编译的《人身说概》《人身图说》等。

10. 扶阳派

扶阳派历经近 200 年的传承、探索、总结和升华,至今已形成了一套完整成熟的扶阳医学理论体系以及理法方药。扶阳派理论根基和辨治原则与河图洛书及《易经》《黄帝内经》《难经》《伤寒论》一脉相承,重视阳气,强调扶阳。扶阳派的理论核心是以火立极、扶正护阳,显著特点是善用姜、桂、附。扶阳派的开山鼻祖是郑寿全(字钦安),代表性人物有卢铸之、卢永定,代表著作有《医理大概约说》《医理真传》《医法圆通》《伤寒恒论》《卢氏临证实验录》《金寿老人药解》《扶阳讲记》《郑钦安卢铸之医学讲授》《扶阳显义录》等。扶阳派认为,元阴元阳是人身立命之根本,以阳气为一身主导,阳主阴从,重视肾中元阳和后天脾土对人的作用,因此在治疗用药上主张扶阳抑阴,即温补脾肾阳气,如"补土伏火"法。"补土伏火"是通过培补中焦脾胃来达到温益人体阳气的方法,或通过培补中焦脾胃来治疗人体虚阳外越,是治疗阳气虚衰时常用的治疗方法。

附 2　代表性医家简介

1. 刘完素

刘完素（约 1110—1200），字守真，河间（今河北省河间县）人，世称刘河间，是金元时期的著名医家，为后世所称金元四大家中的第一位医家。

刘完素根据《素问》病机十九条，结合北方环境气候特点及民众饮食醇厚、体质强悍的特性，阐明六气过甚皆能化火的理论。治法上多用寒凉药，并创制了不少治疗伤寒病的方剂，对后世温病学说有所启发。随着他的创新理论广泛流传，师从者甚多，私淑者也不少，开创形成了金元时期一个重要学术流派"河间学派"。

刘完素是寒凉派代表，火热论的倡导者，但在脾胃病的治疗上仍强调顺从脾喜温喜燥的特征，同时也强调胃喜滋润的特性。刘完素提出"土为万物之母，故胃为一身之本"，认为脾胃为一身之根，脾阳不运则不能推陈，胃阴不降则不能纳新。强调胃中润泽，务必"常令滋泽，无使干涸"。"常令滋泽"则

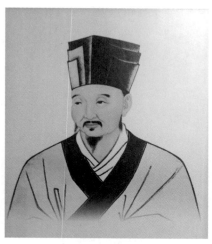

图 1　刘完素像
出自《中国伟大医药学家画像》，戈湘岚、徐子鹤、丁陇、宋大仁等绘
浙江中医药博物馆提供

湿而不滥,"无使干涸"则润而不枯。由此可见,刘完素不仅是脾胃论的开拓者,也可谓是胃阴学说的创始人。他提出脾胃病的治疗是燥湿为泻,润燥为补,且善用养阴退阳、开发郁结、辛开苦降的方法;其治病源于经典,又善于总结创新。

2. 张元素

张元素(约 1131—1234),字洁古,金代易州(今河北省易县)人。张元素是"易水学派"创始人。

张元素的医学成就对后世影响广泛,主要有两方面:一是脏腑辨证说,即从脏腑寒热虚实来谈病机辨证;二是遣药制方论,即根据药物特性制方的一套理论,强调药物四气五味之厚薄,发明了药物归经之说。张元素的脏腑辨证和遣药制方理论,不仅在当时具有指导意义,而且目前仍指导临证应用,是对中医学发展的重要贡献。

张元素将脾胃病的治疗原则总结为土实泻之、土虚补之、本湿除之、标湿渗之、胃实泻之、胃虚补之、本热寒之、标热解之等。根据脾喜温运、胃宜润降的生理特点,张元素分别确定了治脾宜守、宜补、宜升,治胃宜和、宜攻、宜降等治则,为后世进一步完善与深化脾胃病辨治纲领起到了不可忽视的作用。

张元素以研究脏腑病机为中心,成为一派医家之开山。针对脾胃病的治疗方法成为易水学派师徒相传的家法,其弟子李杲、王好古均为中国医学史上青史留名的人物。张元素的学术思想形成以后,经过诸弟子及后代医家的继承、发展,在元代成为与"河间学派"具有不同学术风格的一大流派,且两派相互争鸣,又相互促进,最终带来整个金元医学的繁荣。

3. 张从正

张从正(约 1156—1228),字子和,号戴人,金代睢州考城县(今河南省民权县)人。张从正是"金元四大家"之一,"攻邪派"的创始人。

张从正学术思想形成之时,正值刘完素"寒凉"理论兴起。张从正私淑刘完素的基本思想,力矫世医好用温补之时弊,宗《黄帝内经》《难经》之旨及仲景汗、吐、下三法,创立了以"攻邪论"为中心的理论学说。对于汗、吐、下三法的运用有独到见解,积累了丰富的经验,扩充了三法的运用范围,形成了以攻邪治病的独特风格。在情志治疗方面也很有特色,为中医心理学的发展有所贡献。

张从正治疗脾胃病的经验主要涉及三方面。第一,提倡攻邪保护胃气。他在《儒门事亲》中论述:"脾为之使,胃为之市。人之食饮酸咸甘苦百种之味,杂凑于此,壅而不行,荡其旧而新之,亦脾胃之所望也。"因此,主张去陈莝、洁肠胃,达到保护胃气的目的。第二,提出调养首当益胃,言"胃为水谷之海,不可虚怯,虚怯则百邪皆入矣",病后大邪虽去,而正气未复,通过调理脾胃,使胃气得复,以充养正气。第三,重视饮食疗法,认为"凡药有毒也……久服必有偏胜",治病过程中,重视饮食调养及善后调理,以养正祛疾。

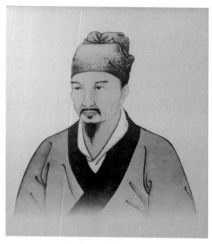

图2 张从正像
出自《中国伟大医药学家画像》,戈湘岚、徐子鹤、丁陇、宋大仁等绘
浙江中医药博物馆提供

4. 李杲

李杲(1180—1251),字明之,晚年自号东垣老人,世称李东垣,真定(今河北省正定县)人。李杲是"金元四大家"之一,"脾胃学说"的创始人。

李杲学医于张元素,尽得其传而又独有发挥,虽非易水学派之起始人,然因在老师张元素的影响下,颇多创见,著述甚丰,故在易水学派中,影响较大,为易水学派的中流砥柱。

李杲认为,脾胃为元气之本,是人身生命活动的动力来源,突出强调了脾胃在人体生命活动中的重要作用。李杲《脾胃论》的核心是"脾胃内伤,百病由生",与《黄帝内经》蕴含的"有胃气则生,无胃气则死"论点有异曲同工之妙,都十分强调胃气的作用。同时,李杲还将内科疾病系统地分为外感和内伤两大类,这对临证诊断和治疗有很强的指导意义。对于内伤疾病,李杲认为以脾胃内伤最为常见,其原因有三:一为饮食不节;二为劳逸过度;三为精神刺激。另外,脾胃属土居中,与其他四脏关系密切,不论哪脏受邪或劳损内伤,都会伤及脾胃。同时,各脏器的疾病也都可以通过脾胃来调和濡养、协调解决。

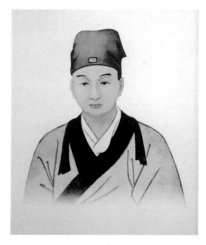

图 3　李杲像
出自《中国伟大医药学家画像》,戈湘岚、徐子鹤、丁陇、宋大仁等绘
浙江中医药博物馆提供

5. 罗天益

罗天益(约 1220—1290),字谦甫,元代真定路藁城(今河北省藁城)人,另一种说法是真定(今河北省正定县)人。

罗天益的学术思想遥承于张元素,授受于李杲,又突出脏腑辨证、脾胃理论、药性药理运用的“易水学派”特色,成为易水学派理论形成和发展过程中承前启后的一位重要医家。

罗天益辨治脾胃病,强调脾胃的同时,也重视脾胃病对其他脏腑的影响,以及其他脏腑对脾胃的影响,突出整体观念。在病因病机方面,将脾胃所伤分为食伤、饮伤,而劳倦伤所致脾胃虚损则需辨明寒热。处方遣药时注重顾护中土,反对滥用下法,慎用苦寒,善用甘温辛补药物。

6. 危亦林

危亦林(约 1277—1347),字达斋,祖籍抚州,后迁南丰(今江西省南丰县)。元代著名医学家,与陈自明、崔嘉彦、严用和、龚廷贤、李梴、龚居中、喻昌、黄宫绣、谢星焕并列为江西历史上十大名医。

危亦林通晓内、妇、儿、眼、骨、喉、口齿各科,尤擅长骨科,成为当地有名望的医家。其著作《世医得效方》编次有法,科目无遗,论治精详,是上承唐宋,下启明清的一部重要方书。

危亦林治疗脾胃病重视补虚、散寒、除湿、理气。用药以补气药为主,常配伍理气药、解表药、化湿药,性味多辛甘苦而温,归经重脏轻腑,突出脾胃肺经。常用药组功效偏于调和脾胃、理气和中、益气健脾。

7. 朱震亨

朱震亨(1281—1358),字彦修,元代著名医学家,婺州义乌(今浙江金华义乌)人。因其故居有条美丽的小溪,名"丹溪",学者遂尊之为"丹溪翁"或"丹溪先生"。朱震亨是"金元四大家"之一,"滋阴派"的创始人。

朱震亨先习儒学,后改医道,在研习《素问》《难经》等经典著作的基础上,访求名医,后受业于刘完素的再传第子罗知悌。朱震亨力倡"阳常有余,阴常不足"之说,创阴虚相火病机学说,申明人体阴气、元精之重要性;提出从气、血、痰、郁着手辨证治疗杂病。

朱震亨论述脾胃生理特性时言简意赅地以"清和"二字概括,临证治疗脾胃疾病,无不从补养脾胃清和之气着手。朱震亨认为,呕吐、噎膈、反胃、吞酸等诸多脾胃病证的病机是以气郁为主的诸郁,而健脾理气、调和脾胃是重要治法。

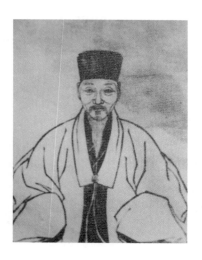

图4 朱震亨像
出自《朱氏族谱》。浙江中医药博物馆提供

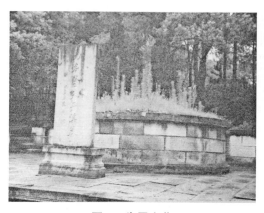

图5 朱震亨墓

朱德明摄影。浙江中医药博物馆提供

8. 薛己

薛己(1487—1559),字新甫,号立斋,吴郡(今江苏苏州)人,明代医学家。

薛己学术思想受张元素、李杲、钱乙等影响最大。由于丹溪之学盛行,医家多重视寒凉降火,克伐生气,产生流弊,于是薛己熔李杲脾胃学说及王冰、钱乙肾命水火学说于一炉,重视先后二天的辨证,治疗用药倡导温补,对后世温补学派的产生与形成,颇有启发。

薛己论脾胃思想源于《黄帝内经》,与李杲学说一脉相承,但又有不同于李杲学说的内容。李杲提出脾胃元气与阴火不两立,气虚则阴火亢盛;而薛己则重视脾气下陷,强调脾气升阳的作用。至于脾胃虚损导致血虚者,薛己又指出脾不仅可以统血,又是生血之源。

薛己继承《黄帝内经》蕴含的"治病必求于本"以及"不能治其虚,安能治其实"思想治疗脾胃病。薛己治虚必言阴虚,所言之阴虚非单纯指津液、精血而言,而是泛指足三阴肝、脾、肾三经之虚,在理虚治疗上多采用温补脾胃的大法。

9. 孙一奎

孙一奎(1522—1619),字文垣,号东宿,别号生生子,安徽休宁人,明代医学家,汪机的再传弟子。

孙一奎是明代温补学派重要人物,命门动气学说的倡导者。孙一奎治病首重明证,认为"凡证不拘大小轻重,俱有寒、热、虚、实、表、里、气、血",且病变多有始同而终异的情况,故治法不可执一而无权变。基于这种指导思想,孙一

157

奎指出时医对内伤发热、虚损、血证等滥用苦寒,畏投甘温的偏弊。

孙一奎治疗脾胃病时重视后天脾胃,从虚实论治。实证重痰湿、食积之因,多仿丹溪化痰消积;虚实夹杂者,多以扶正固本,正胜则邪退;脾虚湿困者,法以温补升提,升阳兼渗湿;虚证多责之脾肾二脏,遥承汪机温补下元。

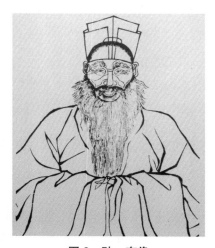

图6　孙一奎像
出自《赤水玄珠》清汲古阁校刻本。浙江中医药博物馆提供

10. 张介宾

张介宾(1563—1640),字会卿,号景岳,别号通一子,浙江绍兴府山阴(今浙江绍兴)人,明代杰出医学家。

张介宾提出"阳非有余""真阴不足""人体虚多实少"等理论,主张补益真阴元阳,慎用寒凉和攻伐方药。他在临床上常用温补方剂。张介宾善辨八纲,探病求源,擅长温补,并在其医学著述和医疗实践中充分展现。他的阴阳学说、命门学说对丰富和发展中医基础理论有着积极的作用和影响。

张介宾提出调五脏亦可治脾胃的观点,指出"如肝邪之犯脾者,肝脾皆实,单平肝气可也;肝强脾弱,舍肝而救脾可也。心邪之犯脾者,心火炽盛,清火可也;心火不足,补火以生脾也。肺邪之犯脾者,肺气壅塞,当泄肺以苏脾之滞;肺气不足,当补肺以防脾之虚。肾邪之犯脾者,脾虚则水能反克,救脾为主;肾虚则启闭无权,壮肾为先"。张介宾同时重视从脾胃入手调养体质,提出"凡先天之有不足者,但得后天培养之力,则补天之功亦可居其强半"。

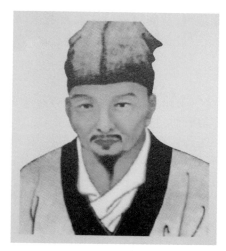

图 7 张介宾像
出自清宏顺堂《珍珠囊药性赋》。浙江中医药博物馆提供

11. 赵献可

赵献可,生卒年不详,约生活于 16 世纪后半期至 17 世纪上半期,字养葵,自号医巫闾子,浙江鄞县(今浙江宁波)人。

赵献可在哲学思想上受《易经》影响较大,在医学上又遵李杲、薛己,属于温补学派。他创立命门理论,提出命门为人一身之主,而不是心,且命门的水火即人的阴阳。他强调了命门在人体生命活动过程中的重要作用,指出人的发育过程,先有命门,而后生成五脏六腑;命门为十二脏腑之根,为生命之原。命门在人体生命活动过程中,起主要作用者,乃命门内具之相火,而人体五脏六腑之所以能发挥正常作用,同样依赖于命门相火的作用。

赵献可治疗脾胃疾病时,强调欲补太阴脾土,先补肾中少阳相火,因肾火对脾土有温煦作用。如《医贯》曰:"饮食入胃,犹水谷在釜中,非火不熟。脾能化食,全借少阳相火之无形者,在下焦蒸腐,始能运化也。"

12. 李中梓

李中梓(1588—1655),字士材,号念莪,又号尽凡,华亭(今上海浦东)人,明末清初医学家。

李中梓在脏腑辨证方面特别重视脾和肾,所著《医宗必读》专以"肾为先天本脾为后天本"为命题展开讨论,对后世影响很大。李中梓在诊断、治疗诸方面,十分重视先后二天亏损的调治,认为脉法需强调胃、神、根。李中梓接受李杲、赵献可、薛己诸家之说,从脾肾先后二天入手,取法于六味、八味、枳术、补中益气诸方之间。

13. 张璐

张璐(1617—约1699),字路玉,晚号石顽老人,江南长洲(今江苏苏州)人。张璐与喻昌、吴谦,被称为清初三大医家。

张璐一生对学术和医药皆有涉猎,尤其对《伤寒论》很有研究。张璐认为,伤寒与杂病是可分而不可分的,反对"伤寒以攻邪为务,杂病以调养为先"的世俗之见。张璐认为,攻邪与调养在各类病中均有侧重,且两法在伤寒与杂病中可以互相应用。

张璐在治疗上遵循治病必求于本,重视顾护脾胃。《张氏医通》说:"气之源头在乎脾。"张璐立脾胃阴阳相依之论,强调脾胃阴阳相济,重视脾胃升降互用;对于肺肝之亏损除补其本脏外,亦从资其化源、温补脾胃着眼,慎用苦寒之剂,多用扶脾之法来益肝,使之达到脾健而肝柔的目的。

14. 尤怡

尤怡(1650—1749),字在泾,号拙吾,别号饲鹤山人,清代长洲(今江苏吴县)人。

尤怡师事苏州名医马俶(字元仪),对张仲景著作钻研尤深,所撰《金匮要略心典》《伤寒贯珠集》,为研究仲景学说甚有影响之著作。

尤怡认为:"脾居四脏之中,生育营卫,通行津液。"故其临证立论制法,无问外感内伤、新病旧恙,处处着意于调治脾胃,培养后天。对于他脏之疾,但凡涉及脾胃,亦主张先治其胃。尤怡调治脾胃,每重"和养"之义,认为"土具冲和之德,而为生物之本。冲和者,不燥不湿,不冷不热,乃能化生万物",故其方中药物多以性味和平者为主。

15. 叶桂

叶桂(1666—1745),字天士,号香岩,别号南阳先生,吴县(今江苏苏州)人,清代著名医学家,四大温病学家之一。

叶桂不仅创建了温病卫气营血辨证体系,还提出了"久病入络"之说,对内、妇、外、儿各科病证及杂病虚劳亦多有造诣,对外感和内伤杂病的辨证论治,审证立方,不执成见,处方以轻、清、灵、巧见长。叶桂极受当时及后人推崇,其学说也广为流传。石韫玉在《叶氏医案存真》序中说:"至今谈方术者,必举其姓字,以为仲景、元化一流人也。"

叶桂重视脾胃分治、胃阴学说、营卫交损建其中、通补阳明、胃络理论、肝胃同治等思想,对脾胃学说的发展具有拓展性贡献,同时也对后世医家治疗脾胃病具有重要的指导意义。

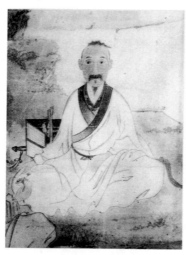

图 8　叶桂像
清代王晋绘,广东中医药博物馆藏,浙江中医药博物馆提供

16. 薛雪

薛雪(1681—1770),字生白,号一瓢,又号槐云道人、磨剑道人,吴县(今江苏苏州)人,清代温病学家,与叶桂同时代而齐名。

薛雪的学术特色主要有二:其一是辨三焦,详论湿热;其二是注《黄帝内经》,畅达经旨。薛雪所著《湿热论》对温病学派的发展、成熟、传承,可谓影响至深。薛雪对湿热病的研究,突出了湿邪与热邪相合为病的特点,抓住了湿热二邪轻重不同的要害,并结合脏腑、三焦、表里等辨证方法,使之融为一体,解决了湿热病的证型辨析,有利于临床应用。

薛雪对脾胃学说的贡献在于十分重视脾胃盛衰在湿热病发病过程中的作用,指出脾虚湿盛是湿热病产生的内因条件。《湿热论》以太阴脾和阳明胃为中心,采用多种辨证相结合的方法,辨明湿热之邪,处方用药体现出"平正轻灵"的特色。这对脾胃病的辨治有十分重要的指导意义。

17. 陈念祖

陈念祖(1753—1823),字修园,又字良有,号慎修。长乐(今福建省福州市长乐区)人,清代医学家。

陈念祖被认为是遵经崇古派的代表,认为学医唯《灵枢》《素问》,又推崇张仲景,是维护伤寒派的中坚人物之一。陈念祖认为"医门之仲景,即儒门之孔子也"。

陈念祖对脾胃学说深有研究,颇有独得之道。他把脾肾视做生殖的共同基础;在生理上阐发土能生水,精生于谷之理,并提出"五脏皆受气于脾,脾为五脏之本"之说;在病理上论述了"胃为后天之本,不及固病,太过亦病"的诸多病因病机;调理脾胃,方法众多,独创温脾燥脾法治消渴、燠土胜水法治腰痛等,给后世学者以启发。

18. 吴瑭

吴瑭(1758—1836),字配珩、鞠通,江苏淮阴(今江苏淮安)人。清代著名医家,温病四大家之一。

吴瑭的著作《温病条辨》,是温病学的一座里程碑。书中以条文和注解相结合的方式对温病加以阐述,说明温病的始原。吴瑭创立了"三焦辨证",这是继叶桂发展张仲景六经辨证而创立卫气营血辨证之后,在中医理论和辨证方法上的又一创举。

吴瑭在治疗温病中继承和发扬了张仲景治外感病重视顾护脾胃的学术思想。吴瑭对胃的生理特点概括为"体阳而用阴",重视胃阴。具体表现有:治疗上焦病时,化裁掉归中焦脾胃经的药物,以防引邪深入;攻伐温病毒邪,中病即止;强调清热养阴治则在温病治疗全过程中的重要意义等。

19. 王士雄

王士雄(1808—1868),字孟英,号梦隐,又号潜斋,浙江钱塘(今浙江杭州)人,清代著名医家。

王士雄注重经典,广采叶桂、薛雪、吴瑭、章楠等诸家言论,结合自己的实践经验,对温病理论多有发挥。另外,王士雄在诊断、辨证、治则治法、遣方用药等方面均有独到见解和临床经验,尤其对霍乱的辨证和治疗有独到见解。重视环境卫生,对预防疫病提出了不少有价值的观点。

王士雄认为"人身气贵流行,百病皆由愆滞",重视气机升降理论在疾病诊治中的作用。王士雄认为,五脏为病各异,气失和通则一,脾胃病则升降悖逆。治法唯宜疏瀹,务使气机恢复和通,俾正气宣布,邪气消弥,则愆度自调,人即安和。疏瀹气机是贯穿王士雄诊治始终的总原则,和顺通达是其追求的总目标。临证用药上,多选轻清灵动。运用药物性味及相应升降之理配伍使用药物以调畅气机,其中"甘、苦、辛"3种药味使用频率最高。

20. 张锡纯

张锡纯(1860—1933),字寿甫,河北省盐山县人,中西医汇通学派代表人物之一。

张锡纯主张衷中参西,汇通中西医学。张锡纯与张寿颐、张生甫合称"三张",为民国医界公认的名医。

张锡纯把李杲"扶脾阳"的脾阳学说和叶桂"益胃阴"的胃阴学说相结合,创立了自己的脾胃学说。张锡纯治疗脾胃病时,多从调理脾胃气机升降着手,或升脾气,或降胃气,或升降并用。张锡纯说:"是脾也者,原位居中焦,为水饮上达下输之枢机。"又说:"人之脾胃属土,即一身之坤也,故亦能资生一身。脾胃健壮,多能消化饮食,则全身自然健壮。"遣方用药上常用山药滋脾阴,用代赭石降胃气,用鸡内金健脾胃、化食积,用干姜、生姜温脏寒、化痰饮,重视配伍,多消补并用,升降相因。张锡纯重视食疗的作用,认为食疗具有"性甚和平,宜多服常服""用之对证,病自渐愈,即不对证,亦无他患"等优点,"诚为至稳善之方",因而指出"志在救人者,甚勿以为寻常服食之物而忽之也"。

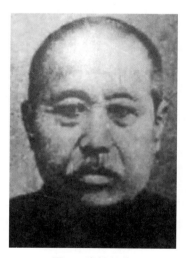

图 9　张锡纯像
出自《医案讲习录》,张锡纯著

21. 丁泽周

丁泽周(1866—1926),字甘仁,江苏武进县孟河镇人,清末民初著名医家、中医教育家,孟河医派、海派中医的代表人物。与费伯雄、马培之、巢渭芳并称

"孟河四大家"。

丁甘仁著有《喉痧症治概要》《孟河丁氏医案》《药性辑要》等著作。1917年创办上海中医专门学校,后又创办上海女子中医专门学校,培养中医人才,成绩卓著。最早主张伤寒、温病学说统一,于临床上打破常规,经方、时方并用治疗急症热病,开中医学术界伤寒、温病统一论之先河。

丁甘仁治疗脾胃病时,主张用药轻灵是一贯的学术思想。药物用量虽轻,但常能"收四两拨千斤之效",可见其十分重视用轻药治重病"轻可去实"的见解。丁甘仁治疗湿温病时,病位在中焦脾胃者,用药多轻灵,芳香化湿惯用藿香、佩兰,利水渗湿则用泽泻、滑石、薏苡仁、茯苓皮等,清热用金银花、连翘、竹叶、青蒿,调中和胃则用砂仁、白扁豆、枳壳等。丁甘仁常融苦温燥湿与甘淡渗湿之法于一方,使逐湿之功倍增,祛湿之中寓有健脾,脾运胃健则痰湿自消。同时,丁甘仁在治疗脾胃病时,也重视应用滋阴养血之法,以充养肝之阴血、涵敛肝之阳气,勿使肝气亢而为害,补肝血以益胃阴。

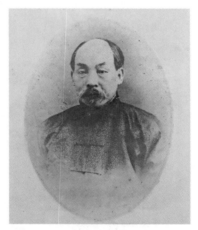

图10 丁甘仁像
出自《丁甘仁临证医集》,沈仲理主编

附3 代表性著作简介

1.《黄帝内经》

《黄帝内经》分《灵枢》《素问》两部分,是中国现存最早的医学典籍,相传为黄帝所作,因以为名。后世较为公认此书最终成于西汉,实非一时之言,亦非一人之手。《黄帝内经》详细论述了脏腑、经络、病因、病机、病证、诊法、治疗原则以及针灸等内容,为中医学奠定了理论基础,被尊为中医四大经典之首。以《黄帝内经》脾胃"藏象"为核心的脾胃本体论,是"脾胃为本"理论的基石,其衍生的调节脾胃方法论,为后世医家对脾胃病证诊疗及摄生经验提供了理论基础,是脾胃学说的思维基础和创新源泉。

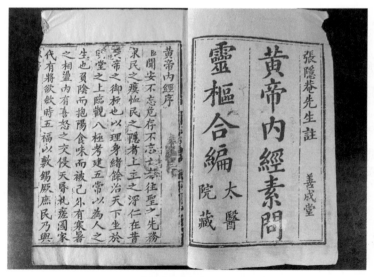

图 11 《黄帝内经素问灵枢合编》
清善成堂太医院藏。浙江中医药大学馆藏

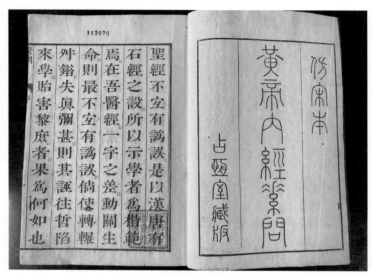

图 12　《黄帝内经素问》
（唐）王冰注，（宋）林亿等校，（宋）孙兆改误，日本安政四年刻本，占恒室刻本。
浙江中医药大学馆藏

2.《伤寒论》

《伤寒论》为东汉张仲景所作。《伤寒论》首创六经辨证，以太阳、阳明、少阳、太阴、少阴、厥阴为纲，对伤寒各阶段的辨脉审证大法和立方用药规律，以条文形式作了全面论述。《伤寒论》较系统全面地总结了汉代以前对急性热病诊治的丰富经验，奠定了辨证论治的基础。《伤寒论》注重理、法、方、药的契合，对后世医学的发展具有深远影响。阳明病篇、太阴病篇所包含的脾胃病学说是中医理论体系的一个重要组成部分，尤其是对外感疾病与脾胃疾病的辨证关系，及其中所包含的外感兼夹脾胃病时的辨证论治方法，更为后世医家尊崇。

3.《金匮要略》

《金匮要略》为东汉张仲景《伤寒杂病论》中的一部分，是中国现存最早的一部诊治杂病的中医专著。《金匮要略》提出"见肝之病，知肝传脾，当先实脾"等重要理论，阐述脾胃病治疗的内容极其丰富，主要可归纳为温、通、清、和四法，代表方有建中汤类、承气汤类和泻心汤类等，对于脾胃病的治疗、提高疗效有很好的指导作用。

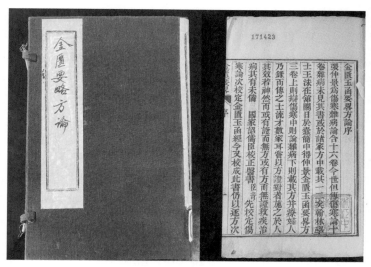

图 13　《金匮要略方论》
清刻本。浙江中医药大学馆藏

4.《中藏经》

《中藏经》又名《华氏中藏经》,传说为华佗所作,成书年代亦尚无定

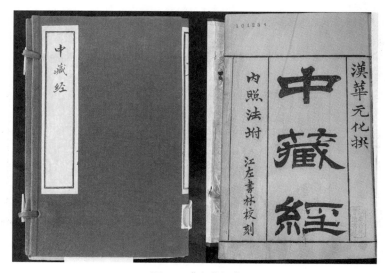

图 14　《中藏经》
清光绪六年(1880)江左书林刻本(附华佗内照法一卷)
浙江中医药大学馆藏

论。《中藏经》禀承了《黄帝内经》天人相应、顺应自然、阴阳为总纲的思想,发展了阴阳学说,倡导重阳论。《中藏经》较早地将脏腑学说理论进行系统化,提出了以形色脉证相结合、以脉证为中心分述五脏六腑寒热虚实的辨证方法,在中医学史上占有重要地位。《中藏经》提出"胃者,人之根本也,胃气壮则五脏六腑皆壮"的观点,认为五脏六腑之元气皆自脾胃而出。

5.《肘后备急方》

《肘后备急方》由东晋时期葛洪所著,原名《肘后救卒方》,简称《肘后方》,是中国第一部临床急救手册。《肘后备急方》主要记述各种急性病证或某些慢性病急性发作的治疗方药、针灸方法、外治方法等,并略记个别疾病的病因、症状等。书中对天花、恙虫病、脚气病及恙螨等的描述都属于首创,尤其倡用狂犬脑组织治疗狂犬病,被认为是中国免疫思想的萌芽。《肘后备急方》收载了许多脾胃病方面的方药治法,并单独设篇,如治心腹寒冷食饮积聚结癖方、治卒胃反呕哕方、治卒发黄疸诸黄病、治脾胃虚弱不能饮食方等,对脾胃病的治疗提供了较多思路与方法。

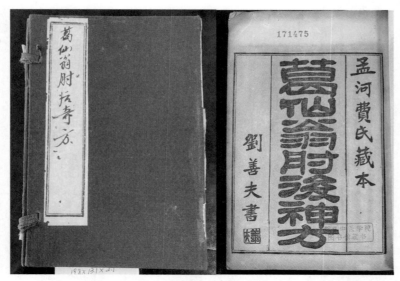

图 15　《葛仙翁肘后奇方》《葛仙翁肘后神方》

《葛仙翁肘后奇方》8 卷,(晋)葛洪辑;清光绪二十二年(1896)上海图书集成印书局铅印本。浙江中医药大学馆藏

《葛仙翁肘后神方》,刘善夫书,孟河费氏藏本。浙江中医药大学馆藏

6.《诸病源候论》

《诸病源候论》由隋代巢元方等撰于大业六年(610),为我国第一部论述各种疾病病因、病机和证候的专著,又名《诸病源候总论》《巢氏病源》。《诸病源候论》继《黄帝内经》《难经》、仲景著作之后,使中医理论更为丰富,于病因方面尤多创见,使中医病因学说趋于系统、全面,且在病理及病证方面的论述亦较精确,超越古人。

《诸病源候论》明确指出脾胃有“消化水谷”和“克消水浆”两方面作用。故在辨析病候时,有责之脾胃消化水谷失常而出现的“腹内虚胀,或泄,不能饮食”;又有因脾不能“克消水浆”致水湿积聚而见的痰饮、水肿、恶心欲吐、泄泻等。《诸病源候论》尤其强调“脾病则不能制水”“水病无不由脾肾虚所为”,突出了脾在水液代谢中的地位,完善了水液代谢理论。“脾胃二气,相为表里……二气平调,则谷化而能食……脾胃气不和不能饮食也”,故“脾胃二气”必须平衡协调,才能运化水谷,增进食欲。

7.《备急千金要方》

《备急千金要方》又称《千金要方》,唐代孙思邈著,约成书于永徽三年(652)。《备急千金要方》集唐代以前诊治经验之大成,对后世医家影响极大,被誉为中国最早的临床百科全书。孙思邈治脾胃病脱离六经,直接从调治脾脏与胃腑的功能着手,开创了从脏腑内伤治脾胃的先河,为后世脏腑辨证体系的确立奠定了基础,并将脾脏病分为脾实热、脾虚冷、脾虚、肉极、便秘、热痢诸类,理法方药俱全、经验独到,为临证辨治脾胃病奠定了基础。

8.《千金翼方》

《千金翼方》约成书于永淳二年(683),系唐代孙思邈集晚年近30年之经验,以补早期巨著《备急千金要方》之不足,故名翼方。《千金翼方》系统论述了伤寒六经辨证、内科杂病、外科疮肿、诊病察色、辨别阴阳表里虚实以及治疗技术等,在我国医学史上有深远影响。《千金翼方》中关于调治脾胃病方药的记载,不仅收集了唐以前医家的药方及罕用药物,而且兼收了不少外来方药,既是该类方药应用的一次总结,又为后世医家提供了启示。《千金翼方》用药注重环境影响,继承仲景心法,善用辛温之品,温补阳气,振奋中阳,且药物之间讲究同气相求、寒热兼调、补泻共享思想,所用方剂剂型多样,为脾胃学说的发展作出了重要贡献。

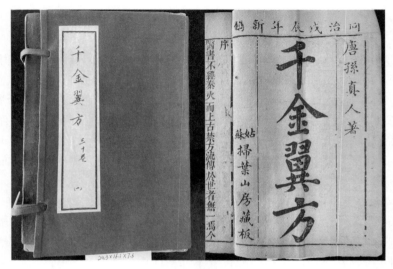

图 16　《千金翼方》

《千金翼方》30 卷,唐孙思邈撰,宋林亿等校正,清同治七年(1868)扫叶山房刻本
浙江中医药大学馆藏

9.《太平圣惠方》

　　《太平圣惠方》简称《圣惠方》,共 100 卷,系宋太宗赵光义于太平兴国三年(978)诏翰林医官院征集各家应效药方,令尚药奉御王怀隐、王祐、郑奇、陈昭遇校勘编类,于淳化三年(992)完成。《太平圣惠方》是继唐代《备急千金要方》《外台秘要》之后,由政府颁行的一部大型方书,为我国现存 10 世纪以前最大的官修方书,汇录两汉至北宋初各代名方 16 834 首,详尽记录了北宋之前方书及当时民间的医方,对中医方剂学发展有重大影响,在医学理论方面也有颇多论述和阐发。《太平圣惠方》在前人基础上对脾胃病证亦有所创新,对病因病机认识更加深入,从而创制的药方具有较大临床应用价值。如"多涎",因"中焦壅滞,痰饮积聚,伏留脾间"而成,用健脾祛风除湿,兼以清热法治之;"中风半身不遂"的病因病机系"脾胃虚弱,血气偏虚,风邪所侵",定位在脾胃,对风寒伤脾胃证,用温中健脾、祛风散寒除湿、活血通络法治之等,均对脾胃学说的发展提供了独到见解。

10.《圣济总录》

　　《圣济总录》是北宋政和年间,由宋太医院编撰而成,共 200 卷,分 66 门,每门又分若干病证,阐述病因病机,次述治法方药,加以服法、禁忌等。《圣济总录》集北宋以前医方之大成,所录方剂中,丸剂、散剂、膏剂、丹剂、酒剂等剂型明显增加,反映了北宋重视成药的特点。全书既有理论,又有经验,内容极为丰富,较全面地反映了北宋时期医学发展的水平和学术成就,对后世研究中医基础理论和临床证治,均有重要参考价值。《圣济总录》在《黄帝内经》《伤寒论》《金匮要略》的基础上,以藏象学说为指导,从脾胃入手对多种病证进行了辨证论治,对后世医家产生了很大的影响,对目前临证从脾胃论治多种病证具有重要的指导和启迪意义。

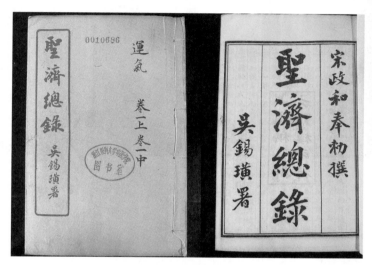

图 17　《圣济总录》
宋政和奉敕撰,吴锡黄署。浙江中医药大学馆藏

11.《小儿药证直诀》

　　《小儿药证直诀》是一部中医儿科学专著,由北宋钱乙的弟子阎孝忠收集钱乙的临证经验编成,成书于北宋宣和元年(1119)。全书分为上、中、下 3 卷,上卷专论小儿脉、因、证、治,收列儿科常见病证治,中卷收载典型病案,下卷列载方剂。《小儿药证直诀》始终遵循小儿“脏腑柔弱,易虚易实,易寒易热”这一生理、病理特点,遣方用药寒温适度,补泻并用,扶正祛邪兼顾,以柔养脏腑为本。其中不少良方,如六味地黄丸、导赤散、泻白散等至今仍广泛应用于临床,对其后儿科学发展及后世医家均深有影响。清代纪昀在《四库全书总目提要》中称其为“幼科之鼻祖,后人得其绪论,往往有回生之功”。钱乙重视脏腑辨证,尤其强调调治脾胃在小儿病证中的重要性,总结小儿脾病病机为“脾主困”,重视五行生克制化在脏腑辨证中的应用。在攻邪方剂中,常以蜂蜜、米面糊丸,并用米饮等调服以顾护胃气;在小儿斑疹类疾病中,更提出饮食慎口等调护原则。

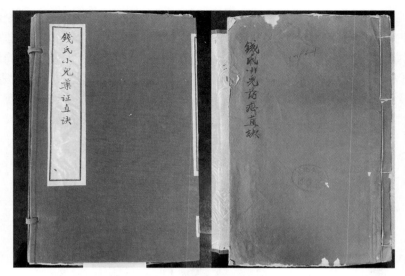

图 18　《钱氏小儿药证直诀》

《钱氏小儿药证直诀》3 卷，(宋)钱乙撰，(宋)阎孝忠辑。浙江中医药大学馆藏

12.《三因极一病证方论》

《三因极一病证方论》由南宋陈言撰著，成书于淳熙元年(1174)。原名《三

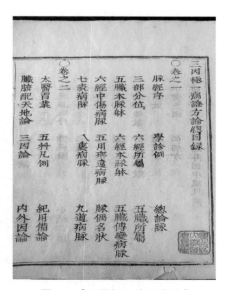

图 19　《三因极一病证方论》

《三因极一病证方论》18 卷，日本元录六年越后屋治兵卫刻本。浙江中医药大学馆藏

因极一病源论粹》,简称《三因方》。《三因极一病证方论》首论脉诊、习医步骤及致病三因,次以三因为据载列临床各科病证的方药治疗。陈言"三因学说"将病因归为3类,将六淫致病归于外因,七情致病归于内因,不能归入内外病因的一律归于不内外因,使病因学说更加系统化,成为后世论说病因的规范。《三因极一病证方论》论述精审,多有心得发明,所列方药乃由作者精选而成,非一般杂收并蓄、汇聚成方者可比,故此书在理论研究和临床应用上都具有较高参考价值。《三因极一病证方论》首次提出"七情"概念,七情致病因素与各个系统疾病均有一定相关性,尤其在脾胃疾病中更是占有举足轻重的位置。七情主要引起脏腑气机紊乱,气滞血瘀,气郁化火,耗伤津液,灼津成痰,水湿内停,经络闭阻,脏腑功能紊乱等,对后世脾胃学说情志致病病因研究提供了依据。

13.《小儿卫生总微论方》

《小儿卫生总微论方》为宋人所撰儿科著作,具体作者不详,共20卷,书名取"保卫其生,总括精微"之意。书中载述儿科多种病证及与之相关的小儿内、外、五官等科病证,内容又以病因、证候、方药治法为主。《小儿卫生总微论方》部分引述《圣济经》、钱乙、阎孝忠等小儿方论,亦有前此医书所未备者,议论笃实,方证详明。《小儿卫生总微论方》首次指出小儿脐风撮口与成人破伤风同类,并倡用烙脐饼烧灸脐带、封脐散封裹脐部以预防,为婴儿开辟了新的给药途径。《小儿卫生总微论方》在学术上有颇多独特见解与发明,于病因学方面也有新突破,这在当时实属罕见,诚如《四库全书总目提要》评价本书"详载各证""悉近时医书所未备,其议论亦笃实明晰,无明以来诸医家党同伐异、自立门户之习,诚保婴之要书"。《小儿卫生总微论方》在小儿脾胃病方面亦在继承钱乙五脏所主的理论基础上,兼采众家之所长,充分吸收和总结北宋以及前代中医儿科精华,并根据自身临床经验,归纳了诸形证候并应用钱乙的五脏补泻治法,详细概括了治疗方剂。《小儿卫生总微论方》强调了脾胃二者的关系,"脾胃二者,腑脏表里,人之司命,故同病也",脾胃相互影响,对研究儿科脾胃学说具有很好的参考意义和学术价值。

14.《济生方》

《济生方》又名《严氏济生方》,共10卷,为南宋严用和所撰,于南宋宝祐元年(1253)成书。《济生方》分类辑录内、外、妇科方论,凡医论80则,医方433首(据玉枝轩本统计)。《济生方》持论较谨慎,不轻攻,亦不轻补;所论"补脾不若补肾","气道贵乎顺,顺则津液流通",均具卓识;所收诸方,多为作者尝试有验者,或采自《太平惠民和剂局方》《三因极一病证方论》等书,或辑民间单验方,为后世医家广泛采用。吴澄《古今通变仁寿方序》称严用和诸方:"不泛不繁,

用之辄有功。"严用和对近 70 种病证的归纳,有论有方,内容丰富,充分反映了
严用和重脏腑、重脾肾、重调气的学术思想和丰富的辨证论治经验。严用和十
分重视脾胃的生理、病理,并在治疗时注意保护和扶持脾胃,同时,还颇重视心、
脾的关系,更强调肾中"真阳""真火"对于维持脾胃正常功能的重要作用。

15.《仁斋直指方论》

《仁斋直指方论》又名《仁斋直指》《仁斋直指方》,由南宋医家杨士瀛于
1264 年编撰而成。《仁斋直指方论》将诸科病证分为 72 门,每门之下,均先列"方
论",述生理病理、证候表现及治疗概要,次列"证治"、条陈效方,各明其主治、药
物组成及修制服用方法,条理清晰,并对体表癌肿特征作了形象的正确描述。《仁
斋直指方论》内容广博,选材精当,是现存较早的方论紧密结合的一部方剂学专
著,充分体现了杨士瀛的学术思想,对后世有较大参考价值,并流传至朝鲜、日本
等,产生了较大影响。《仁斋直指方论》强调了脾胃合气的重要性,认为脾胃运化
失常,五脏六腑失其所养,乃至疾病丛生。杨士瀛针对脾胃失调,详辨其证,对证
立方,据方施治,如调胃气法、益脾顺气法、固卫厚脾法等,丰富了脾胃病学说。

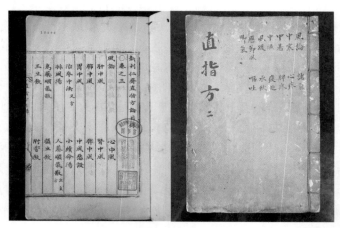

图 20 《新刊仁斋直指方论》
(南宋)杨士瀛撰,清抄本。浙江中医药大学馆藏

16.《脾胃论》

《脾胃论》成书于 1249 年,是李杲创导脾胃学说的代表著作。《脾胃论》
共 3 卷,卷上引用大量《黄帝内经》原文以阐述其脾胃论的主要观点和治疗方
药,卷中阐述脾胃病的具体论治,卷下详述脾胃病与天地阴阳、升降浮沉的密
切关系,并提出多种治疗方法,列方 60 余首,并附方义及服用法。李杲创立的

脾胃学说,阐发内伤热中证,发展了内伤病的病机学说,丰富充实了辨证论治体系内容,深刻影响了后世的朱震亨、薛己、张介宾、叶桂等。

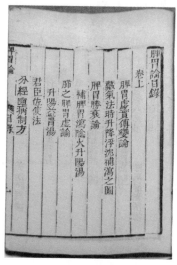

图21 《脾胃论》
清文奎楼刻本《东垣十书》。浙江中医药博物馆提供

17.《景岳全书》

《景岳全书》由明代张介宾撰,共64卷。《景岳全书》首选《黄帝内经》《难经》《伤寒论》《金匮要略》之论,博采历代医家精义,择取诸家精要,精研医理,剖析毫芒,操术明审,并结合作者经验,自成一家之书。《景岳全书》系统阐论各科病证证治,阐发"阳非有余""真阴不足"及"人体虚多实少"等理论,善辨虚寒,擅用温补,并反对以苦寒为滋阴,极力纠正寒凉之时弊。《景岳全书》对于命门、阴阳学说等均有独到见解,主张补真阴之阳,认为"善补阴者必于阳中求阴""善补阳者必于阴中求阳",创立左归、右归等法。治法以温补为宗旨,创制新方八阵并详述其自创186首新方,制方通灵活变,有规可循。立论和治法颇多发挥,为后世所推崇。《景岳全书》为脾胃学说的传承与发展亦作出了重要贡献,继承了"脾胃为滋养元气之源"的生理观,"内伤脾胃,诸病由生"的发病观。《景岳全书》在脾胃生理病理、治则治法和养生用药等方面均有所发挥,主要体现在五脏互藏、脾土为核心;命门元气为脾胃之母;升阳不忘养阴;创养阴益气法、调五脏以安脾胃;养生家必当以脾胃为先,脾胃为养生之本,并创新性提出"能去伤脾者,即俱是脾胃之药""元气即相火之所化"的观点。

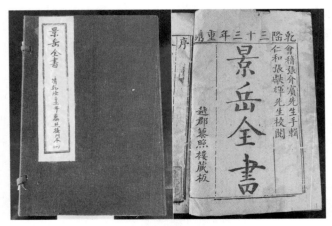

图22 《景岳全书》

《景岳全书》64卷,清乾隆三十三年(1768)越郡藜照楼刻本。浙江中医药大学馆藏

18.《类经》

《类经》由明代张介宾著,是继隋代杨上善《太素》之后,对《黄帝内经》进行全面分类研究的又一著作。他将《灵枢》《素问》分作12大类390节,共计32卷。全书多从易理、五运六气、脏腑阴阳气血理论入手阐发经文蕴义,颇能启迪后人,深为后世所推崇。他认为,脾胃为人体后天之本,先天体质柔弱可以通过后天调养得到改善,这种后天调养一方面是靠人自身的生活规律,另一方面主要是靠脾胃功能。《类经》强调了人的生、长、壮、老、已都与脾和肾之间的关系十分密切。

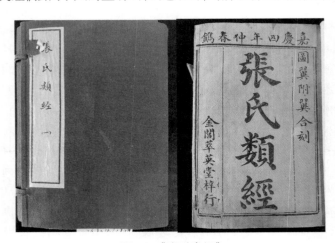

图23 《张氏类经》

《张氏类经》32卷,《图翼》11卷,《附翼》4卷,清嘉庆四年(1799)金阊萃英堂刻本
浙江中医药大学馆藏

19.《医贯》

《医贯》又名《赵氏医贯》,明代赵献可著,成书于明万历四十五年(1617)。本书以保养"命门之火"贯穿于养生、医疗等论题之中,故名"医贯"。《医贯》为研究中医命门学说的重要著作之一,论理深透,不仅广引诸家学说,历举前人名方治验,并发明新说以补前人之未备。《医贯》命门学说以及擅用六味丸、八味丸等方的治疗经验对后世影响深远。赵献可对脾胃病的论述,独具慧眼,将命门学说融入其中,结合临床论证,创新并进一步丰富了脾胃病证的病机治则治法与方药等临床理论。

20.《医宗必读》

《医宗必读》由明代李中梓所撰,成书于1637年,属于综合性医书,共10卷。《医宗必读》论述医理,颇能深入浅出,通俗易懂。《医宗必读》病机分析以《黄帝内经》理论为纲,选方大多切于实用,在中医门径书中卓有影响。在《医宗必读·泄泻》中提出了著名的治泻九法,即淡渗、升提、清凉、疏利、甘缓、酸收、燥脾、温肾、固涩,在临证中具有借鉴意义。

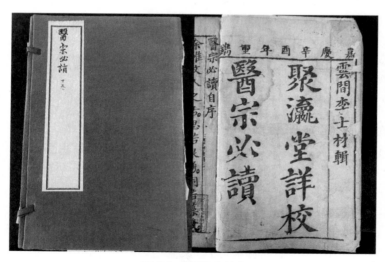

图24　《医宗必读》

《医宗必读》10卷,清嘉庆六年(1801)聚瀛堂刻本。浙江中医药大学馆藏

21.《内经知要》

《内经知要》为明代李中梓辑注。李中梓抓住《黄帝内经》的重点,删繁从简,进行选择性类分,编成《内经知要》一书,使《黄帝内经》的内容更加精实简

要,后人学起来更加容易。《内经知要》共有上、下两卷,分成道生、阴阳、色诊、脉诊、藏象、经络、治则、病能 8 类,将中医学的基础理论概括无遗,所以至今仍为学者所欢迎。李中梓认为,人身先天之本在于肾,肾为脏腑、三焦、十二经脉之根本,而后天之本则在于脾胃,人出生之后全赖脾胃的荣养,人有胃气则生,无胃气则死,倘若胃气一败,百药难施,必死无疑。

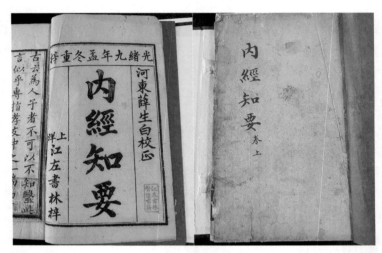

图 25　《内经知要》

《内经知要》2 卷,清光绪九年(1883)上洋江左书林刻本。浙江中医药大学馆藏

22.《黄帝内经素问集注》

《黄帝内经素问集注》由清代张志聪和他的学生们集体所撰,对《黄帝内经》的原文作了较详细的注释,对经义有较多发挥。《黄帝内经素问集注》采用"以经解经"的注释方法,又集诸家之长,取其精华,扬弃糟粕,发挥了集体智慧,注释水平较高。其注释,不拘执字词的解释,不尚训诂详切,但求医理明白畅达。其注文,既不悖于中医基础理论,又切合临床实践,且不拘前人之说,有个人独特见解。在脾胃学说方面,张志聪对《黄帝内经》脾胃相关条文进行了较详细的阐述,多有独到见解,为后世从《黄帝内经》研究脾胃学说提供了启发。

23.《临证指南医案》

《临证指南医案》是记录我国清代著名医家叶桂临证经验的一本名医医案专著,全面展现了叶桂在温热时证、各科杂病方面的诊疗经验。《临证指南医案》搜罗宏富,征引广博,按语精当,实用性强,不仅比较全面地展现了叶桂在温热时证、各科杂病方面的诊疗经验,而且充分反映了叶桂融汇古今、独创新说的学术特点,对中医温热病学、内科病学、妇产科学等临床医学的发展均产生了较大影响。《临证指南医案》充分反映了叶桂辨证精细、立法妥帖、处方中肯、用药灵活的学术特点,书中治案大多切于临床实用,其中有关温热病医案的载述甚至成为后世医家编写温病专著的蓝本。叶桂重视脾胃、倡养胃阴的观点,具有相当的创新性,是对李杲脾胃学说的进一步发展,如"脾宜升则健,胃宜降则和""太阴湿土,得阳始运;阳明阳土,得阴自安""脾喜刚燥,胃喜柔润"等。

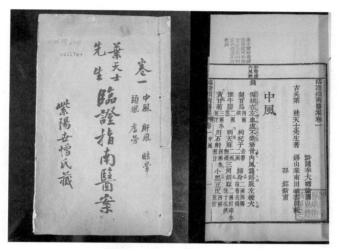

图 26 《临证医案指南》

紫阳苫憎氏藏本。清刻朱墨套印本。浙江中医药大学馆藏

24.《湿热病篇》

《湿热病篇》是清代著名医家薛雪所著,全篇共 46 条。《湿热病篇》对湿热病邪为患的病变条分缕析,对病因、病位、主证、变证、病势传变各期的治法、选方、用药、瘥后调理等进行详细阐发,切合临床,一直有效指导着后世临证实践。《湿热病篇》认为,湿热病的病因和发病与脾胃关系密切。当患湿热病后,其临床表现多以与脾胃相关的症状为主,故运脾清胃就成为治疗湿热病的重要法则。调整脾胃功能更是恢复人体正气的关键和不可忽视的重要环节,而在整个湿热病发生发展过程中紧紧抓住脾胃,认清脾胃在湿热病中的重要性,必将有助于对该病的认识和提高临床疗效。

25.《温病条辨》

《温病条辨》为温病通论著作,清代吴瑭著(1798 年)。《温病条辨》在清代众多温病学家成就的基础上,进一步建立了完全独立于伤寒的温病学说体系,创立了三焦辨证纲领,为温病创新理论之一。本书在温邪易耗伤阴液思想的指导下,提倡养阴保液之法,并拟订了层次分明的温病治法方药体系,故被称为清代温病学说标志性著作。吴瑭深研《黄帝内经》奥旨,探仲景、东垣之微妙,并继承发展了叶桂对脾胃病证的研究成果,对脾胃的生理、病理作了详细论述,尤其在脾胃病的诊断用方上造诣颇深,如书中有41个方涉及脾胃。吴瑭指出"中焦病重,故以升降中焦为要",并独具匠心,化裁出5个加减正气散,效用卓著,颇为后世效法。

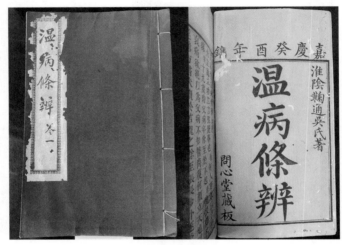

图27 《温病条辨》

《温病条辨》六卷、首一卷,清嘉庆十八年(1813)问心堂刻本。浙江中医药大学馆藏

26.《中西汇通医经精义》

《中西汇通医经精义》又名《医经精义》《中西医判》《中西医解》《中西医学入门》,由清代唐宗海所撰。本书采撷《黄帝内经》之要而以西医之生理、解剖等汇通说明,将《黄帝内经》中的医学理论归纳为阴阳、脏腑、营卫、经脉、全体总论、诸病、望形、问察、诊脉、气味阴阳、七方十剂等20余类,予以撮要和注释。书中除引中医理论外,兼采西医生理解剖图说加以发挥,"能参西而崇中,不得新而忘旧",内容虽有附会之论,但在沟通中西医学方面,做了大胆尝试。在脾胃病方面亦从西医之生理、解剖等方面解说,开启了脾胃学说中西医结合之先河,对后世脾胃学说中西医互参具有重要的指导和启迪意义。

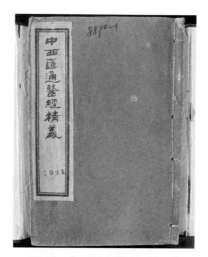

图 28　《中西汇通医经精义》

《中西汇通医经精义》2 卷，(清)唐宗海撰，(清)邓其章参校，清光绪二十年(1894)
申江顺成书局石印本。浙江中医药大学馆藏

主要方剂汇编

B

1. 八味地黄丸(《傅青主女科》):熟地黄　牡丹皮　茯苓　泽泻　山茱萸　山药　五味子　黄芪

2. 白虎加人参汤(《伤寒论》):知母　石膏　甘草　粳米　人参

3. 白虎汤(《伤寒论》):石膏　知母　粳米　甘草

4. 白及枇杷丸(《证治准绳》):白及　枇杷叶　藕节　阿胶　生地黄　蛤粉

5. 白头翁汤(《伤寒论》):白头翁　黄连　黄柏　秦皮

6. 白头翁汤(《外台秘要》):白头翁　黄连　秦皮　干姜　炙甘草　当归　石榴皮

7. 白鲜皮汤(《沈氏尊生书》):白鲜皮　茵陈

8. 白术半夏汤(《杨氏家藏方》):白术　丁香　赤茯苓　半夏　肉桂　陈橘皮　生姜

9. 白术厚朴汤(《黄帝素问宣明论方》):白术　炙甘草　葛根　厚朴

10. 白术散(《太平惠民和剂局方》):白术　山药　茯苓　白芷　陈皮　青皮　香附　干姜　桔梗　甘草

11. 半硫丸(《太平惠民和剂局方》):半夏　硫黄

12. 半夏白术天麻汤(《脾胃论》):黄柏　干姜　天麻　苍术　白茯苓　黄芪　泽泻　人参　白术　炒神曲　半夏　大麦蘖面　橘皮

13. 半夏白术天麻汤(《医学心悟》):半夏　天麻　茯苓　陈皮　白术　炙甘草　生姜　大枣　蔓荆子

14. 半夏人参汤(《圣济总录》):半夏　人参

15. 半夏汤(《普济方》):半夏　瓜蒌实　生姜

16. 半夏汤(《太平圣惠方》):半夏　射干　牛蒡子　杏仁　羚羊角屑　木通　桔梗　昆布　槟榔　枳壳　赤茯苓　炙甘草

17. 半夏丸(《济生方》):瓜蒌子　半夏　生姜

18. 半夏丸(《太平圣惠方》):半夏　白矾　朱砂　黄丹

19. 半夏泻心汤(《伤寒论》):半夏　黄连　黄芩　干姜　甘草　大

枣　人参

20. 保和丸(《丹溪心法》):山楂　六神曲　半夏　茯苓　陈皮　连翘　莱菔子

21. 鳖甲煎丸(《金匮要略》):鳖甲　桃仁　柴胡　蜣螂　乌扇　黄芩　鼠妇　干姜　大黄　桂枝　石韦　厚朴　瞿麦　紫葳　阿胶　蜂窠　赤硝　芍药　牡丹　人参　半夏　葶苈　䗪虫

22. 槟榔散(《济生方》):槟榔

23. 槟榔散(《外台秘要》):槟榔　人参　茯苓　橘皮　荜茇

24. 柏皮汤(《仁斋直指方论》):柏皮　黄芩　黄连

25. 补肝汤(《医学六要》):当归　白芍　熟地　川芎　炙甘草　木瓜　酸枣仁

26. 补中益气汤(《内外伤辨惑论》):黄芪　白术　陈皮　升麻　柴胡　人参　甘草　当归

C

27. 草果茵陈汤(《温病条辨》):草果　茵陈　茯苓皮　厚朴　广皮　猪苓　大腹皮　泽泻

28. 柴胡桂枝干姜汤(《伤寒论》):柴胡　桂枝　干姜　瓜蒌根　黄芩　牡蛎　甘草

29. 柴胡加龙骨牡蛎汤(《伤寒论》):柴胡　龙骨　黄芩　生姜　铅丹　人参　桂枝　茯苓　半夏　大黄　牡蛎　大枣

30. 柴胡清肝饮(《症因脉治》):柴胡　青皮　山栀　川芎　钩藤　香附　木通　枳壳　木香　独活　乌药

31. 柴胡疏肝散(《医学统旨》):陈皮　柴胡　川芎　香附　枳壳　芍药　甘草

32. 赤石脂丸(即《金匮要略》乌头赤石脂丸):蜀椒　乌头　附子　干姜　赤石脂

33. 赤石脂禹余粮汤(《伤寒论》):赤石脂　禹余粮

34. 赤小豆汤(《奇正方》):赤小豆　商陆　大黄　麻黄　连翘　木通　猪苓　反鼻(编者注:蝮蛇之别名)　鸡舌

D

35. 大半夏汤(《金匮要略》):半夏　人参　白蜜

36. 大补元煎(《景岳全书》):人参　山药　熟地　杜仲　当归　山茱萸　枸杞　炙甘草

37. 大补枳术丸(《寿世保元》): 白术　陈皮　枳实　黄连　黄芩　黄柏　白茯苓　贝母　神曲　山楂　麦芽　砂仁　香附

38. 大柴胡汤(《伤寒论》): 柴胡　黄芩　大黄　枳实　半夏　白芍　大枣　生姜

39. 大承气汤(《伤寒论》): 大黄　枳实　厚朴　芒硝

40. 大黄附子汤(《金匮要略》): 大黄　附子　细辛

41. 大黄甘草汤(《金匮要略》): 大黄　甘草

42. 大黄甘遂汤(《金匮要略》): 大黄　甘遂　阿胶

43. 大黄丸(《圣济总录》): 大黄　桔梗　枳壳　川芎　羌活　木香　柴胡　独活　牵牛子

44. 大陷胸汤(《伤寒论》): 芒硝　大黄　甘遂

45. 大营煎(《景岳全书》): 当归　熟地　枸杞　炙甘草　杜仲　牛膝　肉桂

46. 丹参饮(《时方歌括》): 丹参　檀香　砂仁

47. 当归白术汤(《三因极一病证方论》): 白术　茯苓　当归　黄芩　茵陈　前胡　枳实　炙甘草　杏仁　半夏

48. 当归补血汤(《内外伤辨惑论》): 黄芪　当归

49. 当归地黄饮(《景岳全书》): 当归　熟地　山药　杜仲　牛膝　山茱萸　炙甘草

50. 当归芍药散(《金匮要略》): 当归　芍药　茯苓　白术　泽泻　川芎

51. 倒换散(《黄帝素问宣明论方》): 大黄　荆芥穗

52. 地榆散(《普济方》): 何首乌　肉桂　地榆　香白芷

53. 丁香烂饭丸(《内外伤辨惑论》): 丁香　京三棱　广茂　木香　炙甘草　甘松　缩砂仁　丁香皮　益智仁　香附子

54. 丁香柿蒂汤(《妇人大全良方》): 丁香　柿蒂

55. 丁香柿蒂汤(《症因脉治》): 丁香　生姜　柿蒂　人参

56. 独圣散(《丹溪心法》): 牛蒡子　白僵蚕

57. 夺郁汤(《杂病源流犀烛》): 苍术　草豆蔻　藿香　佩兰　香附　砂仁　陈皮　苏梗　生姜

E

58. 莪术散(《寿世保元》): 香附　当归　莪术　延胡索　赤芍药　枳壳　熟地黄　青皮　白术　黄芩　三棱　小茴香　砂仁　干漆　红花　川芎　甘草

59. 二陈汤(《太平惠民和剂局方》): 半夏　橘红　白茯苓　炙甘草　生姜　乌梅

60. 二妙散(《丹溪心法》):黄柏　苍术

F

61. 防己黄芪汤(《金匮要略》):防己　黄芪　炒甘草　白术　生姜　大枣

62. 封髓丹(《医宗金鉴》):黄柏　砂仁　甘草

63. 茯苓汤(《古今医鉴》):当归　川芎　炒白芍　熟地黄　土炒白术　茯苓　泽泻　黄芩　栀子　炙甘草　姜汁厚朴　麦门冬

64. 附子粳米汤(《金匮要略》):附子　半夏　甘草　大枣　粳米

65. 附子理中汤(《三因极一病证方论》):附子　人参　干姜　炙甘草　白术

66. 附子泻心汤(《伤寒论》):大黄　黄连　黄芩　附子

67. 复元活血汤(《医学发明》):柴胡　瓜蒌根　当归　红花　甘草　穿山甲　大黄　桃仁

G

68. 干姜半夏人参丸(《金匮要略》):干姜　人参　半夏　生姜汁

69. 甘草干姜茯苓白术汤(《金匮要略》):甘草　白术　干姜　茯苓

70. 甘草干姜汤(《金匮要略》):炙甘草　干姜

71. 甘草泻心汤(《伤寒论》):炙甘草　黄芩　干姜　半夏　大枣　黄连

72. 甘露饮(《伤寒心要》):茯苓　泽泻　甘草　石膏　寒水石　白术　桂枝　猪苓　滑石

73. 甘麦大枣汤(《金匮要略》):甘草　小麦　大枣

74. 葛根芩连汤(《伤寒论》):葛根　黄芩　黄连　炙甘草

75. 瓜蒂散(《伤寒论》):瓜蒂　赤小豆

76. 栝蒌薤白白酒汤(《金匮要略》):栝蒌实　薤白　白酒

77. 栝蒌薤白半夏汤(《金匮要略》):栝蒌实　薤白　半夏　白酒

78. 归脾汤(《正体类要》):白术　人参　黄芪　当归　炙甘草　白茯苓　远志　酸枣仁　木香　龙眼肉　生姜　大枣

79. 桂枝加芍药汤(《伤寒论》):桂枝　芍药　炙甘草　大枣　生姜

80. 桂枝人参汤(《伤寒论》):桂枝　炙甘草　白术　人参　干姜

81. 桂枝汤(《伤寒论》):桂枝　芍药　生姜　大枣　炙甘草

H

82. 海蛤丸(《医学纲目》引丹溪方):海蛤　瓜蒌仁

83. 寒降汤(《医学衷中参西录》):生赭石　清半夏　蒌仁　生杭芍　竹

茹　牛蒡子　粉甘草

84. 诃子散(《素问病机气宜保命集》):诃子(半生半熟)　木香　黄连　甘草　白术　芍药

85. 黑锡丹(《太平惠民和剂局方》):黑锡　硫黄　川楝子　胡芦巴　木香　附子　肉豆蔻　补骨脂　沉香　小茴香　阳起石　肉桂

86. 红丸子(《三因极一病证方论》):蓬莪术　京三棱　胡椒　青皮　阿魏　朱砂

87. 厚朴三物汤(《金匮要略》):厚朴　大黄　枳实

88. 厚朴生姜半夏甘草人参汤(《伤寒论》):厚朴　生姜　半夏　甘草　人参

89. 厚朴汤(《圣济总录》):厚朴　茯苓　黄连　当归　枳壳

90. 化肝煎(《景岳全书》):青皮　陈皮　芍药　牡丹皮　栀子　泽泻　土贝母

91. 槐花散(《医级》):当归　防风　枳壳　槐花　黄芩　地榆

92. 黄连阿胶丸(《幼幼新书》):黄连　白茯苓　白芍　阿胶

93. 黄连黄芩汤(《温病条辨》):黄连　黄芩　郁金　香豆豉

94. 黄连解毒汤(《肘后备急方》):黄连　黄芩　黄柏　栀子

95. 黄连汤(《伤寒论》):黄连　炙甘草　干姜　桂枝　人参　半夏　大枣

96. 黄龙汤(《伤寒六书》):大黄　芒硝　枳实　厚朴　当归　人参　甘草　生姜　大枣　桔梗

97. 黄芪汤(《金匮翼》):黄芪　麻仁　白蜜　陈皮

98. 黄芩加半夏生姜汤(《伤寒论》):黄芩　芍药　炙甘草　大枣　半夏　生姜

99. 黄土汤(《金匮要略》):甘草　干地黄　白术　附子　阿胶　黄芩　灶中黄土

100. 藿香正气散(《太平惠民和剂局方》):大腹皮　白芷　紫苏　茯苓　半夏曲　白术　陈皮　厚朴　苦桔梗　藿香　炙甘草

J

101. 加味逍遥散(《内科摘要》):当归　芍药　茯苓　白术　柴胡　牡丹皮　山栀　炙甘草

102. 健脾丸(《医方集解》):人参　白术　陈皮　麦芽　山楂　枳实　神曲

103. 交泰丸(《万病回春》):黄连　枳实　白术　吴茱萸　归尾　大黄　神曲　姜汁

104. 桔梗枳壳汤(《仁斋直指方论》):枳壳　桔梗　炒甘草

105. 金铃子散(《太平圣惠方》):金铃子　玄胡

106. 荆黄汤(《素问病机气宜保命集》):荆芥穗　人参　甘草　大黄

107. 九仙丹(《经验奇效方》):三七　刘寄奴　乳香　没药　血竭　儿茶　白及　白蔹　骨碎补

108. 酒蒸黄连丸(《类证活人书》):黄连

109. 橘皮枳术丸(《内外伤辨惑论》):橘皮　枳实　白术

110. 橘皮竹茹汤(《金匮要略》):橘皮　竹茹　大枣　生姜　甘草　人参

111. 橘杏丸(《济生方》):橘红　杏仁

112. 橘枳姜汤(《金匮要略》):橘皮　枳实　生姜

K

113. 孔子大圣智枕中方(《备急千金要方》):远志　菖蒲　龟甲　龙骨

L

114. 理冲汤(《医学衷中参西录》):生黄芪　党参　於术　生山药　天花粉　知母　三棱　莪术　生鸡内金

115. 理阴煎(《景岳全书》):熟地　当归　炙甘草　干姜(或加肉桂)

116. 理中汤(《太平惠民和剂局方》):人参　白术　炙甘草　干姜

117. 理中丸(《伤寒论》):人参　干姜　炙甘草　白术

118. 良附丸(《良方集腋》):高良姜　香附子

119. 苓桂术甘汤(《金匮要略》):茯苓　桂枝　白术　甘草

120. 六君子汤(《医学正传》):人参　白术　茯苓　炙甘草　陈皮　半夏

121. 六物汤(《杨氏家藏方》):阿胶　糯米　黄芪　川芎　当归　熟干地黄

122. 龙胆泻肝汤(《医方集解》):龙胆草　栀子　黄芩　木通　泽泻　车前子　柴胡　甘草　当归　生地黄

M

123. 麻黄升麻汤(《伤寒论》):麻黄　升麻　当归　知母　黄芩　葳蕤　芍药　天门冬　桂枝　茯苓　炙甘草　石膏　白术　干姜

124. 麻子仁丸(《伤寒论》):麻子仁　枳实　厚朴　大黄　杏仁　芍药

125. 麦冬茯苓汤(《辨证录》):麦冬　茯苓

126. 麦门冬汤(《金匮要略》):麦门冬　半夏　人参　甘草　粳米　大枣

127. 木防己汤(《金匮要略》):木防己　石膏　桂枝　人参

128. 木香槟榔丸(《儒门事亲》):木香　槟榔　青皮　陈皮　广茂　黄

连　黄柏　大黄　香附子　牵牛

129. 木香见晛丸(《内外伤辨惑论》): 京三棱　石三棱　升麻　巴豆霜　木香　柴胡　神曲　草豆蔻　香附子

130. 木香理中汤(《医略六书》): 白术　炮姜　木香　楂肉　泽兰　肉桂　茯苓　荆芥　赤芍　砂糖

131. 木香散(《太平圣惠方》): 木香　肉豆蔻　人参　附子　当归　干姜　炙甘草　陈橘皮　苍术　吴茱萸　厚朴

N

132. 暖肝煎(《景岳全书》): 当归　枸杞　小茴香　肉桂　乌药　沉香　茯苓

P

133. 培脾舒肝汤(《医学衷中参西录》): 於术　生黄芪　陈皮　川厚朴　桂枝尖　柴胡　生麦冬　生杭芍　生姜

134. 平胃散(《简要济众方》): 苍术　厚朴　橘皮　炙甘草

Q

135. 七宣丸(《太平惠民和剂局方》): 柴胡　枳实　木香　诃黎勒皮　桃仁　甘草　大黄

136. 秦艽鳖甲散(《卫生宝鉴》): 柴胡　鳖甲　地骨皮　秦艽　当归　知母　青蒿　乌梅

137. 青囊丸(《韩氏医通》): 香附　乌药

138. 清热止血法(《谦斋医学讲稿》): 生地　赤芍　丹皮　黑山栀　黄芩　黄连　银花炭　藕节　侧柏叶　茜草　茅花　山茶花　仙鹤草

139. 清燥汤(《温病条辨》): 麦冬　知母　人中黄　细生地　元参

R

140. 润肠丸(《奇效良方》): 麻子仁　桃仁　羌活　当归尾　大黄

S

141. 三灰散(《类证治裁》): 棕灰　绢灰　血余炭

142. 三棱消积丸(《内外伤辨惑论》): 京三棱　莪术　神曲　青橘皮　巴豆　茴香　陈橘皮　丁皮　益智

143. 三妙丸(《医学正传》): 黄柏　苍术　川牛膝

144. 三仁汤(《温病条辨》):杏仁　半夏　飞滑石　生薏苡仁　白通草　白蔻仁　竹叶　厚朴

145. 三石汤(《温病条辨》):滑石　石膏　寒水石　杏仁　竹茹　白通草　银花　金汁

146. 三消饮(《温疫论》):槟榔　草果　厚朴　白芍　甘草　知母　黄芩　大黄　葛根　羌活　柴胡　生姜　大枣

147. 沙参麦冬汤(《温病条辨》):沙参　玉竹　生甘草　冬桑叶　麦冬　生扁豆　天花粉

148. 沙参清肺汤(《家庭治病新书》):沙参　桑白皮　知母　地骨皮　阿胶　罂粟壳　杏仁　乌梅　生甘草　大枣

149. 芍药甘草汤(《伤寒论》):芍药　炙甘草

150. 芍药汤(《素问病机气宜保命集》):芍药　槟榔　大黄　黄芩　黄连　当归　官桂　甘草　木香

151. 参苓白术散(《太平惠民和剂局方》):人参　白术　白茯苓　桔梗　莲子肉　薏苡仁　山药　白扁豆　炒甘草　缩砂仁

152. 参赭培气汤(《医学衷中参西录》):潞党参　天门冬　生赭石　清半夏　淡苁蓉　知母　当归身　柿霜饼

153. 肾气丸(《金匮要略》):桂枝　附子　干地黄　薯蓣　山茱萸　泽泻　茯苓　牡丹皮

154. 渗湿汤(《奇效良方》):白术　干姜　白芍药　附子　白茯苓　人参　桂枝　炙甘草　生姜　红枣

155. 升麻汤(《备急千金要方》):升麻　白薇　麻黄　葳蕤　柴胡　甘草　黄芩　朴硝　大黄　钩藤

156. 升陷汤(《医学衷中参西录》):生黄芪　知母　柴胡　桔梗　升麻

157. 升阳除湿汤(《兰室秘藏》):当归　独活　蔓荆子　防风　炙甘草　升麻　藁本　柴胡　羌活　苍术　黄芪

158. 升阳益胃汤(《内外伤辨惑论》):黄芪　半夏　人参　炙甘草　独活　防风　白芍药　羌活　橘皮　茯苓　柴胡　泽泻　白术　黄连

159. 生姜半夏汤(《金匮要略》):半夏　生姜汁

160. 生姜泻心汤(《伤寒论》):生姜　炙甘草　人参　干姜　黄芩　半夏　黄连　大枣

161. 圣术煎(《景岳全书》):白术　干姜　肉桂　陈皮

162. 失笑散(《太平惠民和剂局方》):五灵脂　蒲黄

163. 十全育真汤(《医学衷中参西录》):黄芪　人参　知母　山药　玄参　三棱　莪术　丹参　生龙骨　生牡蛎

164. 舒胃散(朱良春经验方):生黄芪　莪术　潞党参　怀山药　鸡内金　刺猬皮　生蒲黄　五灵脂　徐长卿　炮穿山甲　玉蝴蝶　凤凰衣　甘草

165. 疏凿饮子(《重订严氏济生方》):泽泻　赤小豆　商陆　羌活　大腹皮　椒目　木通　秦艽　槟榔　茯苓皮

166. 四君子汤(《太平惠民和剂局方》):人参　白术　茯苓　炙甘草

167. 四苓散(《丹溪心法》):白术　猪苓　茯苓　泽泻

168. 四妙丸(《成方便读》):苍术　牛膝　盐黄柏　薏米仁

169. 四逆散(《伤寒论》):柴胡　芍药　枳实　炙甘草

170. 四神丸(《陈氏小儿痘疹方论》):肉豆蔻　补骨脂　五味子　吴茱萸　大枣　生姜

171. 四味芍药散(《史载之方》):白术　白芍　白芷　桔梗

172. 四物汤(《太平惠民和剂局方》):熟干地黄　当归　白芍　川芎

173. 苏叶黄连汤(《湿热病篇》):川连　苏叶

T

174. 桃核承气汤(《伤寒论》):桃仁　大黄　炙甘草　桂枝　芒硝

175. 桃红四物汤(《医宗金鉴》):当归　熟干地黄　川芎　白芍　桃仁　红花

176. 桃花汤(《伤寒论》):赤石脂　干姜　粳米

177. 桃仁承气汤(《奇效良方》):桃仁　甘草　芒硝　大黄

178. 天王补心丹(《万病回春》):人参　白茯神　玄参　丹参　桔梗　远志　当归　五味子　麦门冬　天门冬　柏子仁　酸枣仁　生地黄　黄连　石菖蒲　朱砂

179. 调胃承气汤(《伤寒论》):大黄　炙甘草　芒硝

180. 调中益气汤(《脾胃论》):黄芪　人参　甘草　苍术　柴胡　橘皮　升麻　木香

181. 痛泻要方(《丹溪心法》):陈皮　白术　白芍　防风

182. 透脓散(《外科正宗》):生黄芪　当归　川芎　穿山甲　皂角刺

183. 托里消毒散(《陈氏小儿痘疹方论》):人参　黄芪　白术　茯苓　甘草　陈皮　当归　川芎　芍药　金银花　连翘　白芷

W

184. 威灵仙丸(《鸡峰普济方》):黄芪　威灵仙　枳实

185. 胃风汤(《太平惠民和剂局方》):白芍药　白术　肉桂　人参　当归　川芎　白茯苓

186. 胃关煎(《景岳全书》):熟地　山药　白扁豆　炙甘草　焦干姜　吴茱萸　白术

187. 胃苓散(《医学三字经》):炒苍术　白术　厚朴　桂枝　陈皮　泽泻　猪苓　炙甘草　茯苓　生姜

188. 胃苓汤(《世医得效方》):苍术　陈皮　厚朴　甘草　泽泻　猪苓　赤茯苓　白术　肉桂

189. 温胆汤(《三因极一病证方论》):半夏　竹茹　枳实　陈皮　炙甘草　茯苓　生姜　大枣

190. 温降汤(《医学衷中参西录》):白术　清半夏　生山药　干姜　生赭石　生杭芍　川厚朴　生姜

191. 温脾汤(《备急千金要方》):附子　大黄　芒硝　当归　干姜　人参　甘草

192. 温胃饮(即《景岳全书》温胃散):人参　白术　扁豆　陈皮　干姜　炙甘草　当归

193. 乌贝散:浙贝母　乌贼骨

194. 乌梅丸(《伤寒论》):乌梅　细辛　干姜　黄连　当归　附子　蜀椒　人参　黄柏　桂枝

195. 乌药散(《太平圣惠方》):乌药　青橘皮　蛤粉　木香　槟榔

196. 吴茱萸汤(《伤寒论》):吴茱萸　生姜　人参　大枣

197. 五福饮(《景岳全书》):人参　熟地黄　当归　白术　炙甘草

198. 五膈散(《扁鹊心书》):人参　黄芪　白术　麦冬　官桂　附子　干姜　远志　台椒　北细辛　百部　杏仁

199. 五苓散(《伤寒论》):猪苓　茯苓　白术　泽泻　桂枝

200. 五皮饮(《三因极一病证方论》):生姜皮　桑白皮　陈橘皮　大腹皮　茯苓皮

201. 五味异功散(即《小儿药证直诀》异功散):人参　茯苓　白术　甘草　陈皮　生姜　大枣

202. 五味子散(《太平圣惠方》):五味子　白石英　钟乳粉　桂心　桑根白皮　紫菀　紫苏子　麦门冬　陈橘皮　杏仁

203. 五噎散(《济生方》):人参　半夏　桔梗　白豆蔻仁　木香　杵头糠　白术　荜澄茄　沉香　枇杷叶　干生姜　炙甘草

X

204. 犀角汤(即《备急千金要方》治下杂血方):干蓝　犀角(现为禁用品)　地榆　蜜

205. 下瘀血汤(《金匮要略》):桃仁　大黄　䗪虫　蜜

206. 陷胸汤(《备急千金要方》):大黄　栝楼实　黄连　甘遂

207. 香连丸(《医方考》):黄连　木香

208. 香砂六君子汤(《古今名医方论》):人参　白术　茯苓　甘草　陈皮　半夏　砂仁　木香

209. 香苏散(《幼科金针》):香附　苏叶　陈皮　甘草　柴胡　桂枝　防风　羌活

210. 逍遥散(《太平惠民和剂局方》):炙甘草　当归　茯苓　白芍药　白术　柴胡　生姜　薄荷

211. 小半夏汤(《金匮要略》):半夏　生姜

212. 小柴胡汤(《伤寒论》):柴胡　半夏　人参　炙甘草　黄芩　生姜　大枣

213. 小承气汤(《伤寒论》):大黄　厚朴　枳实

214. 小建中汤(《伤寒论》):胶饴　桂枝　芍药　炙甘草　大枣　生姜

215. 小陷胸汤(《伤寒论》):黄连　半夏　瓜蒌实

216. 胁痛神方(《医旨绪余》):瓜蒌　粉草　红花

217. 泻黄散(《小儿药证直诀》):藿香叶　山栀仁　石膏　甘草　防风

218. 泻心汤(《金匮要略》):大黄　黄连　黄芩

219. 新加黄龙汤(《温病条辨》):细生地　元参　麦冬　人参　当归　芒硝　生甘草　生大黄　海参　姜汁

220. 杏仁滑石汤(《温病条辨》):杏仁　滑石　黄芩　橘红　黄连　郁金　通草　厚朴　半夏

221. 旋覆代赭汤(《伤寒论》):旋覆花　半夏　炙甘草　人参　代赭石　生姜　大枣

222. 旋覆花汤(《金匮要略》):旋覆花　葱　新绛

223. 血府逐瘀汤(《医林改错》):桃仁　红花　当归　生地黄　牛膝　川芎　桔梗　赤芍　枳壳　甘草　柴胡

Y

224. 养中煎(《景岳全书》):人参　山药　白扁豆　炙甘草　茯苓　干姜

225. 一贯煎(《续名医类案》):北沙参　麦冬　当归　生地黄　枸杞子　川楝子

226. 异功散(《小儿药证直诀》):人参　茯苓　白术　陈皮　甘草

227. 益黄散(《小儿药证直诀》):陈皮　丁香　诃子　青皮　甘草

228. 益气聪明汤(《东垣试效方》):黄芪　甘草　芍药　黄柏　人参　升

麻　葛根　蔓荆子

229. 益胃汤(《温病条辨》):沙参　麦冬　冰糖　细生地　玉竹

230. 益元散(《黄帝素问宣明论方》):滑石　甘草

231. 薏苡附子败酱散(《金匮要略》):薏苡仁　附子　败酱

232. 薏苡仁汤(《外科发挥》):薏苡仁　瓜蒌仁　桃仁　牡丹皮

233. 茵陈蒿汤(《伤寒论》):茵陈蒿　栀子　大黄

234. 茵陈四逆汤(《伤寒微旨论》):茵陈　炙甘草　干姜　炮附子

235. 茵陈五苓散(《金匮要略》):茵陈蒿末　五苓散

236. 茵陈饮(《景岳全书》):茵陈　焦栀子　泽泻　青皮　甘草　甘菊花

237. 茵陈术附汤(《医学心悟》):茵陈　白术　附子　干姜　炙甘草　肉桂

238. 右归饮(《景岳全书》):熟地　山药　山茱萸　枸杞　炙甘草　杜仲　肉桂　制附子

239. 玉女煎(《景岳全书》):生石膏　熟地　知母　麦冬　牛膝

240. 玉液汤(《医学衷中参西录》):生山药　生黄芪　知母　葛根　五味子　天花粉　生鸡内金

241. 越鞠丸(《丹溪心法》):香附　川芎　苍术　神曲　栀子

Z

242. 皂角丸(《太平惠民和剂局方》):皂角　干薄荷叶　槐角　青橘皮　知母　贝母　半夏　威灵仙　白矾　甘菊　牵牛子

243. 泽泻汤(《金匮要略》):泽泻　白术

244. 增液承气汤(《温病条辨》):元参　麦冬　细生地　大黄　芒硝

245. 增液汤(《温病条辨》):元参　麦冬　细生地

246. 真武汤(《伤寒论》):茯苓　芍药　生姜　附子　白术

247. 震灵丹(《太平惠民和剂局方》):禹余粮　紫石英　赤石脂　丁头代赭石　滴乳香　五灵脂　没药　朱砂

248. 镇逆汤(《医学衷中参西录》):生赭石　青黛　清半夏　生杭芍　龙胆草　吴茱萸　生姜　野台参

249. 栀子豉汤(《伤寒论》):栀子　香豉

250. 栀子干姜汤(《伤寒论》):栀子　干姜

251. 栀子厚朴汤(《伤寒论》):栀子　厚朴　枳实

252. 止痛如神汤(《外科启玄》):秦艽　桃仁　皂角子　苍术　防风　黄柏　当归尾　泽泻　尖槟榔　熟大黄

253. 枳壳丸(《济生方》):皂角　枳壳　川大黄　羌活　木香　橘红　桑白皮　香白芷

254. 枳实导滞丸(《内外伤辨惑论》):大黄　枳实　神曲　茯苓　黄芩　黄连　白术　泽泻

255. 枳实芍药散(《金匮要略》):枳实　芍药

256. 枳实消痞丸(《东垣试效方》):干生姜　炙甘草　麦芽曲　白茯苓　白术　半夏曲　人参　厚朴　枳实　黄连

257. 枳术汤(《金匮要略》):枳实　白术

258. 枳术丸(《脾胃论》):枳实　白术

259. 炙甘草汤(《伤寒论》):炙甘草　生姜　桂枝　人参　生地黄　阿胶　麦门冬　麻仁　大枣

260. 中满分消丸(《兰室秘藏》):白术　人参　炙甘草　猪苓　姜黄　白茯苓　干生姜　砂仁　泽泻　橘皮　知母　黄芩　黄连　半夏　枳实　厚朴

261. 猪苓汤(《伤寒论》):猪苓　茯苓　泽泻　阿胶　滑石

262. 竹叶石膏汤(《伤寒论》):竹叶　石膏　人参　麦冬　半夏　炙甘草　粳米

263. 资生丸(《先醒斋医学广笔记》):人参　白茯苓　炙甘草　山药　白术　白扁豆　芡实　莲子　山楂　麦芽　薏苡仁　陈皮　黄连　泽泻　白豆蔻　藿香叶　桔梗

264. 左归饮(《景岳全书》):熟地　山药　枸杞　炙甘草　茯苓　山茱萸

265. 左金丸(《丹溪心法》):黄连　吴茱萸

266. 佐关煎(《景岳全书》):厚朴　陈皮　山药　扁豆　炙甘草　猪苓　泽泻　干姜　肉桂

药 对 索 引

主要参考文献

1. 曹生有.厚朴生姜半夏甘草人参汤新用[J].新中医,2005,37(8):84.

2. 郭金伟,葛惠男.半夏泻心汤合旋覆代赭汤治疗反流性食管炎临床观察[J].现代中西医结合杂志,2017,27(2):187-189.

3. 程图.张锡纯变通应用白虎加人参汤[J].山东中医杂志,2016,53(3):253-254.

4. 沈建霞,谷春雨,刘建军.竹叶石膏汤治疗肺癌胃阴亏虚型化疗呕吐30例临床观察[J].云南中医学院学报,2016,39(1):85-88.

5. 凌家艳,沈霖.枳术丸加减治疗脾胃病的体会[J].中国中西医结合消化杂志,2013,21(5):268-269.

6. 许卫华,王微,李妮娇,等.香砂六君子汤合枳术丸治疗脾虚气滞型功能性消化不良的疗效评价及对核素胃排空的影响[J].中华中医药杂志,2017,32(3):1025-1028.

7. 舒士建.黄土汤的临床运用[J].云南中医杂志,1985(1):52-54.

8. 倪红枫.健脾益胃汤治疗慢性萎缩性胃炎32例[J].实用中医内科杂志,2013,27(5):32-33,55.

9. 王会丽,杨晓霞,姚自凤.加味七味白术散治疗腹泻型肠易激综合征临床疗效观察[J].中医药学刊,2006,24(11):2127-2128.

10. 张建新.芎术丸(汤)临床新用[J].甘肃中医学院学报,1993,10(2):47,44.

11. 陈慧,连建伟.连建伟运用补中益气汤经验举隅[J].浙江中医杂志,2012,47(4):238-239.

12. 郑子春,沈洪,朱萱萱,等.白芷、地榆对溃疡性结肠炎大鼠组织中 NF-κB 和血清中 IL-1β、IL-10 表达的影响[C]//中西医结合学会消化系统疾病专业委员会.第二十二届全国中西医结合消化系统疾病学术会议暨消化疾病诊治进展学习班论文汇编.苏州:中西医结合学会消化系统疾病专业委员会,2010.

13. 彭宁静,金钊,黄文强,等.祛风药对大鼠肝纤维化肝组织病理损伤的影响[J].中华中医药杂志,2015,30(1):97-99.

14. 寇子祥,陈宝贵.陈宝贵教授治疗泄泻经验[J].天津中医药,2014,31(12):711-714.

15. 张玲,张怡,文姱力.祛风药治疗腹泻型肠易激综合征理论探讨及临证体会[J].中国实验方剂学杂志,2012,18(23):363-364.

16. 燕东.祛风药在脾胃病中的应用[J].河北中医,2011,33(7):1023,1026.

17. 陈宽厚.升阳散火汤临床应用举隅[J].新中医,2015,47(2):306-307.

18. 李妍.浅谈风药治泻[J].甘肃中医,2006,19(2):3-4.

19. 李时珍.本草纲目(二)[M].北京:中国国际广播出版社,1978:886.

20. 毛永才.升陷汤治疗脾气虚胃下垂44例临床观察[J].实用中医内科杂志,2017,31(1):12-13.

21. 郭晶,张敏涛.柴胡达原饮加味联合四逆散治疗小儿肠系膜淋巴结炎临床观察[J].陕西中医,2017,38(5):640-642.

22. 易文,覃鹏飞,石孟琼,等.左金丸合四逆散治疗肝郁脾虚型溃疡性结肠炎疗效及其对血清促炎因子和抗炎因子水平的影响[J].中药药理与临床,2017,33(2):165-167.

23. 王怡,沈健,魏夫荣.四逆散加减联合雷贝拉唑肠溶胶囊治疗胃食管返流性咳嗽患者的效果及对IL-8、SP、MCT水平的影响[J].中国生化药物杂志,2017,37(2):126-128,132.

24. 王付.四逆散及其合方辨治肝病的临床应用[J].中医药通报,2016,15(5):12-15.

25. 董正平,丁晓洁,王斌胜.四逆散治疗阳郁便秘探讨[J].中国中医基础医学杂志,2016,22(4):568-569.

26. 马冬颖,彭莉莉.四逆散合痛泻要方加味治疗腹泻型肠易激综合征疗效观察[J].山西中医,2016,32(1):16-17.

27. 王宪龄,周志.试探柴胡黄芩药对清泄肝胆的配伍作用[J].中医研究,2009,22(6):6-9.

28. 程瑞文,李平,邓梨平.TACE序贯柴胡疏肝散治疗肝郁脾虚型肝癌的临床研究[J].中医药导报,2016,22(20):20-23.

29. 杨建军,赵广利,柯彤.柴胡疏肝散对功能性消化不良患者胃动力及胃肠激素的影响[J].吉林中医药,2013,33(8):801-803.

30. 魏祥臣.柴胡疏肝散加味治疗消化性溃疡96例观察[J].实用中医药杂志,2013,29(7):534.

31. 李丹,江涛,范华倩,等.柴胡疏肝散对非酒精性脂肪肝大鼠脂质代谢及肝功能的影响[J].中药药理与临床,2013,29(3):8-12.

32. 宋锡民.柴胡疏肝散加减治疗胆汁反流性胃炎临床价值评价[J].中国社区医师:医学专业,2010,12(16):128-129.

33. 薛承锐,周晓磊.慢性胰腺炎糖代谢特征及柴胡疏肝散的干预作用[J].中国中西医结合外科杂志,2010,16(2):189-191.

34. 王聪.越鞠丸合乌贝散加减治疗气郁痰阻型反流性食管炎的临床观察[D].济南:山东中医药大学,2016.

35. 石伟,赵婷,盛莉,等.龙惠珍运用越鞠丸加减治疗便秘经验[J].江西中医药大学学报,2016,28(1):24-25.

36. 樊新荣.越鞠丸加减治疗胃肠道功能紊乱的临床观察[J].中国中医基础医学杂志,2014,20(11):1591-1592.

37. 吴仁军.越鞠丸加减治疗功能性消化不良142例[J].光明中医,2014,29(3):519-520.

38. 胡涛.越鞠丸治疗急性黄疸性肝炎58例[J].中国中医药现代远程教育,2012,10(18):15.

39. 徐丹.金铃子散抗实验性胃溃疡的药效学及作用机制研究[D].哈尔滨:黑龙江中医药大学,2016.

40. 匡凤明,孔庆莉.金铃子散合小柴胡汤加减治疗急性胆囊炎60例观察[J].实用中医药杂志,2016,32(2):120-121.

41. 黄国和.金铃子散治疗萎缩性胃炎的病理观察[J].内蒙古中医药,2013,32(29):17.

42. 史国梅,王雪利.金铃子散合柴胡疏肝散治疗慢性胆囊炎35例[J].河南中医,2010,30(4):400.

43. 程生赋,程生林,柳明德,等.暖肝煎临床应用举隅[J].中国中医药信息杂志,2011,18(7):87.

44. 程红杰.五皮饮加味联合腹水回输治疗肝硬化难治性腹水的临床观察[J].中国中西医结合消化杂志,2013,21(3):140-142.

45. 崔杰.木香槟榔丸(汤)治疗积滞腹痛的体会[J].光明中医,2007,22(6):35-36.

46. 孙浩.木香槟榔丸在儿科临床如何运用?[J].中医杂志,2007,48(1):87.

47. 吴昕妍.木香顺气汤治疗气秘型肠易激综合征随机平行对照研究[J].实用中医内科杂志,2015,29(1):26-28.

48. 李丽.益气通腑汤促进妇科腹部术后康复的优化研究[D].北京:北京中医药大学,2013.

49. 刘雪艳.木香槟榔汤治疗便秘型肠易激综合征(肠道气滞型)的临床观察[D].济南:山东中医药大学,2012.

50. 朱庆军,谈操杰.旋覆代赭汤治疗内科杂病临床心得体会[J].中医临床研究,2013,5(23):55-56.

51. 张晓敏,肖健,杜倩楠.丁香柿蒂汤治疗肿瘤致顽固性呃逆的临床效果[J].中国肿瘤临床与康复,2015,22(11):1397-1398.

52. 顾春燕,李亚飞,查晓东,等.丁香柿蒂汤治疗顽固性呃逆27例临床观察[J].湖南中医杂志,2015,31(9):47-48.

53. 吴培俊.胃复安联合丁香柿蒂汤治疗化疗后顽固性呃逆的疗效观察[J].中国中医药科技,2014,21(6):662.

54. 周芝友,何中良.生姜泻心汤合丁香柿蒂散治疗反流性食管炎的疗效观察[J].湖北中医杂志,2010,32(10):37-38.

55. 吴培俊.防己黄芪汤对肝硬化患者门静脉血流的影响[J].中国中医药科技,2011,18(5):451-452.

56. 何彪,白鹏飞,周涛,等.防己黄芪汤合五皮饮加味治疗肝硬化腹水30例临床观察[J].河北中医,2014,36(10):1487-1488,1491.

57. 黄峰,丁自海.五苓散加味治疗术后胃瘫综合征(附20例病例分析)[J].中国现代医学杂志,2007,17(1):86-88.

58. 陈楚雷,郑艺娟.五苓散加减治疗小儿秋季腹泻80例临床观察[J].中国中西医结合儿科学,2010,2(3):270-271.

59. 严芳.茵陈五苓散加味治疗新生儿黄疸100例[J].河北中医,2008,30(8):896.

60. 汤宏涛.泽泻汤合半夏白术天麻汤加减治疗梅尼埃病临床观察[J].中医学报,2011,26(10):1229-1230.

61. 赵坤元."首乌泽泻汤"治疗高脂血症 60 例临床观察[J].江苏中医药,2006,27(5):32-33.

62. 倪京丽,罗晓风.泻心平胃汤治疗慢性糜烂性胃炎 50 例[J].浙江中医杂志,2011,46(11):807.

63. 宋惠凤,金火星.参苓白术散的现代临床应用概述[J].中成药,2013,35(2):379-383.

64. 李美,杨幼新.从气机升降探讨旋覆代赭汤治疗反流性食管炎[J].河南中医,2017,37(5):761-763.

65. 张立宏.马万千运用旋覆代赭汤治疗呃逆病临床经验[J].世界中医药,2017,12(1):120-123.

66. 张旋涛.旋覆代赭汤治疗耳源性眩晕临床研究[J].亚太传统医药,2016,12(17):136-137.

67. 肖丽春.旋覆代赭汤临床应用心得(呃逆治验)[J].光明中医,2015,30(5):1060-1061.

68. 谷丙亚.含茵陈方剂在黄疸病中的应用[J].中医学报,2016,31(3):416-418.

69. 张寿华.二妙散临证举隅[J].辽宁中医杂志,2005,32(2):159.

70. 何丽萍.茵陈白术汤联合阿德福韦酯治疗慢性乙型肝炎的临床观察[J].中国医药导报,2013,10(20):66-68.

71. 李云海,张水堂,文希,等.茵陈白术汤联合西医常规疗法治疗早期新生儿病理性黄疸疗效观察[J].上海中医药杂志,2010,44(9):25-26.

72. 刘薇.中医治疗湿热型白塞病 52 例临床研究[J].北京中医,2000,19(5):28-29.

73. 张伟杰,贺卫超,刘俊.小半夏加茯苓汤联合莫沙必利治疗胃切除术后胃轻瘫 60 例临床疗效观察[J].黑龙江中医药,2016,45(2):15-16.

74. 陈娟,方明治,杨兴华.小半夏加茯苓汤治疗化疗致迟发性呕吐的临床疗效观察[J].天津中医药,2013,30(3):148-150.

75. 高新利.小半夏加茯苓汤治疗小儿秋季性腹泻的临床体会[J].中国民族民间医药,2010,19(18):40.

76. 陈鼎任.栝蒌薤白白酒汤类方临床应用规律研究[D].武汉:湖北中医学院,2009.

77. 江玲.温胆汤临床应用研究进展[J].辽宁中医药大学学报,2014,16(1):208-211.

78. 杨旭,王琦越,黄秀深.平胃散临床应用概况[J].江西中医药,2017,48(1):67-69.

79. 陈雪芳.小陷胸汤治疗胃脘痛 69 例[J].现代中西医结合杂志,2011,20(26):3317-3318.

80. 李玉娟,刘小玉,姜厚望,等.叶天士与薛生白治疗湿热痹证用药特色分析[J].中国中药杂志,2017,42(12):2391-2397.

81. 史琪荣,于少云,孙晓迪,等.黄连干姜药对对功能性消化不良大鼠胃排空和血清胃泌素的影响[J].中国药学杂志,2011,46(13):988-992.

82. 李小菲.《伤寒论》干姜药对应用探析[J].现代中医药,2017,37(2):73-75.

83. 王付.经方半夏药对临床应用探讨[J].中医药通报,2010,9(6):27-30.

84. 陈松筠.加味栀子干姜汤治郁火胃痛的经验[J].中医杂志,1966(3):24-25.

85. 方红,楼建华.交泰丸加味治疗慢性胃炎 60 例[J].四川中医,1997,15(11):34.

86. 宋扬.应用交泰丸治疗慢性复发性口腔溃疡的体会[J].吉林中医药,2011,31(10):958-959.

87. 杜月茹,胡娜,袁琳,等.交泰丸对db/db小鼠脂肪肝防治作用的实验研究[J].中国中医药科技,2016,23(1):22-24,56.

88. 杜艳林,王泽民,芦殿荣,等.薏苡附子败酱散联合化疗治疗大肠癌33例[J].中国中医药科技,2015,22(2):213-214.

89. 张学洁,杨强.薏苡附子败酱散加减治疗溃疡性结肠炎[J].吉林中医药,2012,32(10):983-984.

90. 程生赋,程生林,马菊林,等.薏苡附子败酱散治疗克罗恩病案例介绍[J].中国中医药信息杂志,2011,18(4):87.

91. 陈四清,陶夏平.大黄牡丹汤合薏苡附子败酱散治疗慢性阑尾炎[J].江苏中医药,2008,40(5):50-51.

92. 田化德.薏苡附子败酱散治疗慢性泄泻216例[J].河南中医,2006,26(12):12.

93. 刘茜.黄土汤临床应用概况[J].实用中医药杂志,2006,22(2):126-127.

94. 黄继荣.桃核承气汤加味治疗顽固性便秘32例[J].河南中医,2004,24(8):7.

95. 杜珊,喻斌.中西医结合治疗急性胰腺炎32例临床观察[J].湖南中医杂志,2017,33(3):55-57.

96. 高聪,韩勇,林大勇,等.加味桃核承气汤内服和灌肠对腹部术后早期肠梗阻神经-炎症机制的影响[J].中国实验方剂学杂志,2017,23(16):176-181.

97. 李晓华.血府逐瘀汤防治肝硬化的现代研究进展[J].北京中医药,2008,27(12):981-984.

98. 顾蔺,朱美云.血府逐瘀汤临床应用举隅[J].河南中医,2011,31(12):1435-1437.

99. 王春燕,王萍,王凤云,等.唐旭东运用失笑散治疗慢性萎缩性胃炎血瘀证经验[J].中国中医药信息杂志,2014,21(3):96-97.

100. 张彦,靳锦,张林.失笑散加味治疗反流性食管炎67例[J].中国实验方剂学杂志,2013,19(16):328-330.

101. 田建荣,李小江,韩宏伟,等.失笑散合丹参饮治疗消化性溃疡疗效观察[J].河北中医,2012,34(8):1168-1169.

102. 程艳刚,谭金燕,荆然,等.复元活血汤临床应用及实验研究进展[J].辽宁中医药大学学报,2016,18(12):149-152.

103. 刘丽,韩远峰,郭益湘.柴芍六君汤合丹参饮加减治疗慢性萎缩性胃炎疗效观察[J].实用中医药杂志,2017,33(2):123-124.

104. 陈士新,翟兴红.丹参饮合瓜蒌薤白半夏汤加减治疗食管源性胸痛临床观察[J].河北中医,2016,38(10):1520-1523.

105. 王亚丽,赵庆华,史海立.半夏泻心汤合丹参饮加减治疗慢性浅表性胃炎36例临床疗效观察[J].中医临床研究,2015,7(27):73-74.

106. 张广安.加味丹参饮治疗消化性溃疡50例[J].中医临床研究,2013,5(1):9-11.

107. 李萍.黄芪建中汤合丹参饮加减治疗复发性十二指肠球部溃疡45例临床观察[J].中国社区医师:医学专业,2011,13(24):177-178.

108. 赖吉珍,张健乐.泻黄散加减治疗幽门螺杆菌相关性口臭[J].中国实验方剂学杂志, 2013,19(10):304-306.

109. 刘国富.加味泻黄散治疗复发性口腔溃疡的临床研究[D].南京:南京中医药大学,2010.

110. 于苏平.泻黄散治疗小儿厌食症脾胃湿热型100例临床观察[J].四川中医,2009,27 (4):93-94.

111. 徐春霞.清热解毒法治疗胃溃疡的实验研究和临床观察[D].成都:成都中医药大学, 2013.

112. 孙四海,王晓莉,李占芳,等.槐花散治疗出血性肛肠疾病研究简况[J].实用中医内科 杂志,2015,29(12):179-181.

113. 罗芬,原相军,占煜,等.仙方活命饮合槐花散加减治疗溃疡性结肠炎31例疗效观察 [J].湖南中医杂志,2014,30(1):39-41.

114. 姚春,姚凡,赵晓芳,等.橘皮竹茹汤对胆汁返流胃炎大鼠模型的防治作用及对胃泌素、 PGE_2 含量的影响[J].时珍国医国药,2014,25(1):44-46.

115. 邱敏,应坚,刘莉.加味橘皮竹茹汤防治化疗消化道反应的实验研究[J].湖南中医杂 志,2012,28(2):104-106.

116. 杨晋芳.橘皮竹茹汤加减治疗反流性食管炎48例疗效观察[J].云南中医中药杂志, 2011,32(7):43.

117. 孙炳文,孙新云.大黄药对的应用[J].河南中医,2008,28(10):87-88.

118. 张保国,刘庆芳.温脾汤现代临床应用[J].中成药,2010,32(6):1024-1027.

119. 王付.仲景方大黄药对应用研究[J].中医药通报,2004,3(5):37-41.

120. 张统冉.荆芥配大黄为主通二便治急症体会[J].浙江中医杂志,2011,46(8):568-569.

121. 赵文远.赵绍琴教授妙用荆芥经验浅识[J].中医药学刊,2005,23(1):26-27.

122. 谢凌云.泻热逐水法治疗急性胰腺炎(结胸证)的临床研究[D].成都:成都中医药大学, 2015.

123. 陈璐.中药外治法在常见恶性肿瘤及其并发症中的应用研究[D].沈阳:辽宁中医药 大学,2016.

124. 李坤.鼓胀敷脐法用药规律现代文献研究[D].唐山:华北理工大学,2017.

125. 张再康,邓国兴,郑玉光,等.鳖甲煎丸的临床和实验研究进展[J].中国中药杂志, 2008,33(8):965-967.

126. 李智,齐铮.从施今墨药对浅析消渴病病机[J].北京中医药,2012,31(1):28-29,72.

127. 张保国,刘庆芳.经方麦门冬汤现代研究与临床运用[J].中成药,2011,33(4):671-674.

128. 闫曙光,惠毅.乌梅丸治疗溃疡性结肠炎疗效观察[J].陕西中医,2014,35(11): 1496-1497.

129. 舒鹏,刘沈林,钱峻.刘沈林遣方经验谈之乌梅丸[J].世界中西医结合杂志,2014,9 (7):689-691.

130. 杨青.小建中汤合良附丸联合西药治疗脾胃虚寒型消化性溃疡的临床研究[D].北京: 北京中医药大学,2012.

131. 李广琴.丹参饮合良附丸加味治疗萎缩性胃炎瘀血阻滞型 45 例[J].临床和实验医学杂志,2011,10(15):1218-1219.

132. 邱峰,邓祥雄,李玲.良附丸加味治疗腹腔术后肠粘连引起腹痛22例[J].吉林中医药,2000,20(4):41.

133. 聂源,谢莉莉,李双梅,等."血不利则为水"思想在臌胀中的应用浅析[J].亚太传统医药,2016,12(15):71-72.

134. 王晓红.瘀血与溃疡性结肠炎关系的研究进展[J].内蒙古中医药,2017,36(1):121-122.

135. 王俊,张翼宙.黄疸病因病机浅析[J].甘肃中医学院学报,2013,30(2):26-27.

136. 何永.胃脘痛中医文献与证治研究[D].济南:山东中医药大学,2002.

137. 税典奎,姜楠,刘松林.不同剂量甘草煎剂对小鼠胃肠运动影响的实验研究[J].江苏中医药,2005,26(5):53-54.

138. 宋媛,解基良."肺与大肠相表里"机制的现代研究进展[J].中国中西医结合外科杂志,2013,19(5):605-608.

139. 李香玉,贾华.泻黄散加减在儿科临床应用体会(附4例报告)[J].中国社区医师,2006,8(12):49.

140. 马少波.黄连的药理作用及临床新用[J].中国民间疗法,2013,21(6):58.

141. 金采映,朱蕾蕾.蒋健教授运用后世时方治疗痛证的临床经验[J].中华中医药杂志,2009,24(2):174-176.

142. 于苏平.泻黄散治疗小儿厌食症脾胃湿热型 100 例临床观察[J].四川中医,2009,27(4):93-94.

143. 河北中医学院.历代临证格言选萃[M].天津:天津科学技术出版社,1988.

144. 危北海.中医脾胃学说应用研究[M].北京:北京出版社,1993:41.

145. 施琴.孟河医派脾胃病养护特色[J].江苏中医药,2004,25(7):48-49.

146. 马瑞,金桂兰.谈张锡纯脾胃思想的学术特色[J].新中医,2008,40(8):103-104.

147. 邓月娥,纪立金.叶天士对中医脾胃学说的贡献[J].北京中医药大学学报:中医临床版,2009,16(6):20-21.

148. 赵长衍,席军生,王勇.论叶天士胃阴学说[J].河南中医,2003,23(3):6-7.

149. 郑昱.叶天士胃阴学说探析[J].上海中医药杂志,2002,36(12):34-35.

150. 刘翀羽,年莉.叶天士络病理论研究[J].天津中医药大学学报,2009,28(3):116-119.

151. 黄志文,黄家诏.试述《伤寒论》"脾家实"[J].中国民族民间医药,2015,24(2):29-30.

152. 郑秀丽,杨宇,唐洪屈,等.从肺与大肠的特异相关性探讨"肺与大肠相表里"[J].中华中医药杂志,2013,28(5):1492-1495.

153. 王怀隐,等.太平圣惠方[M].北京:人民卫生出版社,1958.

154. 赵佶.圣济总录[M].北京:人民卫生出版社,1962.

155. 钱乙.小儿药证直诀[M].阎孝忠,编集.郭君双,整理.北京:人民卫生出版社,2006.

156. 陈言.三因极一病证方论[M].王咪咪,整理.北京:人民卫生出版社,2007.

157. 小儿卫生总微论方[M].吴康健,点校.北京:人民卫生出版社,1990.

158. 杨士瀛. 仁斋直指方论[M]. 孙玉信，朱平生，点校. 上海：第二军医大学出版社，2006.

159. 贾红娥，赵晓华. 浅述钱乙"脾主困"思想及其临床运用[J]. 新疆中医药，2002，20(2)：6-7.

160. 温建恩，丁春. 杨士瀛儿科脾胃学术思想研究[J]. 福建中医学院学报，2006，16(5)：46-48.

161. 王兴远.《济生方》重脾肾学术思想初探[J]. 泸州医学院学报，1997，20(4)：286-287.

162. 宋乃光. 刘完素医学全书[M]. 北京：中国中医药出版社，2006.

163. 郑洪新. 张元素医学全书[M]. 北京：中国中医药出版社，2006.

164. 陈焉然，龙慧珍. 张元素论治脾胃病经验探讨[J]. 现代中西医结合杂志，2011，20(9)：1119-1120.

165. 张年顺，吴少祯，张海凌. 李东垣医学全书[M]. 北京：中国中医药出版社，2006.

166. 宋志萍，穆俊霞.《脾胃论》浅析[J]. 山西中医学院学报，2010，11(6)：2-3.

167. 许敬生. 罗天益医学全书[M]. 北京：中国中医药出版社，2006.

168. 周晓红. 罗天益的脾胃观[J]. 中国中西医结合脾胃杂志，1995，3(2)：105-106.

169. 李文华，江涛，刘桂荣. 议罗天益论治脾胃之特点[J]. 中国医药导报，2011，8(9)：89-90.

170. 徐江雁，许振国. 张子和医学全书[M]. 北京：中国中医药出版社，2006.

171. 李成文. 金元四大家的脾胃观[J]. 河南中医，2004，24(5)：3-5.

172. 田思胜，高巧林，刘建青. 朱丹溪医学全书[M]. 北京：中国中医药出版社，2006.

173. 高启龙. 试论朱丹溪"清养"脾胃思想[J]. 江苏中医药，2004，25(11)：4-5.

174. 张玉才. 孙一奎学术思想初探[C]// 安徽省新安医学研究会，安徽省徽州新安医学研究所. 安徽省新安医学研究会成立大会暨第一次学术讨论会资料汇编. 黄山：安徽省新安医学研究会，安徽省徽州新安医学研究所，1986.

175. 职延广. 李中梓先生及其传人与著作初考[J]. 中国中医基础医学杂志，2000，6(2)：55-58.

176. 张存悌. 火神派与温补派的学术思想比较[J]. 辽宁中医杂志，2006，33(3)：363-364.

177. 赵熠，魏运姣. 加味乌贝散联合三联疗法治疗胃溃疡70例临床疗效分析[J]. 中国实验方剂学杂志，2012，18(14)：284-285.

178. 杨倩颖，朱凌云. 海派中医运用凤凰衣、木蝴蝶药对治疗脾胃病经验总结[J]. 中医文献杂志，2016，34(5)：45-47.

179. 麦文安. 单兆伟教授运用药对治疗慢性萎缩性胃炎经验[J]. 天津中医，2002，19(3)：58-60.

180. 龚文倩，张烁，徐芳，等. 葛琳仪治疗脾胃病药对经验举隅[J]. 浙江中西医结合杂志，2017，27(2)：83-85.

181. 张胜男，齐文升. "补土伏火"理论源流及运用[J]. 北京中医药，2019，38(6)：574-576.

08检